LA ALIMENTACIÓN DEL SEXO

Comida para la salud sexual
masculina y femenina

Christine DeLozier, L.Ac.

ISBN 978-1-7355452-4-0

Diseño de portada e ilustración interior por Morgan Wittmer
Logotipo de Meg Spoto mdashstudio.com
Imágenes de portada de photomaru, Morgan Whittmer
Editado por Tracy Moore
Imágenes de recetas de Emily Daniels, Artjazz, Elena Veselova, Olga Lepishkina, Marian Vejcik, Natalia Lisovskaya, Evgeny Labutin
Diseño de interiores por Amie McCraken
Traducción de Bruno Álvarez

A mi hermana, Cori
¿Qué haría yo sin ti?

Índice

INTRODUCCIÓN

Sexo apasionado. *Naturalmente*. De eso trata este libro. Todos queremos disfrutarlo, pero el camino que nos lleva hasta él puede ser más complejo de lo que imaginamos. Es lo que hace que tanta gente venga a mi consulta de acupuntura, en la que ayudo a mis pacientes, de manera individual y en pareja, a tener unas mejores relaciones sexuales. Los hombres vienen en busca de mejores erecciones. Las mujeres vienen buscando mejorar la libido y la satisfacción sexual. ¿Por qué vienen a pedirme ayuda?

La acupuntura mueve el chi por los vasos y estimula las vías neuronales, lo que afecta a cada una de las sustancias que produce el cuerpo, incluidas las hormonas sexuales. También hace que el flujo sanguíneo llegue hasta los órganos sexuales, lo cual es esencial para la función sexual de los hombres y las mujeres.

La filosofía de la medicina tradicional china se basa en abordar siempre la *raíz* de los problemas de salud. Parte de la raíz de la función sexual es la alimentación. Los humanos nacemos con el *yin* y el *yang* en perfecto equilibrio, pero nuestro estilo de vida puede bloquear el chi y la sangre, e impedir que fluyan hacia los órganos sexuales.

¿Pero qué es lo que *deberíamos* comer los humanos? Esta cuestión ha sido, durante mucho tiempo, objeto de debate científico entre expertos que han expresado opiniones firmes al respecto. Otros primates parecen saber por naturaleza qué alimentos son beneficiosos para su salud, mientras que los humanos confiamos en los expertos en nutrición para que nos digan qué comer. Vi un documental sobre monos que vivían en ciudades indias, paseándose por los tejados. Iban por ahí robando comida de los vendedores y de las casas de la gente. Puesto que hemos perdido nuestras inclinaciones naturales por los alimentos que nos sientan bien, me provoca curiosidad saber qué les gusta comer a nuestros primos biológicos.

Esos monos se colaban por las ventanas abiertas y salían con una calabaza entera. Vigilaban los puestos del mercado y se lanzaban a robar mangos frescos y otras frutas maduras. En mi consulta privada, veía todos los días a pacientes cuya alimentación causaba estragos en su vida sexual. Entonces decidí echar un vistazo, desde una perspectiva científica, a qué alimentos potencian el sexo de manera natural.

El fruto de esas investigaciones es *La alimentación del sexo: Comida para la salud sexual masculina y femenina*. Mucho antes de interesarme por la acupuntura, me formé para ser investigadora científica. Aprovechando esa formación, he pasado incontables horas revisando investigaciones clínicas y epidemiológicas para escribir este libro. Todos estos capítulos están respaldados por una gran variedad de pruebas que nos muestran, en términos científicos modernos, el camino hacia unas buenas relaciones sexuales a través de la nutrición.

Fisiológicamente, el equilibrio adecuado de las hormonas, la rapidez de los impulsos nerviosos desde y hacia los genitales y el correcto funcionamiento del flujo sanguíneo es lo que nos permitirá mantener unas relaciones satisfactorias. Las investigaciones modernas demuestran que la alimentación tiene la capacidad de afectar a esta «Santísima Trinidad del sexo», y puede mejorar o impedir el placer.

Hormonas. Vías neuronales. Flujo sanguíneo.

Debemos cuidar del diseño biológico de nuestro cuerpo. La alimentación afecta al sexo. Muchas investigaciones clínicas demuestran que ciertos hábitos alimentarios aumentan el flujo sanguíneo hacia los genitales, equilibran las hormonas sexuales y ayudan a los nervios a responder mejor al tacto de nuestra pareja.

Por ejemplo, ¿sabías que las verduras de hoja verde contienen nutrientes que reducen el cortisol y regulan la testosterona? Gracias a la ciencia, podemos demostrarlo. También mejoran la elasticidad de los vasos sanguíneos y aumentan el óxido nítrico, lo que aumenta el flujo de sangre que llega a los genitales. Por otro lado, los alimentos grasos y salados hacen que los vasos sanguíneos se endurezcan en cuestión de horas, lo que reduce el flujo sanguíneo. ¿Sabías también que el flujo sanguíneo no es importante solo para los hombres? También es esencial para el placer y el orgasmo femenino.

Lo que nos metemos en el cuerpo debe nutrir las esencias del sexo. Con el *yin* y el *yang* en armonía, podemos aprovechar al máximo nuestra propia fisiología sensual.

En *La alimentación del sexo*, encontrarás un capítulo entero dedicado al papel de las hormonas sexuales, que necesitan estar equilibradas adecuadamente para regularlo todo, desde la excitación, la libido y el orgasmo, hasta el estrés, los hábitos de sueño y el bienestar general.

También hablaré sobre la función del sistema nervioso, y del chi, puesto que está relacionado con la salud sexual. Una conducción nerviosa adecuada es esencial para el sexo, así que comentaré los hábitos alimentarios y los nutrientes que necesitamos para ayudar a los nervios a enviar impulsos fuertes hacia y desde los órganos sexuales.

Conocerás tu aparato circulatorio, encargado de suministrar el chi y la sangre a los genitales para unas buenas relaciones sexuales. Aprenderás qué alimentos comer y cuáles evitar para aumentar ese flujo sanguíneo y eliminar las obstrucciones. Por sorprendente que parezca, en poco tiempo se pueden ver mejoras.

Explicaré la terapia dietética tradicional china, y veremos los meridianos, o vasos, que llevan el chi y la sangre por todo el cuerpo, además de cómo garantizar que ambos fluyan libremente. A menudo, como verás, la medicina tradicional china y la ciencia moderna concuerdan en muchos aspectos clave de la función sexual.

Aunque este libro es una guía para ayudarte a comer los alimentos necesarios para mantener unas relaciones sexuales increíbles, también explora los afrodisíacos culinarios. Estos afrodisíacos (reales y mitológicos) pueden incorporarse en la dieta para mejorar la libido. Además, aclararé algunas ideas erróneas que llevamos creyendo mucho tiempo (como sucede con la mosca española). El azafrán y la nuez moscada, por ejemplo, son seguros y se han estudiado científicamente para demostrar sus beneficios para la función sexual.

La alimentación del sexo también aborda algunas de las amenazas medioambientales para nuestra salud sexual y el equilibrio del cuerpo y la mente. Hacer ejercicio, y dormir, puede ayudar a mejorar el ritmo de nuestro cuerpo. También encontrarás consejos prácticos para conseguir una mejor armonía a través del respeto mutuo y la generosidad en pareja. Y, además, te daré consejos detallados para satisfacer a tu pareja.

Por último, todo cobrará sentido con un plan de acción para un sexo satisfactorio, con recetas deliciosas. El libro contiene algunos regímenes, ejemplos de menús y un planificador de la alimentación. También se incluye un menú de cenas para citas que te garantizará una noche de pasión y un mejor flujo sanguíneo.

¿Quién debería leer *La alimentación del sexo*? Cualquiera que quiera echar el mejor polvo de su vida gracias a los medios más naturales posibles. Y eso incluye a aquellos que ya están satisfechos con sus relaciones sexuales y quieren mantenerlas, además de quienes quieren mejorarlas.

Este libro usa pruebas científicas para revelar los mejores hábitos alimentarios para una buena vida sexual, integrando la ciencia moderna con la medicina tradicional china, una guía que nos ha servido durante siglos para mejorar la función sexual. En un cuerpo bien cuidado, en el que el chi y la sangre fluyen libremente, el deseo nos llegará de manera natural, al igual que el placer, y tendremos orgasmos sin esfuerzo alguno.

Parte I:
La ciencia de la
alimentación del sexo

El equilibrio hormonal
y el sexo

Era su tercera cita. A juzgar por los mensajes subidos de tono y las indirectas que habían estado enviándose durante semanas, Carla y Dan eran conscientes de lo probable que era que se acostaran esa noche. Pero, coqueteando mientras cenaban pollo alfredo y *crème brûlée*, ambos comenzaron a sentirse un poco nerviosos por el gran acontecimiento. Después de todo, sería la primera vez que pusieran a prueba su compatibilidad sexual, y eso siempre conlleva sus riesgos. Llegaron a casa de Dan, fueron directos al dormitorio y se tumbaron entre las sábanas. Se dejaron llevar por el deseo y el entusiasmo, pero, mientras se desnudaban, algo se apoderó de ellos.

En ese instante, Dan no pudo evitar preguntarse qué estaría pensando Carla al contemplar su cuerpo. «Le resultaría más fácil verme la polla si no estuviera mi barriga de por medio», pensó, mientras le venían a la mente de repente todos los chistes sobre pollas que había oído en su vida. «¿Pensará que no doy la talla? Seguro que sus otros novios estaban mucho mejor dotados». De pronto notó el olor fétido de las sábanas y esperó que Carla tampoco se diera cuenta de eso. Se movió para acariciar el cuerpo desnudo de Carla y bajó por entre sus piernas.

En cuanto a Carla, a ella le gustaba mucho Dan, y esperaba que el sentimiento fuera mutuo. Quería que el sexo fuera perfecto, pero al notar que las manos de Dan descendían por su cuerpo, empezó a sentirse insegura por lo que él pudiera pensar.

Carla, evocando de repente una recopilación de las mejores imágenes de los genitales perfectos de las actrices porno, pensó que Dan descubriría que ella estaba menos depilada, menos blanqueada y menos rejuvenecida ahí abajo, y que aquello parecía más un filete ecológico madurado en seco. Su flujo vaginal no seguía sus órdenes. Sabía que, para ella, llegar al clímax era mucho más probable con un novio con el que llevara mucho tiempo, como le pasa a muchas mujeres heterosexuales, pero le habría bastado con que la penetrara satisfactoriamente. «Seguro que piensa que no me gusta el sexo. Frígida. Justo lo que les excita a los hombres, una mujer que no puede llegar al orgasmo». Siempre había tenido la libido más bien baja, además, y eso había dado lugar a muchas parejas frustradas en sus relaciones anteriores.

Gracias al vino y a la cena, al final sí que llegaron a acostarse; lo hicieron a cuatro patas. Al hacerlo, Dan volvió a sentirse algo incómodo. ¿Qué debía hacer con las manos? ¿Debía cogerla de las caderas? ¿Del culo? ¿Las apoyaba en sus propias caderas? ¿Debía ir despacio? ¿O probar a darle más duro? En el espejo, vio de refilón como su propia barriga chocaba contra el culo de Carla y se encogió avergonzado. Empezó a bajársele la erección.

Aquello era nuevo para él. A los veinte años, solía ponérsele como una piedra con tan solo pensar en sexo, pero ahora tenía que esforzarse algo más, y en una de sus últimas revisiones, el médico le había dicho que tenía la testosterona baja.

No había duda de que a Dan y a Carla les habían asaltado los típicos nervios de la primera vez que te acuestas con alguien, lo cual siempre es una posibilidad en nuevas parejas. Pero yo, como fitoterapeuta y acupunturista, noté algo más acechando entre esas sábanas: un desequilibrio hormonal que estaba limitando su rendimiento en la cama. La cena —muy pesada y con demasiada grasa y sal— era justo la clase de comida que complicaría que llegaran a sentir placer. Porque la alimentación afecta al equilibrio hormonal, a la integridad del sistema nervioso y a la salud cardiovascular: la Santísima Trinidad del sexo. Y una dieta inadecuada puede empeorar la fisiología necesaria para tener buenas relaciones sexuales antes de que a Dan le dé tiempo a darse una ducha fría o de que Carla rece por que su vibrador siga teniendo batería.

***

Trato a pacientes como Dan y Carla en mi consulta de acupuntura, donde trabajo con clientes de manera individual y en pareja para ayudarles a conseguir un sistema nervioso y unos vasos sanguíneos sanos y un buen equilibrio hormonal. Trato a pacientes con acupuntura, pero siempre lo combino con una estrategia dietética individual que ayude a la función sexual, puesto que esa es la mejor manera de mantener la salud sexual.

La acupuntura, una antigua práctica de terapia de curación china, repercute en el sistema nervioso, estimulando las vías nerviosas para mejorar la función sexual. El sistema nervioso, a su vez, afecta a los niveles de todas las sustancias que produce el cuerpo. La ciencia ha demostrado que la acupuntura actúa sobre una gran cantidad de mensajeros químicos, desde la dopamina, la norepinefrina y el cortisol —hormona que interviene en la reacción conocida como «de lucha o huida»—, hasta la histamina, una sustancia fundamental en las respuestas del sistema inmunitario. En relación al sexo, se ha averiguado también que la acupuntura afecta a la testosterona, tanto la total como la libre,[1] y al estradiol, un tipo de estrógeno; ambos, elementos claves para la función sexual.[2]

Dejando la terminología médica a un lado, la conclusión es muy simple: las hormonas afectan al sexo, y la alimentación afecta a las hormonas. Ciertos hábitos alimentarios mejoran el equilibrio hormonal, mientras que otros lo alteran sin piedad.

Así pues, incluso si le haces frente a la inseguridad, al desconocimiento, a la falta de técnica o a los típicos nervios que nos atormentan a todos de vez en cuando en la cama, las hormonas y la alimentación son dos elementos fundamentales para la función sexual. Cuando se pasan por alto, pueden dar lugar a unas relaciones sexuales insatisfactorias. Pero si las dominas, descubrirás la clave para la satisfacción sexual (aunque ni así te librarás de lavar las sábanas).

Primero, veamos las hormonas.

Las hormonas y el sexo

El sistema endocrino es un sistema de comunicación química del cuerpo que produce hormonas, a las que podemos considerar como mensajeras que transportan la información para encargarse de nuestro bienestar, controlando el nivel de azúcar en sangre, los niveles de energía, la respuesta ante el estrés, los patrones de sueño e incluso la fertilidad. Son los pregoneros de nuestro cuerpo: nos avisan cuando tenemos hambre, cuando estamos llenos, cuando tenemos sueño y, lo que es más importante para pacientes como Carla y Dan, cuando estamos excitados.

Son fundamentales para la función sexual. ¿La excitación? Depende por completo de hormonas como la testosterona y el estrógeno, entre otras muchas. ¿La libido? Hormonas. ¿Las erecciones? Hormonas. ¿La lubricación? Hormonas. ¿El placer? Repetid conmigo: ¡hormonas!

Aunque para la gente común no es esencial conocer todas y cada una de las complejas funciones que desempeñan las hormonas en el cuerpo, lo que sí es importante es entender lo cruciales que son para mantener relaciones sexuales satisfactorias, y lo mucho que podemos hacer para ayudarlas a conseguir sus objetivos.

La medicina tradicional china (MTC) se percató de este hecho mucho antes de que lo descubriera la medicina occidental, y contempla el equilibrio hormonal como la interacción continua entre el *yin* y el *yang*. A través del *yin* y el *yang*, que representan la tierra y el cielo, uno puede comprender todos los fenómenos del universo, incluido el sexo. *Yin* es la humedad fría y femenina de una noche de invierno. Es la tierra. *Yang* es el calor abrasador y masculino de un día de verano. Es el cielo. Para nosotros, el cielo y la tierra están desconectados, pero en el sexo, las esencias del *yin* y del *yang* se unen de nuevo entre nosotros y dentro de nosotros.

Es importante tener en cuenta que, aunque esté usando los términos «masculino» y «femenino» del mismo modo que la MTC, todos nosotros contenemos *yin* y *yang* en nuestro interior. Por esta razón, la medicina china también posee una ventaja única a la hora de tratar y ayudar a la gente, incluso a las personas de género fluido, porque se centra en cómo estos elementos se diferencian en cada individuo y pueden calibrarse en nuestro interior, sin importar nuestra identidad o nuestra orientación. (Con el fin de exponer estudios médicos, usaré los términos «cuerpos masculinos y femeninos» para referirme al estado biológico de nacimiento de los sujetos. Esto es importante para comprender el poder de las hormonas en el cuerpo a un nivel biomédico, el cual, una vez más, puede medirse de manera individual).

La interacción continua entre el *yin* y el *yang* también puede observarse por medio de la ciencia moderna, a través de la compleja interacción de las hormonas. Lo vemos en los cambios de temperatura mensuales que acompañan a la menstruación, que pasa por una fase fría de *yin* a principios de mes y culmina con la ovulación, en la cual el *yin* se transforma en *yang* caliente y eleva la temperatura corporal durante el resto del mes. En términos médicos, los estrógenos y los andrógenos también se interrelacionan para aumentar la excitación, hasta llegar a la ovulación y a la fase folicular del ciclo menstrual.

No cabe duda de que el equilibrio hormonal está relacionado con unas relaciones sexuales satisfactorias. Por ejemplo, un nivel óptimo de testosterona se traduce en unas erecciones más fuertes en los hombres y en unos orgasmos más fáciles y más satisfactorios en las mujeres. Hoy en día, la investigación científica nos ayuda a entender cómo mejorar esta relación para conseguir una mayor satisfacción sexual. Por ejemplo, podemos optimizar de manera natural los niveles de testosterona a través de la alimentación, la musculación, los paseos y varias actividades más, tal y como veremos más adelante.

La testosterona la producen los testículos, los ovarios y las glándulas suprarrenales, situadas sobre los riñones. La MTC entiende que los riñones son la raíz de la esencia; considera que el esperma es la esencia masculina y la menstruación, la femenina. Así, los riñones representan un elemento central de la salud sexual y reproductiva.

Los hombres *suelen* tener más testosterona que las mujeres. Es una diferencia fisiológica muy importante, ya que afecta a un gran número de aspectos sexuales, como la libido. Sin embargo, se suele pensar de manera errónea que los estrógenos no son importantes en los hombres también, quienes tienen una enzima, la aromatasa, que convierte la testosterona en estradiol, una forma de estrógeno. De nuevo, un nivel de estrógeno óptimo también se asocia, en hombres, con unas relaciones sexuales mejores y más asiduas, una libido mayor, una mejor eyaculación, orgasmos más satisfactorios y más erecciones nocturnas. Esto ocurre porque el estrógeno es necesario para provocar que la glándula pituitaria libere gonodatropinas, hormonas que estimulan la actividad de los testículos. Y también desarrolla un papel fundamental en la fertilidad masculina.

Dicho esto, los niveles óptimos de andrógenos y de estrógenos varían entre hombres y mujeres. En relación al sexo, a los hombres les beneficia tener niveles más altos de andrógenos y más bajos de estrógenos, mientras que para la mujer es mejor lo contrario.[3]

Cabe destacar que existen diferencias entre la testosterona total y la libre.

La mayoría de la testosterona de nuestro torrente sanguíneo va unida a la proteína llamada globulina fijadora de hormonas sexuales (SHBG, por sus siglas en inglés). El 2 % restante es testosterona libre y está disponible para que la use el cuerpo.

Es muy importante mantener unos niveles de testosterona libre adecuada, puesto que mejora la memoria, el razonamiento matemático y la habilidad cognitiva. También aumenta la masa muscular. Un nivel bajo de andrógenos aumenta el riesgo de padecer enfermedades cardiovasculares y la resistencia a la insulina. Al mejorar los niveles de testosterona se incrementa la sensación de bienestar. Los hombres con poca testosterona libre suelen quejarse de pérdida de libido, disforia (un estado de incomodidad e insatisfacción con la vida), fatiga, irritabilidad y depresión.[4] También tienen unas erecciones más débiles. Estos síntomas coinciden con los signos y síntomas de la depresión grave. Existe una correlación inversa considerable entre la testosterona biodisponible y la gravedad de la depresión en los hombres de edad avanzada.

Tanto la testosterona como el estradiol han demostrado ser importantes para el deseo sexual de la mujer.[5] En las mujeres, la suplementación de estrógenos suele incrementar la libido, con un retraso de dos días, mientras que la progesterona la reduce constantemente.[6] Sin embargo, a niveles normales para los humanos, la progesterona facilita el comportamiento sexual femenino.

La terapia de progesterona se ha usado para controlar la libido en agresores sexuales. Sin embargo, a los niveles habituales en los que está presente en el cuerpo, lo que hace en realidad es aumentar la sexualidad masculina y estimular el comportamiento sexual.[7]

La hormona del crecimiento y la prolactina no son hormonas sexuales como tales, pero desempeñan un papel importante en la función sexual de las personas. La prolactina es una hormona asociada a la producción de leche en las mujeres, pero también los hombres también producen esta hormona. Tras el orgasmo, los niveles de prolactina aumentan en hombres y mujeres, y puede afectar a la excitación posterior al orgasmo. También se cree que la prolactina ejerce influencia en la fuerza de la erección y en la respuesta sexual genital.[8] Los niveles altos de prolactina se asocian con hipogonadismo y, en general, con una excitación menor.

Los niveles bajos de prolactina se asocian con una función eréctil, satisfacción sexual y calidad del orgasmo reducidas en los hombres.[9] En las mujeres, los niveles elevados de prolactina están relacionados con síntomas de depresión y una excitación, una lubricación, un orgasmo y una satisfacción sexual reducidos.[10]

Cuando los hombres envejecen, y la grasa corporal aumenta, los niveles de testosterona y de DHEA (deshidroepiandrosterona) caen, mientras que los niveles de HL (hormona luteinizante), FSH (hormona foliculoestimulante) y SHBG (globulina fijadora de las hormonas sexuales) aumentan.[11] El consumo de tabaco, la edad y la obesidad afectan a las hormonas sexuales. Los fumadores tienen niveles mayores de DHEA, DHEA-S y cortisol, lo cual, en exceso, puede causar estragos. El consumo de alcohol también incrementa los niveles de cortisol con efectos negativos.[12]

Diabetes, insulina y sexo

Un poco más de información sobre los efectos de la diabetes en nuestra función sexual: los seres humanos ya sabían hace miles de años que la diabetes provocaba ineptitud en la cama. El escritor persa medieval Avicena escribió sobre la diabetes en *El canon de la medicina* (c. 1025), donde describe «un apetito anormal, el desplome de las funciones sexuales y el sabor dulce de la orina diabética». La insulina es una hormona que permite que las células utilicen el azúcar, pero, en el caso de los diabéticos, el cuerpo puede no producirla (diabetes de tipo 1) o ser resistente a ella (tipo 2).

El «síndrome de desgaste de sed», como se conoce a la diabetes en la MTC, se concibe como un *yin* extremadamente deficiente o bloqueado. Para la sexualidad, es esencial que la sustancia del *yin* sea adecuada. Para la gran cantidad de gente que padece diabetes, este problema del *yin* provoca deficiencias sexuales. Los pacientes diabéticos tienen un nivel menor de deseo sexual y excitación, y tienen menos relaciones sexuales y menos satisfacción.[13] Los diabéticos también tienen un mayor riesgo de padecer disfunción eréctil. Cuanto menos control se tiene sobre los niveles de glucosa en sangre, más graves son los problemas.[14]

Una de las razones por las que la diabetes afecta a la función sexual es por el daño que causa en los vasos sanguíneos, incluidos los que conducen la sangre hacia el pene, el clítoris y la vagina. La diabetes y la resistencia a la insulina interfieren en la producción de óxido nítrico y testosterona.

El flujo sanguíneo es esencial para el placer y la función sexual tanto de hombres como de mujeres. Y, lo que es peor, la diabetes también perjudica a los nervios. Debido a los daños que causa la diabetes, los nervios conectados con los genitales pierden la capacidad de enviar señales cruciales para el placer y la excitación. Para esto también hay remedio: la alimentación puede mejorar de manera drástica la diabetes de tipo 2 y sus efectos secundarios sexuales.

Serotonina y dopamina

Hay algunos otros mensajeros químicos esenciales para la salud sexual. La serotonina es una neurohormona que produce el cuerpo y que nos ayuda a sentir bienestar. Cuando se inyecta en ciertas partes del cerebro, la serotonina retarda la eyaculación, mientras que en otras partes del cerebro, provocará la eyaculación. Aunque, en general, unos niveles más elevados de serotonina prolongarán el tiempo entre la erección y la eyaculación, por lo que se usa a veces como tratamiento para la eyaculación precoz.

La clase de antidepresivos farmacéuticos, los inhibidores selectivos de la recaptación de serotonina (ISRS), aumentan la disponibilidad de serotonina para mejorar el estado de ánimo. Por esta razón, los ISRS pueden reducir la libido. Al igual que la serotonina, la estimulación de dopamina puede provocar que se produzca la eyaculación, y ciertos tipos de medicamentos que bloquean ciertos receptores de dopamina dificultan o imposibilitan la eyaculación. Otros tipos de interferencia con la dopamina pueden provocar eyaculación precoz.

Los niveles de una sola hormona influyen los niveles de las demás, por lo que, cuando no están equilibradas, pueden producir un efecto global en el cuerpo y, por tanto, en nuestra función sexual. Las hormonas rara vez se desequilibran en solitario. Por ejemplo, cuando nos encontramos con una testosterona desequilibrada, solemos ver también desequilibrada la DHEA, el estradiol y la vitamina D, entre otras, lo cual es parte de algo llamado desregulación múltiple de hormonas.

Es importante tener en cuenta estas hormonas y estos componentes químicos, atenderlos y cuidarlos, y existen estudios médicos que nos muestran cómo hacerlo de forma efectiva. A cambio, con un *yin* y un *yang* equilibrados, el sexo, amigo mío, es un placer divino.

COMER PARA EQUILIBRAR LAS HORMONAS

Los seres humanos lo complican todo. Otros animales, que saben lo que se hacen en la cama de forma natural, también saben algo tan simple como qué alimentos deben comer, y los consumen tal y como se los ofrece la madre naturaleza. Los ciervos mordisquean bayas de los arbustos. Las ardillas recogen nueces. Los perros cazan conejos y se los comen en cualquier lado, sin dejar ni los huesos.

Los humanos, por otro lado, deciden con un año de antelación que van a comer trigo. Lo plantan. Lo riegan. Lo muelen, retiran la parte exterior fibrosa y lo convierten en un polvo fino. Lo mezclan con huevos de ave, secreciones de una vaca en periodo de lactancia, polvo de hongos, metal molido y savia de caña seca de una planta que crece a más de 5000 kilómetros. Después calientan todas estas partes de plantas, animales, hongos y minerales hasta que cuajan y se convierten en una tarta.

Las cosas sencillas no son lo bastante buenas para nosotros. Ni se nos pasa por la cabeza comer maíz recién salido del campo. Preferimos hervirlo, meterlo en una lata y dejarlo en una estantería durante dos años. Y solo cuando nos apetece, lo hervimos de nuevo y nos lo comemos. Ni siquiera podemos levantarnos y coger el maíz nosotros mismos; preferimos convertirlo en un juego de intriga en el que contratamos a alguien que se esconde de los agentes del FBI para que se infiltre y se haga con él. Los ciervos comen maíz del tallo. Así de simple.

Puesto que los seres humanos no conocemos de forma innata qué plantas y animales son buenas para su consumo, dependemos de que otros nos digan qué comer. Y, como expertos en nutrición humana, no parece que sepamos muy bien qué estamos haciendo. Primero intentamos reducir los hidratos de carbono y después comemos montones de hidratos de carbono y eliminamos la grasa. Comemos carne para obtener hierro y vitamina B-12, y luego la dejamos porque tiene demasiada grasa.

Las hormonas, los nervios y los vasos sanguíneos son la Santísima Trinidad de las buenas relaciones sexuales. Para encontrar una armonía sinfónica, debemos alimentarlos adecuadamente. Es por ello que, cuando estoy en consulta con mis clientes, les pregunto qué suelen comer en el día a día.

Dan, por ejemplo, todos los días, de camino al trabajo, se comía un desayuno de camionero; cualquier cosa que pudiera comprar en la gasolinera. Lo más normal es que fuera un dónut enorme, un refresco y una barrita de cereales como aperitivo. Con frecuencia tenía comidas de trabajo con los compañeros en el restaurante que les resultara más conveniente, y la cena procesada pasaba directamente del congelador al microondas a máxima potencia.

Carla tampoco estaba alimentando su apetito sexual mucho mejor. Se alimentaba a base de bollería de las cafeterías y de batidos de café con hielo cargados de *toppings* azucarados. Su ajetreada vida laboral le dejaba poco tiempo para cocinar, así que a menudo se alimentaba de comida precocinada: queso con galletas saladas, un dulce y un brik de zumo, por ejemplo.

A estas alturas, todos hemos escuchado hasta la saciedad que la dieta estadounidense estándar (SAD, por sus siglas en inglés), repleta de azúcares, grasas y comida procesada, es mala para la salud; pero nunca se ha difundido una de las peores consecuencias de esta dieta: provoca una mala función sexual. La dieta SAD provoca unas relaciones sexuales desfavorables porque altera las hormonas sexuales. Además, los estadounidenses tienen las tasas más altas de diabetes de tipo 2, la cual daña los vasos sanguíneos y los nervios —ambos, fundamentales para el flujo sanguíneo y la sensación—, por lo que es perjudicial para el placer y la función sexual.

Todo esto es lo que estaba sucediendo entre bastidores durante el encuentro romántico de Carla y Dan. Su alimentación llena de azúcares y grasas había causado estragos en su equilibrio hormonal, y lo más probable era que no se viera afectada solo una hormona, sino varias. Esto provocó que Dan tuviera una erección débil y que Carla se quedara con el calentón e insatisfecha.

Lo bueno es que tiene remedio. Unos cambios sencillos en la alimentación pueden darle un empujón en la dirección correcta a nuestra salud sexual y endocrina. Una alimentación diseñada para obtener hormonas sexuales de calidad incluye pocas grasas y las cantidades adecuadas de vitamina D, fibra, vitaminas B y hortalizas de hojas verdes, que ayudan a mejorar el equilibrio de las hormonas sexuales del sistema endocrino y, por tanto, mejoran la función sexual. Hay que añadir verduras crucíferas, como por ejemplo la coliflor o el brócoli, ya que contienen varios fitonutrientes que ayudan a mejorar la salud sexual. También se deben incluir breves periodos de ayuno, puesto que se ha demostrado a través de estudios que ayuda a regular las hormonas, y aquí hablaremos de la mejor manera para abordarlo.

Cuando la relación no es tan dulce: azúcares refinados y equilibro hormonal

Debido a que el azúcar es una sustancia barata no perecedera, los refrescos, las bebidas con sabor a fruta y la bollería se han convertido en la principal fuente de fructosa de nuestra dieta, y no le hacen ningún favor a nuestra vida amorosa. Una dieta alta en fructosa provoca estrés oxidativo, inflamación, lesiones mitocondriales, obesidad y síndrome metabólico.[15]

Los nutricionistas de la medicina tradicional china recomiendan equilibrar los cincos sabores: dulce, ácido, amargo, picante y salado. Son sabores que se encuentran de forma natural sin que haya que añadirles sal o azúcar. Por ejemplo, la carne es salada, la fruta es dulce y ácida al mismo tiempo, las verduras son amargas, etc. El exceso de azúcar en la alimentación rompe el equilibrio y hace que el *yin* y el *yang* se desestabilicen y corramos mayor riesgo de sufrir enfermedades.

La disparidad entre los cinco sabores trastorna las hormonas. Favorecer el sabor dulce a expensas de los demás altera la leptina. La leptina es una hormona que se produce para avisarnos de que estamos llenos, e inhibe así el hambre. Quienes tienen un peso poco saludable suelen tener resistencia a la leptina, es decir, sus cuerpos no reciben el aviso de que se sienten llenos cuando deberían hacerlo, de modo que terminan consumiendo demasiadas calorías.[16] Varios estudios han demostrado que los azúcares refinados provocan resistencia a la leptina.

La leptina también fomenta la síntesis de óxido nítrico, el cual facilita las erecciones y relaja los músculos del clítoris,[17] por lo que fluye más sangre hacia él y el placer y la respuesta sexual mejoran.

Atentos a este trabalenguas: los agentes melanocortinérgicos mejoran considerablemente la sensibilidad de la insulina hepática (del hígado), regulan el gasto de energía y tienen un fuerte impacto en la excitación sexual. Es por ello que se está investigando el papel que cumplen en la disfunción eréctil. Se ha observado en estudios que la resistencia a la leptina y a la insulina hace que se reduzcan los niveles de melanocortina (MC) y provoca un deterioro de la función sexual.[18]

Un alto consumo de fructosa provoca alteraciones en las vías dopaminérgicas del cerebro, que puedan afectar a los ciclos de sueño y vigilia[19] y a la función sexual. Una alimentación alta en grasas y azúcares también tiene efectos negativos en los ciclos reproductivos. En las mujeres, beber más de un vaso de refresco al día hace que los niveles de estradiol se alteren considerablemente.[20]

El consumo de bebidas azucaradas también reduce la calidad del semen y reduce la fertilidad en ambos sexos.[21] Su consumo también está asociado con bajos niveles de testosterona sérica en hombres.[22] Un estudio reveló que el jarabe de glucosa-fructosa reduce el número de espermatozoides, el peso de los testículos y los niveles de testosterona, y puede provocar cambios patológicos en el tejido de los testículos.[23]

De modo que es muy probable que todo el azúcar procesado que Dan estaba tomando interfiriera en sus bajos niveles de testosterona y la falta de erecciones. Y, puesto que los azúcares procesados alteran los niveles de estradiol, el cuerpo de Carla tampoco estaba produciendo una respuesta biológica adecuada a los estímulos sexuales. Aunque tenía ganas de sexo, su cuerpo no lubricaba cuando Dan la tocaba y la acariciaba. Esto también nos indica que la sangre no estaba agrandando la vagina ni el clítoris, ya que esto suele producirse antes de la lubricación. Este agrandamiento es un factor muy importante en el placer sexual de las mujeres y en su sensación de satisfacción.

Equilibrar las hormonas

A continuación indicaré cómo se debe comer para tener unas relaciones sexuales como Dios manda gracias a algunas vitaminas, minerales y alimentos que son claves para mejorar el equilibrio hormonal y, por tanto, el bienestar sexual.

Aliñar la ensalada: lecciones que podemos aprender de otros primates

Los seres humanos somos primates, al igual que los chimpancés y los monos, pero en algún punto de la evolución perdimos la capacidad de comer de forma instintiva aquellos alimentos que mejorarían nuestra salud y, por consiguiente, nos ayudarían a tener mejores relaciones sexuales. Muchas dietas que han estado de moda durante un tiempo han intentado tomar ejemplo de nuestros primos los primates en cuanto a lo que la madre naturaleza pretendía que comiéramos. Sin embargo, las conclusiones han provocado algunas recomendaciones dietéticas extremas.

Lo que sabemos es que, por norma general, los primates comen muchos vegetales. De hecho, una gran parte de la alimentación de casi todos los primates se basa en hojas, fruta y, a menudo, cantidades mucho más pequeñas de proteína animal; bichos, sobre todo. Con tanta fruta y hojas, la cantidad de minerales esenciales que obtienen (como el calcio, el magnesio, el zinc y el potasio), son muchísimo mayores que las que ingieren los humanos.

Por poco sexi que pueda parecer, las hojas son lo mejor que te puedes meter en el cuerpo para tener unas buenas relaciones sexuales (¡me refiero a que te las comas! Pero no te juzgo si decides darle otros usos, siempre y cuando lo hagas de forma segura). Ayudan a la Santísima Trinidad de las buenas relaciones sexuales: el equilibrio hormonal, la estabilidad de los nervios y la salud cardiovascular. Estas hortalizas son un premio gordo para la salud sexual.

La MTC considera que el sabor amargo de las verduras de hoja verde tiene muy poca representación en la alimentación moderna. De hecho, mostramos tendencia por los sabores dulces y salados, lo cual genera un desequilibrio.

Las verduras de hoja verde equilibran las hormonas relacionadas con el sexo, como el cortisol, que se produce debido al estrés y acaba con la libido. El cortisol reduce los niveles de testosterona, que, como recordarás, es muy importante para todo el mundo. Las mujeres con el cortisol alto tienen más problemas para llegar al orgasmo y menos libido; y a los hombres les afecta en todos los ámbitos. Las verduras de hoja verde, ricas en zinc, reducen el cortisol y mejoran los niveles de testosterona para aumentar la libido.

Los tilacoides se encuentran en las membranas de las hojas verdes de algunas hortalizas como la lechuga romana o la lechuga común. Los tilacoides contienen vitaminas E y K, y antioxidantes, como la clorofila, que se encargan de protegernos de las enfermedades. Funcionan como prebióticos, y tienen efectos positivos en la microbiota y activan la secreción de hormonas gastrointestinales, como por ejemplo la leptina, que nos avisa de que estamos llenos y mejora la sensibilidad a la insulina. El Lactobacillus reuteri es una bacteria antiobesidad que se encuentra en el intestino y cuya presencia aumenta de forma considerable debido a los tilacoides.[24]

Los tilacoides suprimen la grelina y la colicistoquinina (CCK, por sus siglas en inglés), las encargadas de indicarnos que tenemos hambre, como respuesta a los platos ricos en grasas y carbohidratos. También reducen los lípidos y la glucosa en sangre, los cuales pueden provocar inflamaciones. También ayudan a regular los niveles de azúcar en sangre. Es más, varios estudios demuestran que los sujetos que tomaban tilacoides tenían menos ganas de consumir dulces y alimentos grasos, tanto a corto como a largo plazo; es decir, que ayuda a frenar los antojos.

Las verduras de hoja verde, ricas en nitratos de forma natural, también ayudan a incrementar el óxido nítrico en el cuerpo. De esta forma, los vasos sanguíneos se vuelven más elásticos, lo cual mejora la salud vascular e incrementa el flujo sanguíneo hacia los genitales. Hablaremos de ello más adelante.

Las verduras de hoja verde están repletas de minerales y antioxidantes. A través de estudios se ha demostrado que ayudan a mejorar la velocidad y la fortaleza de las señales nerviosas. Esto significa que los impulsos nerviosos que van hacia y desde nuestros genitales son más fuertes, lo que a su vez implica una mayor sensibilidad y un mayor placer. No es de extrañar entonces que el resto de primates pasen tanto tiempo comiendo hojas y dándole al tema.

La carne y la fibra

La ingesta de productos de origen animal en la dieta de los primates varía desde un 0 a un 90 % entre especies. El punto entre estos dos extremos en el que se encuentran los seres humanos es objeto de debate.

Hoy en día se sabe que muchos primates, que antaño se consideraban herbívoros, consumen cantidades considerables de alimentos de origen animal cuando se les presenta la ocasión. Comen más proteínas animales de forma intencionada cuando pueden permitírselo. Por ejemplo, en un estudio sobre babuinos se vio que, tras una aparición en masa de saltamontes, los babuinos cambiaron su dieta y pasaron a consumir casi en exclusiva alimentos de origen animal. Cambiaron sus costumbres hasta que se detuvo la plaga. Del mismo modo, se sabe que los chimpancés cazan babuinos, y que los babuinos cazan crías de gacelas. Aunque las proteínas animales suelen conformar una parte pequeña de su dieta, pueden ser importantes para las relaciones sexuales.

En muchos zoos, por ejemplo, se alimenta a los loris perezosos a base de hojas y frutas y se dejan de lado los insectos. Sin embargo, en estado salvaje, aproximadamente el 30 % de las calorías que consumen provienen insectos, pájaros y reptiles pequeños. Cuando a los loris, a los que anteriormente solo se les había alimentado a base de vegetales, se les empezó a dar grillos con un dispensador, su conducta sexual aumentó.[25] De modo que, cuando la dieta se acerca más a la naturaleza, la conducta sexual se normaliza.

Sin embargo, esto no quiere decir que tengamos que pasar por alto todos los estudios que demuestran que las dietas repletas de grasa y carne son perjudiciales para la salud. La alimentación de los primeros seres humanos contenía muy poca grasa, mucha vitamina C y unas cantidades mucho mayores de minerales, como el magnesio, el calcio o el potasio, que la dieta moderna de los seres humanos.

Los primeros humanos también comían mucha más fibra, la cual es prácticamente inexistente en la carne. «Aunque la práctica de añadir un poco de carne a la ingesta diaria se convirtió en un factor esencial en la aparición de los seres humanos modernos, no quiere decir que la gente de hoy en día esté preparada para mantener una dieta en la que la fibra prácticamente brilla por su ausencia» declara Katherine Milton,[26] profesora de antropología física de la Universidad de California, en Berkeley. «De hecho, en general, nuestro tracto digestivo no parece haber sufrido grandes cambios respecto al ancestro común de los primates y los seres humanos, y no cabe duda de que era un animal muy herbívoro».

Nuestros parientes vivos más cercanos, los primates actuales (entre los que se incluyen chimpancés, orangutanes y gorilas)[27] son muy hábiles a la hora de cazar presas vivas, sobre todo los monos. Sin embargo, prefieren hacer de los insectos su fuente de proteínas animales. El 94 % de sus calorías provienen de las plantas, lo cual deja un 6 % a las fuentes de origen animal. También consumen muchos frutos silvestres, los cuales contienen mucha más fibra que la fruta que compramos en el supermercado. De modo que ingieren cientos de gramos de fibra a diario, mientras que el estadounidense medio ingiere menos de 10 gramos al día.

La fibra dietética ejerce un efecto positivo en las hormonas sexuales[28] y reduce los niveles de insulina.[29] El exceso de grasa y estrógenos sale del cuerpo a través del tracto digestivo gracias a la fibra que incluimos en la alimentación. Comer más frutas, hortalizas y otros alimentos que contienen fibra facilita este proceso.

Quienes no consumen suficiente fibra presentan unos índices más altos de cáncer de mama relacionado con el estrógeno. En un estudio, por ejemplo, pesaron las heces de una mujer para comprobar cuánta fibra estaba consumiendo, y compararon ese dato con los niveles de excreción de estrógenos. Unas heces más pesadas indicaban una mayor presencia de fibra en la dieta, y quienes ingerían mucha fibra tenían mayor facilidad para eliminar el exceso de estrógenos a través de los intestinos.[30]

En pacientes que padecen de síndrome del ovario poliquístico,[31] una dieta que combine fibra con magnesio mejora la resistencia a la insulina y mejora los niveles de andrógenos. La fibra soluble aumenta la producción de hormonas de la saciedad cuando se ingieren con la comida.[32] Una buena estrategia para incluir mucha fibra en la dieta consiste en consumir frutas y hortalizas de forma abundante.

Vitamina D

¿Testosterona baja? Lo más seguro es que tengas la vitamina D baja. La vitamina D es estupenda para el pene y la vagina; es estupenda para todas las partes del cuerpo que están relacionadas con el placer, y alguna que otra más. Esto se debe a que: a) en realidad no es una vitamina, sino una hormona que produce el cuerpo a partir de los rayos del sol; y b) sin ella, el sexo no sería igual de placentero.

El calor del sol nutre el cuerpo con chi, nuestra energía vital, y calienta el *yang* de riñón, que es donde reside la energía sexual. La vitamina D desempeña un papel fundamental en la homeostasis del calcio en el cuerpo. Aun así, la insuficiencia de vitamina D es un gran problema que afecta aproximadamente a mil millones[33] de personas en todo el mundo y provoca una serie de inconvenientes que hacen que echar un polvo sea más difícil.

En primer lugar, la insuficiencia de esta vitamina está relacionada con el aumento de la presión arterial y el riesgo de padecer enfermedades cardiovasculares. El corazón tiene que esforzarse más, y quienes tienen insuficiencia de vitamina D tienen una mayor incidencia de sufrir una muerte súbita.[34] Endurece las arterias (por irónico que parezca, no funciona igual con el pene) y provoca el mal funcionamiento del sistema circulatorio. La hipertensión también reduce el óxido nítrico existente, lo que asocia con una reducción del placer y de la respuesta sexual.

Los hombres con bajos niveles de vitamina D tienen más del doble de posibilidades de padecer un infarto de miocardio. De hecho, gran parte de los pacientes con enfermedades cardiovasculares tiene bajos los niveles de vitamina D. Unos niveles adecuados también se asocian a una reducción de la presión arterial y una menor incidencia de apoplejías.

El aumento de la vitamina D gracias a la luz del sol también reduce la calcificación vascular, un factor de riesgo de la disfunción eréctil, y aumenta los niveles de testosterona libre. Recuerda que la testosterona libre del cuerpo es la que está suelta y disponible, y es la que necesitamos para pasar un buen rato en la cama.

Unos mayores niveles de vitamina D reducen el exceso de azúcar en sangre y mejoran la resistencia a la insulina. También contrarrestan la inflamación, que es un factor principal en la reducción del placer sexual y en la disfunción eréctil.[35]

Debido a que la falta de vitamina D se asocia con una función sexual mediocre, hubo gente que empezó a tomar suplementos de vitamina D. Sin embargo, en algunas personas, el remedio fue peor que la enfermedad y su función sexual empeoró aún más. Esto se debe a que tomar vitamina

D puede empeorar una insuficiencia de magnesio preexistente.[36]

Recomiendo obtener las vitaminas a partir de los alimentos; y la vitamina D, a partir del sol. Para quienes le hayan diagnosticado una insuficiencia sí puede ser beneficioso tomar un suplemento, desde luego, y para ello deberían hablar con su médico. Algo tan sencillo como salir al exterior durante 20 minutos al mediodía, unas cuantas veces por semana, proporciona suficiente vitamina D; aunque puede resultar algo más complicado en invierno. Sin embargo, hay muchas maneras de solucionar este problema con la alimentación. Por ejemplo, las setas ostra y otra clase de setas son una fuente estupenda de vitamina D[37] durante los meses de invierno. Al final de este libro se incluyen más recetas.

Hortalizas crucíferas

Entre las brasicáceas, también conocidas como hortalizas crucíferas, encontramos el brócoli, el repollo, la rúcula, el rábano rojo, la coliflor, las coles de Bruselas y la col rizada. Paradójicamente, es posible que al principio tu cita necesite una máscara de gas, pero son maravillosas para los órganos sexuales. A través de la investigación se ha demostrado que estas hortalizas benefician de forma considerable el sistema endocrino y deberían ser básicas en la alimentación para prevenir enfermedades no transmisibles como la obesidad, la diabetes de tipo 2, el cáncer, y numerosas enfermedades crónicas más; y todas ellas afectan al placer en la cama. Las hortalizas crucíferas contienen propiedades que ayudan a eliminar toxinas, efectos anticancerígenos y propiedades antiinflamatorias.

Las hortalizas crucíferas son ricas en fitonutrientes y minerales que ayudan a mejorar la salud y que protegen los nervios que van desde y hacia los genitales. Por consiguiente, son esenciales en la alimentación para lograr unas buenas relaciones sexuales. Estas hortalizas contienen muchos polifenoles, vitamina C, compuestos sulfurosos (como el sulforafano), glucosinolatos (GSL) y 3,3'-diindolilmetano (DIM), los cuales mejoran la salud previniendo la obesidad, protegiendo los nervios y reduciendo la inflamación del cuerpo.

Los pacientes de cáncer de ovario que siguen un tratamiento de DIM tienen casi el doble de probabilidades de no volver a tener cáncer porque las células precursoras del cáncer se inhiben. Igualmente, otro estudio reveló que el DIM reducía los marcadores de cáncer de mama.

El consumo de hortalizas crucíferas puede reducir los marcadores de inflamación en adultos sanos,[38] y está relacionado con un descenso del riesgo de padecer cáncer de próstata.[39] El sulforafano, un compuesto sulfuroso presente en las hortalizas crucíferas, ha demostrado poseer propiedades antioxidantes, antiinflamatorias y antineoplásicas. Además de reducir las células cancerosas de la próstata,[40] también redujo los niveles de antígeno prostático específico (PSA, por sus siglas en inglés) en algunos hombres[41] y alteró de forma positiva la expresión génica.

El sulforafano también mejoró la función cardíaca al inhibir el estrés oxidativo y reducir la inflamación.[42] Debido a sus propiedades antioxidantes, a través de la investigación se descubrió su capacidad de proteger el sistema reproductor masculino en sujetos obesos, ya que mejoraba el número de espermatozoides y su motilidad, y reducía la resistencia a la insulina.

El isotiocianato de fenetilo (PEITC, de acuerdo con su nombre inglés) es otra sustancia que se encuentra en las hortalizas crucíferas. En los estudios, redujo la hiperplasia de las células de la próstata[43] y mejoró el equilibrio hormonal.[44]

Es muy fácil incorporar más hortalizas de las familias de las brasicáceas en la alimentación. Los diferentes métodos de cocción afectan al contenido de algunos nutrientes;[45] para algunos, su biodisponibilidad es mayor al consumir el alimento crudo, mientras que otros se activan durante la cocción. Por tanto, se pueden probar ambos métodos. Es tan sencillo como añadirlas a las ensaladas, cocinarlas al vapor o convertirlas en el plato principal. Tras abordar la estrategia alimentaria que le ofrecí, la sopa toscana de patata y col rizada (receta incluida) se convirtió en el plato preferido de Carla, que además está buenísima.

Las vitaminas B

Las vitaminas B se encuentran de forma abundante en frutas y hortalizas, y son esenciales para el sexo. Están involucradas en la obtención de energía celular y en el metabolismo y ejercen una gran influencia tanto en las hormonas sexuales como en los nervios. Se ha demostrado que el aumento de vitaminas B en la alimentación afecta a los niveles de testosterona y mejora la función sexual. Las vitaminas B son primordiales para una adecuada conducción nerviosa hacía y desde los genitales. Protegen los nervios de los efectos[46] del estrés oxidativo, el cual ralentiza las señales y reduce el placer en los adultos.

Estas son algunas buenas fuentes de vitamina B:

- Nueces y semillas
- Salmón
- Setas
- Legumbres
- Cacahuetes
- Mangos
- Aguacates
- Guisantes verdes
- Boniatos
- Patatas
- Verduras de hoja verde
- Espinacas
- Espárragos

NO se deben tomar megadosis de vitaminas B, puesto que se ha demostrado a través de estudios que provocan problemas en los nervios, y es lo último que necesitamos si queremos obtener placer.

Existen bastantes estudios que demuestran el papel fundamental que cumple la vitamina B en la salud sexual de los hombres. Desgraciadamente, hay una gran carencia de investigación sobre cómo afectan las vitaminas B a la salud sexual de las mujeres. Eso no quiere decir que no sean igual de importantes; simplemente demuestra que los investigadores no le prestan demasiada atención a la función sexual de las mujeres, puesto que tienden a asumir que una vagina funcional es más importante que el hecho de que nosotras hayamos disfrutado del sexo o no.

Tiamina: vitamina B1	La vitamina B desempeña una función esencial en la conducción nerviosa, y también en la contracción de los músculos y del corazón. También participa en el metabolismo de los carbohidratos. Una insuficiencia de tiamina y de vitamina B6 provoca una neuropatía periférica. Varios estudios revelaron que el aletargamiento de los nervios debido a una falta de tiamina puede corregirse simplemente administrando esta vitamina.[47]
	La tiamina cumple una función muy importante en la salud reproductiva. A medida que los hombres envejecen, suelen producir menos espermatozoides y hormonas sexuales. En los testículos, el envejecimiento está relacionado con la atrofia (la degeneración) de los tejidos. En estudios, la tiamina redujo la atrofia testicular en hombres que estaban envejeciendo y mejoró la función sexual. Es más, incrementó los niveles de testosterona y el estado antioxidante y, en general, aumentó la actividad sexual.[48]
Riboflavina: vitamina B2	El esperma tiene una gran concentración de riboflavina. Se ha descubierto que protege del estrés oxidativo,[49] lo cual resulta beneficioso para los vasos sanguíneos y los nervios. Además, reduce el riesgo de algunos tipos de cáncer. En los cuerpos de las mujeres que se encuentran en edad de menstruar, resulta necesaria para la reproducción; y una insuficiencia puede alterar las hormonas sexuales y provocar infertilidad.[50]
Niacina: vitamina B3	En investigaciones, se demostró que la vitamina B3 mejora los niveles de testosterona en suero y el estado antioxidante en los testículos de hombres diabéticos.[51] La niacina reduce la circulación de ácidos grasos libres (AGL) e incrementa el nivel de la HC (hormona del crecimiento).[52] En pacientes con disfunción eréctil moderada o grave, y dislipidemia, la niacina mejoró la función eréctil.[53] El hierro, la niacina, el ácido fólico y la vitamina B12 también disparan la dopamina y, por tanto, el placer sexual.

Ácido pantoténico: vitamina B5	El ácido pantoténico (la vitamina B5) es un mojabragas, y se ha demostrado a través de estudios que es un factor primordial en las hormonas sexuales, la función testicular y la calidad del esperma.[54] También se ha demostrado que es importante para la salud reproductiva de las mujeres.
Vitamina B6	Para conseguir unos nervios rápidos y unos niveles de testosterona óptimos, es importante tomar vitamina B6. Esta vitamina mejora considerablemente la conducción nerviosa de los pacientes diabéticos.[55] Una insuficiencia puede provocar una alteración de la testosterona en hombres.[56]
Ácido fólico: vitamina B9	Los estudios han revelado una correlación entre la insuficiencia de ácido fólico y la disfunción eréctil.[57] Otros han indicado que unos niveles bajos de ácido fólico son un factor de riesgo en la eyaculación precoz y la disfunción eréctil.
	Existe una relación estrecha entre los niveles de ácido fólico en suero y la función sexual. Los hombres con disfunción eréctil o eyaculación precoz mostraban unos niveles bajos de ácido fólico en comparación a quienes no tenían problemas de salud.[58] Un estudio, por ejemplo, reveló que la velocidad a la que los nervios enviaban señales mejoraba considerablemente en pacientes de neuropatía diabética que tomaban un suplemento de ácido fólico.[59]

| Vitamina B12 | La vitamina B12 es esencial para la producción de mielina, la vaina aislante que cubre los nervios y se asegura de que se transmitan de manera rápida y eficiente hacia y desde los genitales. Por esta razón, en los estudios médicos, quienes presentan una deficiencia de esta vitamina muestran un funcionamiento debilitado de los nervios.[60] Las señales nerviosas que van desde y hacia los genitales son un aspecto crucial del placer y la función sexual.

La ingesta de B12 se asocia con un ligero aumento de la testosterona en las mujeres, además de una reducción de la homocisteína, lo cual es un factor de riesgo para las cardiopatías.[61] Los veganos y los vegetarianos tienen unos niveles mayores de homocisteína (aunque tengan una menor tasa de cardiopatías), debido a los niveles menores de vitamina B12.[62] Tanto las personas veganas como las que comen carne corren el riesgo de tener un nivel bajo de vitamina B12. De hecho, alrededor del 39 % de aquellos que comen carne se encuentran en el intervalo bajo-medio de concentración de esta vitamina en la sangre. Los estudios han demostrado que los niveles deficientes y bajos provocan un peor funcionamiento nervioso sensorial y periférico[63] e impiden el crecimiento de las dendritas[64] (prolongaciones de los nervios).

La B12 participa en la espermatogénesis, la producción de esperma. Los estudios demuestran que la B12 aumenta el número de espermatozoides, mejora su motilidad y reduce el daño de su ADN.[65]

Los veganos han de tomar B12 en forma de suplemento, pero quienes comen carne pueden encontrarla tanto en la carne como en el pescado. Sin embargo, puesto que la deficiencia de B12 asintomática está tan extendida,[66] la suplementación puede ser beneficiosa. |
|---|---|

El ayuno

Si ayunas, llevarte a alguien al huerto será más placentero aún. No hay que dejarse engañar por el concepto de ayuno que se suele oír comúnmente, una dieta estricta de inanición que hace que te mueras de hambre. Cuando se hace de forma intermitente y responsable, aporta numerosos beneficios para la salud y te hace sentir una ligereza, un descanso y un bienestar general que sienta las bases para unas mejores relaciones sexuales.

La medicina tradicional china adopta un enfoque mucho más suave; cree en comer durante el ciclo del *yang*, el día, y ayunar durante el ciclo del *yin*, la noche. Así, el sistema digestivo obtiene el descanso que tanto necesita.

El ayuno está profundamente arraigado en la historia y es, después de todo, parte de todas las grandes religiones del mundo. Los judíos ayunan durante el Yom Kippur y durante seis días más del año. Los mormones ayunan durante dos comidas consecutivas el primer domingo de cada mes. Durante el ramadán, los musulmanes ayunan desde que sale el sol hasta que se pone. Los hindúes, con la luna nueva; los budistas, con la luna llena. En la antigüedad, no solo se reconocían los beneficios espirituales del ayuno, sino también los beneficios para la salud.

El ayuno intermitente o periódico ha demostrado mejorar las enfermedades cardiovasculares, la diabetes, el cáncer, los trastornos neurológicos y la apoplejía. También ayuda a perder peso y refuerza la sensibilidad a la insulina. Además, mejora el funcionamiento del metabolismo en pacientes no diabéticos.

A nivel celular, el ayuno mejora la salud mitocondrial y la reparación de daños del ADN.[67] Favorece la autofagia, un proceso mediante el cual las células limpian sus propios desechos, deshaciéndose de las moléculas y estructuras celulares deformes y deterioradas.

Los estudios han demostrado sistemáticamente que ayunar aumenta la esperanza de vida y reduce el riesgo de padecer enfermedades graves. Lo consigue mediante vías de transmisión de señales que ralentizan el envejecimiento y los procesos patológicos,[68] mejoran el rendimiento y optimizan la capacidad fisiológica.

El ayuno y el estrés oxidativo

Hacer ayuno también reduce la producción de sustancias proinflamatorias en nuestro cuerpo y aumenta la actividad antioxidante. Disminuye el estrés oxidativo de las células endoteliales, lo que potencia la biodisponibilidad del óxido nítrico, que, a su vez, es beneficioso para el flujo sanguíneo hacia los genitales y para el placer.

Por estas mismas razones, el ayuno protege contra la aterosclerosis, lo que disminuye el riesgo de padecer enfermedades cardiovasculares y el riesgo de muerte.[69] El ayuno reduce los tumores del tejido adiposo, la presión arterial y el ritmo cardíaco y mejora el lipidograma. Reduce el colesterol, al aumentar el HDL y reducir el LDL. Cuando cuidamos de nuestro sistema vascular, ayudamos a que la sangre llegue a los genitales. Recuerda que esto es tan importante para la función sexual femenina como para la masculina.

Ayunar reduce el perímetro de la cintura, lo cual se asocia con una mejor sensibilidad a la insulina. También reduce el estrés y la depresión y mejora la autoestima.[70]

Ayunar protege a los nervios de la degeneración.[71] Así, los nervios envían impulsos más rápidos y fuertes hacia y desde los genitales, para un funcionamiento mejor y un placer mayor.

El ayuno, el equilibrio hormonal y la función sexual

La sobrenutrición causa trastornos en los niveles de HL, FSH, leptina e insulina. El ayuno aumenta la adiponectina, lo que fomenta la sensibilidad a la insulina y la pérdida de peso. Las personas que viven una vida larga tienen niveles altos de esta proteína.

Los estudios demuestran que el ayuno mejora la salud mental y reproductiva. Reduce las hormonas del estrés[72] y aumenta el nivel de HL en mujeres con obesidad y síndrome de ovarios poliquísticos (SOPQ) para corregir los problemas de ovulación.

La deshidroepiandrosterona (DHEA) es una precursora de andrógenos, como la testosterona, tanto en hombres como en mujeres, y desempeña un papel importante en el funcionamiento sexual y la sensibilidad. Los niveles de DHEA suelen disminuir con la edad, pero la restricción calórica contrarresta ese descenso.[73]

El ayuno intermitente eleva los niveles de testosterona en hombres y mujeres.[74] Un estudio publicado en la JAMA (*Journal of the American Medical Association* o Revista de la Asociación Médica Estadounidense) hizo un seguimiento a personas que redujeron las calorías en un 25 % durante dos años, y descubrieron que el impulso sexual y las relaciones mejoraron de manera significativa en comparación con aquellos que no restringían las calorías.[75] Otros estudios demostraron que el ayuno aumentaba el peso de los testículos masculinos[76] y mejoraba la liberación de la hormona del crecimiento.[77]

Los estudios han demostrado que incluso un solo período de ayuno reduce los biomarcadores metabólicos asociados a enfermedades crónicas, como la insulina y la glucosa.[78] Además, el ayuno afecta de manera positiva a las hormonas tiroideas.[79]

¿Y cómo ayuno?

Para empezar, todo el mundo debería consultar a un médico antes de comenzar a planear un ayuno, pero, en general, yo recomiendo hacerlo una vez a la semana durante veinticuatro horas. No puedes comer nada, pero tienes que beber mucha agua y té. Es mucho más fácil si haces el ayuno entre una cena y la siguiente, puesto que solo tendrás que saltarte el desayuno y el almuerzo.

Pongamos que tu día de ayuno es el miércoles. Eso quiere decir que, después de la cena del martes, no comerías nada durante toda la noche. Luego, el miércoles, no comerías hasta la hora de la cena, aunque sí podrías beber agua o infusiones durante el día. Este método es particularmente adecuado para las personas a las que les cuesta irse a la cama con hambre.

Al probar este método, es normal comer más de lo habitual a la hora de la cena durante la primera, pero conforme tu cuerpo se acostumbra, verás que cenas solo un poco más de lo normal durante las semanas siguientes.

Quiero dejar claro que **NO** recomiendo llevar a cabo ayunos más drásticos, ya que el resultado no es favorable. La medicina tradicional china considera que ayunar durante un periodo de tiempo prolongado debilita el chi del bazo, que se corresponde en gran medida con el microbioma humano. Los estudios demuestran que una restricción estricta de calorías paraliza la reproducción de las mujeres. En hombres,[80] a largo plazo, una gran restricción de calorías reduce la testosterona total y la libre.

Atando cabos

La conclusión de todo esto es que Carla y Dan descubrieron que dedicar el tiempo necesario para preparar la comida en casa y comer más alimentos integrales fue la mejor estrategia para llevar una alimentación beneficiosa para las relaciones sexuales. En lugar de pedir un desayuno para llevar, la mayoría de los días Dan se hacía batidos con espinacas y frutas del bosque. Para almorzar, Carla se aseguraba de incluir muchas verduras, como boniato al horno, brócoli al vapor y ensalada. Como resultado, obtuvieron cantidades mucho más altas de los nutrientes necesarios para unas buenas relaciones sexuales, como, por ejemplo, vitamina B, antioxidantes y minerales.

Cada miércoles, ambos ayunaban durante veinticuatro horas sin comer nada entre las seis de la tarde del martes hasta las seis de la tarde del miércoles. Tras unas semanas de adaptación, vieron que era relativamente fácil renunciar al desayuno y el almuerzo, lo que también les ahorraba el tiempo de preparar la comida. Como consecuencia, sus hormonas dieron un cambio a mejor, y las verduras sustituyeron a los azúcares refinados en su dieta.

Y, entonces, ¡bum! De repente eran capaces de hacer que sus cuerpos respondieran con energía ante la excitación sexual, lo cual se traducía en erecciones más duras para Dan y un flujo sanguíneo y una lubricación abundantes para Carla. Cuando el cuerpo funciona tan bien, al cerebro no le da tiempo a sufrir el miedo escénico. El capítulo 13 contiene numerosas recetas deliciosas para poder incorporar estas recomendaciones alimentarias.

Resumen: la alimentación para la salud hormonal y sexual

El *yin* y el *yang* representan el camino hacia el sexo. Si queremos mantener el delicado equilibrio entre ellos, para conseguir un placer y un funcionamiento óptimos, debemos comer bien. Seguir una dieta baja en grasas, y obtener la cantidad adecuada de vitamina D, fibra, vitaminas B y verduras de hoja verde, mejora el equilibrio hormonal. Además, las verduras que pertenecen a la familia de las brasicáceas contienen varios fitonutrientes que favorecen la salud sexual. Los estudios también apoyan la práctica de breves períodos de ayuno para normalizar las hormonas.

Cuando nutrimos bien al *yin* —femenino y frío— y al *yang* —masculino y caliente— de nuestro interior, las esencias del sexo llegan a su máximo esplendor. Un *yin* y un *yang* en armonía proporcionan el éxtasis y la excitación del cielo y de la tierra, unidos en unas relaciones sexuales pasionales.

EL SISTEMA NERVIOSO
Y EL SEXO

Nora tenía una larga lista de historias de citas tan vergonzosas y cómicas que parecían sacadas de un cómic de *Cathy*. La última: un chico con el que se había acostado la había dejado plantada para una cena romántica el día de San Valentín, y ahora ese mismo chico estaba justo delante de ella en la cola del supermercado.

Ya se había imaginado antes cómo sería toparse con Henry, pero en su situación hipotética, ella iba de punta en blanco, cogida del brazo de un tío cachas y, a poder ser, en un descapotable elegante. La realidad, sin embargo, se parecía menos a la fantasía de venganza que había esperado y más al sonido de fracaso de un trombón. Iba desaliñada, sola e hinchada por el peso que había cogido últimamente, y justo cuando se dio cuenta de que él la había visto, el medicamento para la candidiasis que había dejado sobre la cinta transportadora rodó a cámara lenta hacia la cajera. Qué humillante…

A Nora no le sorprendió demasiado que Henry pasara de ella. El sexo había ido mal. En la primera noche que pasaron juntos, el chico se corrió en menos de dos minutos, y luego tuvo el descaro de quejarse de que *ella* tardara una eternidad en acabar. Y, aunque sabía que esas burlas no eran más que manifestaciones de su propia inseguridad, seguía sintiendo que, de algún modo, había sido culpa suya. En ese momento, Nora se prometió a sí misma que conseguiría que le fuera mejor en el sexo con un chico mejor.

Cuando la conocí, Nora acababa de empezar a salir con un chico nuevo y quería ponerse en forma para el sexo. No es que quisiera ponérselo fácil a los Henrys del mundo, sino conseguir que su cuerpo fuera lo más receptivo posible.

Traté a Nora con acupuntura y cambios en su alimentación para acercarla a la Santísima Trinidad de la que hemos hablado: unos nervios sanos, un aparato circulatorio mejorado y unas hormonas equilibradas. El objetivo era lograr que los nervios del clítoris fueran más sensibles a la estimulación, para que le resultara más fácil llegar al orgasmo. Al principio notó ligeras mejoras, y tras unos meses, el sexo en general se convirtió en una experiencia totalmente diferente.

Por supuesto, Henry tenía una visión distinta de todo esto, tal y como descubrió Nora más tarde. Él se sentía tan humillado como ella en la cola del supermercado. La primera vez que se acostaron, Henry llevaba tiempo sin tener relaciones sexuales y Nora le había excitado muchísimo. El resultado fue que se corrió en dos minutos. Él sabía que era algo bastante común al acostarte por primera vez con alguien, pero Nora se rio y lo llamó Speedy Gonzales.

Para evitar que sucediera de nuevo, intentó masturbarse antes de su siguiente cita para durar más. Pero aquello tan solo le condujo a otro de esos momentos embarazosos en los que suena el trombón del fracaso: Nora, con ganas de ir al grano de inmediato, se lanzó sobre Henry en cuanto apareció por la puerta; y él, que acababa de masturbarse, pero no se atrevía a decirlo por vergüenza, solo logró izar la bandera a media asta. Prefirió acabar con la relación en lugar de enfrentarse a la vergüenza de haber decepcionado a Nora.

En mi consulta de acupuntura, trato a muchos pacientes varones que simplemente quieren durar más, así que les coloco agujas en varias partes del cuerpo, como la zona carnosa que hay bajo el coxis. Ahí es donde comienza el mar del *yang*. El *yang* es lo que enciende la pasión y el chi que aguanta la eyaculación hasta el momento justo. Al estimular los nervios de esa zona, los pacientes afirman tener erecciones más fuertes y una mejor eyaculación. Junto a la alimentación, esto refuerza el trío de la salud sexual: la salud del sistema nervioso, del aparato circulatorio y de las hormonas.

La acupuntura es beneficiosa para la salud porque mueve el chi, el flujo de energía vital, a lo largo de los meridianos del cuerpo. Un chi bloqueado o insuficiente puede causar enfermedades, así que lo movemos para mejorar la función sexual. El chi es la clave.

La medicina moderna ha confirmado este punto de vista de la MTC. Los meridianos se corresponden con el aparato circulatorio y el sistema nervioso. El sistema nervioso ejerce el control sobre cada una de las sustancias químicas que produce el cuerpo. Esto incluye todas las hormonas y los neurotransmisores, como la testosterona, los estrógenos, el óxido nítrico y la dopamina. El sistema nervioso consta del cerebro, la médula espinal y los nervios. El pene, los testículos, la vagina y el clítoris están repletos de nervios.

Aunque la mayoría de nosotros no somos conscientes de la fuerza con la que los nervios envían las señales, y menos aún lo esenciales que son para el orgasmo, este proceso es un aspecto fundamental para el sexo. Los estudios muestran que, sin duda, los impulsos nerviosos más fuertes y rápidos se traducen en unas mejores relaciones sexuales. Una vez más, en esta cuestión, China iba muy avanzada para su época, puesto que comprendieron este concepto hace miles de años. Es necesario para la función sexual que el chi fluya con fuerza por los canales. Desde la excitación hasta el clímax, el chi influye en el placer.

Los alimentos que ingerimos condicionan la velocidad y la fuerza con la que nuestros nervios emiten las señales. Para lograr unas mejores relaciones sexuales, deberíamos incorporar ciertos alimentos en nuestra dieta que protejan y nutran el chi. Los alimentos altos en antioxidantes son una muy buena elección; y las setas, por ejemplo, con su alto contenido antioxidante, son capaces de mejorar el microbioma humano a unos niveles sorprendentes.

Pero los alimentos grasos y pesados, en particular los procesados, ralentizan el chi. Por lo tanto, cada vez que cenamos algo de la máquina expendedora, estamos frenando al chi, lo que da como resultado un sexo menos placentero.

El chi, el sistema nervioso y el sexo

Trato a pacientes tanto desde una perspectiva biomédica como desde una tradicional. Desde la visión biomédica, trabajamos para optimizar ese santo grial del sexo: el funcionamiento vascular, el hormonal y el nervioso. La medicina tradicional china simplemente trata de conseguir el equilibrio entre el *yin* y el *yang*. Se desarrolló antes que la microbiología o la radiografía, así que usa fenómenos naturales para explicar los complejos procesos biológicos del sistema nervioso y el aparato circulatorio. Ahí es donde entra en juego el equilibrio de las hormonas y la alimentación para una salud sexual óptima: nutrimos al *yin* y al *yang* a través de nuestra alimentación, nuestros comportamientos e incluso nuestras emociones.

¿Qué pasa en realidad cuando nos excitamos? Aunque parezca algo sencillo, la excitación, el sexo y el orgasmo son sistemas complejos de estímulos y respuestas en sincronía. Imagina que tu pareja te toca y baja la mano por tu estómago hacia tu entrepierna. Cuando te toca la piel con los dedos y la palma de la mano, te estimula unos nervios que siguen unas vías específicas por tu abdomen y tus genitales. Este impulso eléctrico transporta ese estímulo hacia la médula espinal y espera que le abra cuando llame a la puerta. A su vez, esta provoca la excitación, y la sangre fluye hacia los genitales. El impulso también les comunica a la médula y al cerebro, donde esto se procesa, que desate la lujuria.

Mediante una secuencia química compleja, algunas partes del cerebro liberan dopamina, puro placer químico. El cerebro también responde enviando impulsos nerviosos a los genitales, lo que refuerza nuestra respuesta a la excitación: la lubricación vaginal y la llegada de sangre *yin* a la vagina, el clítoris o el pene.

Cuando la estimulación de los nervios del clítoris y del pene llega a su límite, se desata una avalancha de dopamina, lo que da lugar al orgasmo. De manera similar, los ojos y la nariz tienen nervios que se comunican con el cerebro cuando vemos algo erótico, como el cuerpo desnudo de nuestra pareja, o cuando tan solo olemos su perfume.

Las estructuras del cerebro *entienden* este estímulo como algo sexualmente excitante, y responden en consecuencia. Incluso nuestros pensamientos y recuerdos pueden activar partes del cerebro que provocan excitación sexual. Pero para lograrlo dependemos de lo eficaz que sea el funcionamiento de nuestros mecanismos de respuesta.

Todo esto también puede observarse desde una perspectiva tradicional. La emoción de estar con tu pareja activa el corazón, el hígado y los riñones. Su tacto desata la lujuria del *yang* del chi, lo que aprieta los vasos sanguíneos e impulsa la sangre (*yin*) por las arterias hacia la «puerta misteriosa», el clítoris, la vagina o el pene. El *yang* aumenta continuamente hasta llegar al clímax, y entonces se transforma en *yin*. El placer sexual, entonces, depende del *yang* del chi, o la adecuada conducción nerviosa.

Algunos nervios van desde los genitales hasta la médula y después suben hasta el cerebro. Otros van desde los genitales hasta la médula y nunca viajan hasta el cerebro para que los procese.[81] En su lugar, en un acto reflejo, vuelven directos hacia los genitales.

Son buenas noticias para quienes tienen el chi físicamente bloqueado porque demuestra lo flexibles que son nuestros cuerpos a pesar de los obstáculos que se interponen en este complejo proceso. Los estudios sobre los soldados varones que sufrieron lesiones en la médula espinal durante la Segunda Guerra Mundial, por ejemplo, hallaron que la mayoría de ellos aún era capaz de experimentar erecciones, y algunos hasta llegaban al clímax. Del mismo modo, alrededor del 50 % de las mujeres con lesiones medulares seguían llegando al orgasmo.[82]

La salud de los nervios y el sexo

Al entender la conexión entre las hormonas, la sensación, el flujo sanguíneo y las buenas relaciones sexuales, es fácil ver la importancia del aparato circulatorio, que alberga la sangre que llega a nuestros genitales. Pero, sin la conducción nerviosa adecuada, nuestros genitales no se llenarán de sangre y llegar al orgasmo será imposible. Un gran porcentaje de mujeres[83] y de hombres[84] con disfunción sexual tienen unas señales nerviosas débiles y una conducción nerviosa lenta.

Un estudio halló que, de 105 hombres con problemas de erección, casi todos estaban causados por complicaciones vasculares o problemas de la conducción nerviosa. ¡De hecho, *la mitad* tenía los nervios aletargados![85] Para las mujeres, la experiencia sexual funciona de la misma manera. Cuando los nervios son lentos en transmitir las señales, sienten menos placer y tienen más dificultad para llegar al orgasmo.[86]

Cuando cuidamos de nuestros nervios, nos lo recompensan con una mayor sensación. En relación al sexo, esto significa que:

- Las situaciones que deberían ser excitantes darán lugar a unos fuertes impulsos nerviosos que envían señales de excitación sexual.
- Cuando se estimulan los genitales, nuestros nervios enviarán potentes señales hacia y desde la médula.
- Las señales que llegan al cerebro se procesarán de forma correcta como un intenso placer sexual.

Cuanto más fuerte sea este proceso de transmisión de señales, más placer sentiremos. Al cuidar de nuestros nervios, nos aseguramos de que se produzca una conducción nerviosa adecuada. Existen muchos factores que pueden afectar a este proceso, pero las dietas altas en grasas, las enfermedades crónicas y el envejecimiento, por ejemplo, ralentizan los nervios y reducen el placer sexual.

Volvamos a Nora. Su dieta alta en grasas y baja en hidratos de carbono era la culpable de su neurodegeneración: una pérdida progresiva de la estructura nerviosa y su funcionamiento, lo que finalmente puede producir la muerte total de los nervios. Los nervios de Nora estaban enviando señales débiles y poco fiables entre los genitales, la médula y el cerebro, y por eso le costaba tanto llegar al orgasmo. Según la MTC, su alimentación empalagosa y pesada ralentizaba y bloqueaba su chi.

Los científicos han descubierto que los problemas relacionados con la transmisión de señales por parte de los nervios dan lugar a una disminución del óxido nítrico disponible para el músculo liso de los genitales. Dicho de un modo más simple: menos placer sexual. Las erecciones son menos firmes y el clítoris es menos sensible, lo que da lugar a una excitación reducida. También causa la formación de colágeno entre el tejido muscular liso de los genitales[87], lo que bloquea más aún el chi. En mi consulta, uso plantas medicinales para mover el chi, lo cual ha demostrado, en estudios, mejorar la producción de óxido nítrico.[88] De nuevo, los médicos chinos de la antigüedad sabían lo que hacían sin tener que tomar siquiera ningún cursillo de microbiología.

Algunos de nosotros sentimos que, conforme envejecemos, incluso con la experiencia acumulada de toda una vida de prácticas sexuales, cada vez se nos da peor el sexo. Pero las habilidades pueden verse frustradas por las malas conexiones del cuerpo. Según un estudio,[89] al envejecer, nuestros impulsos nerviosos son cada vez más débiles y lentos, por lo que tardan más en responder a los estímulos. Lo que esto significa, en relación al sexo, es que la comunicación entre los genitales, la médula y el cerebro no es tan buena, lo que provoca menos excitación y menos placer. Las personas mayores que comían más antioxidantes y omega 3, sin embargo, tenían una conducción nerviosa mucho mejor[90].

Esto significa que podemos seguir promoviendo una respuesta sexual óptima incluso cuando envejecemos. Podemos seguir ayudando a nuestros nervios a enviar bien los impulsos nutriéndolos con lo que comemos. Y para aquellos que ya mantenéis unas buenas relaciones sexuales, aquí tenéis una manera de seguir haciéndolo durante mucho tiempo y que se integra a la perfección con las habilidades y la comodidad que experimentamos en el sexo cuando envejecemos.

¿Cómo afecta la comida a la conducción nerviosa y al sexo?

La comida puede ser la mejor terapia sexual que encontremos. Nutre el chi y hace que fluya con libertad. Determina la calidad de las señales que envían los nervios desde y hacia los genitales y hacia nuestro cerebro. Ciertos alimentos hacen que los nervios transmitan las señales con más rapidez e intensidad. Suelen hacerlo protegiendo los nervios del estrés oxidativo, y ayudándolos a reconstruir y reparar los daños.

La comida también afecta a los nervios sexuales puesto que influye en los niveles de neurotransmisores, que son los comunicadores químicos entre nervios. Según el doctor Richard Wurtman, profesor de neurociencia del Instituto Tecnológico de Massachusetts, los nutrientes que contienen los alimentos son los componentes básicos de las sustancias químicas que produce el cuerpo.

Como era de esperar, se ven afectados por la cantidad de estos componentes básicos que comamos. Se ha demostrado que el selenio, el ácido fólico y algunas otras vitaminas B que trataremos más adelante afectan a los niveles de neurotransmisores como serotonina o dopamina. Los antioxidantes los protegen de los daños y aumentan la velocidad y la fuerza de las señales nerviosas. Por consiguiente, deberíamos comer alimentos altos en nutrientes esenciales y, sobre todo, en antioxidantes.

Antioxidantes

La alimentación, en general, afecta al sexo. Pero lo que consumimos justo antes del sexo también puede ejercer una enorme influencia en la experiencia. A estas alturas, puede que te preguntes por qué recuerdas tener garantizadas, de adolescente o de joven, unas experiencias sexuales apasionadas comieras lo que comieras. Te entiendo. De adolescente, recuerdo la «cena romántica» que le preparé a mi novio una noche en que mi madre había salido. La cena consistía en un plato de pollo congelado y arroz precocinado. Ni una sola verdura o fruta. No tenía mucha experiencia ni en la cama ni en la cocina, y no tenía ni idea de lo que era un antioxidante, pero desde luego nada de eso repercutió en el entusiasmo y las ganas que teníamos de experimentar el uno con el otro.

La cuestión es que, normalmente, el cuerpo de alguien de dieciséis años puede soportar ese tipo de «maltrato» a corto plazo. Pero conforme maduramos, la grasa de nuestra alimentación tiene un efecto acumulativo en el funcionamiento de los nervios y las arterias. Si hubiera sabido entonces lo que sé ahora, podría haber preparado algo del menú que he confeccionado y que podrás ver en el capítulo 12. Pero, desde luego, habría incluido muchísimos antioxidantes, que son sin duda uno de los nutrientes más importantes para nuestro cuerpo. Veamos por qué:

La palabra «antioxidante» contiene el prefijo «anti-» porque previene la segunda mitad de la palabra: la oxidación. Por tanto, un antioxidante es una sustancia que evita los daños y los cambios genéticos del ADN de las células causados por la oxidación. La oxidación es un complejo proceso químico que provoca daños en los tejidos, como los vasos sanguíneos y los nervios.

Pero lo único que hay que entender es que la oxidación ralentiza los impulsos de los nervios. Los antioxidantes, por otro lado, los estimulan para que envíen señales más rápidas e intensas. Evitan que se bloquee el chi y permiten que siga fluyendo. Eso es lo que queremos que ocurra cuando nuestra pareja nos toque. Así es como sentimos placer. Queremos que nuestros nervios sean capaces de contarles lo que se está desarrollando en nuestra cabeza al resto del cuerpo. Esta potente comunicación nerviosa provoca la máxima reacción en nuestro cuerpo y nuestra mente, y lo único que tenemos que hacer para ayudarlos es alimentarlos bien.

Gracias a las investigaciones, sabemos que al aumentar los antioxidantes en nuestra alimentación podemos reducir significativamente el estrés oxidativo de los nervios. Esto aumenta la velocidad de la conducción nerviosa,[91] mejora el sexo e incluso beneficia a quienes sufren de sobrepeso. Aunque el exceso de peso puede ralentizar los nervios, pasaría lo mismo con la dieta de alguien que esté en los huesos pero que se alimente de burritos y refrescos. El peso no es lo único importante. Los antioxidantes pueden ser de ayuda en ambas situaciones. La vitamina E, por ejemplo, es un potente antioxidante que ha demostrado acelerar la velocidad del nervio ciático en un estudio con pacientes obesos.[92] Mi papel aquí no es el de aleccionar a la gente sobre el peso, sino mostrar cómo las dietas más saludables garantizan que las conexiones nerviosas permanezcan intactas, y mantener un peso ideal, que es siempre algo individual, suele ayudar a encontrar un mejor equilibrio en consecuencia.

Los estudios también demuestran que los suplementos de antioxidantes protegen los testículos y el esperma de los efectos perjudiciales de las sustancias tóxicas ambientales como el cadmio, el plomo, los contaminantes industriales y la radiación.[93]

Gran parte de los daños que sufren los vasos sanguíneos del pene y del clítoris son el resultado del estrés oxidativo. Los alimentos grasos y salados causan oxidación y reducen la liberación de óxido nítrico en las arterias del pene y el clítoris. Sin embargo, numerosos estudios han demostrado que los antioxidantes atenúan los daños que sufren estos vasos.[94]

Una vez más, la MTC estaba muy avanzada para su época, pues entendía que los antioxidantes son una especie de póliza de seguros contra una función sexual deficiente. Los estudios aseguran que las plantas medicinales que usa la medicina china, como la fruta del espino chino (*Crataegus pinnatifida*) o la salvia, son eficaces para el tratamiento de problemas sexuales.[95] Y no es una coincidencia que ambas plantas destaquen por su alto contenido en antioxidantes.[96]

Ejemplos de fuentes de antioxidantes:

- La vitamina A
- La vitamina C
- La vitamina E
- El betacaroteno
- El licopeno
- La luteína
- El selenio
- El manganeso

Y los compuestos conocidos como los «polifenoles», como los flavonoides y el ácido alfa-lipoico.

¿En qué alimentos podemos encontrar antioxidantes?

Polifenoles: los polifenoles son una clase de antioxidantes que se encuentran en muchas frutas y verduras. Hay varios tipos de polifenoles que han demostrado mejorar la salud cardiovascular. Dos tipos importantes son los flavonoides y el ácido fenólico.

Flavonoides: los flavonoides se encuentran en muchas frutas y verduras. Numerosos estudios han demostrado que los flavonoides presentes en ciertos alimentos son buenos para la salud del corazón y las erecciones. Además, los flavonoides también son beneficiosos para la función endotelial vascular, o sea, para la capa interna de las paredes de los vasos sanguíneos. Entre los alimentos más ricos en flavonoides encontramos los siguientes:

- Cebolla
- Manzana
- Bayas
- Col rizada
- Puerro
- Brócoli
- Arándanos
- Perejil
- Cítricos frescos
- Apio

¿Sabéis qué es mejor para el sexo que los flavonoides o los alimentos ricos en nitrato? ¡Una combinación de ambos! Un ensayo comparó a varios grupos de personas sanas con el grupo de control: un grupo comía manzanas (ricas en flavonoides), otro comía espinacas (ricas en nitrato) y otro comía manzanas y espinacas. Tanto las manzanas como las espinacas beneficiaron la función arterial, pero las espinacas combinadas con las manzanas redujeron la presión arterial más que cualquiera de ellas por separado. Y no es necesario comer estos alimentos durante años para ver los beneficios. Las mejoras se pueden apreciar en los vasos sanguíneos poco después de ingerirlos.[97]

Ácido fenólico: las bayas, las manzanas y las cerezas son buenas fuentes de ácido fenólico, que ha demostrado en ensayos clínicos mejorar la elasticidad de los vasos sanguíneos, que suelen deteriorarse con la edad. Esta elasticidad es esencial para enviar la sangre al pene, la vagina o el clítoris, y, en definitiva, para el placer sexual.

A Nora le recomendé que comiera bayas con frutos secos cada mañana para desayunar, en lugar de su plato habitual de huevos, beicon y tostadas o yogur. Así, no solo estaba cuidando de sus nervios y haciendo que fueran más sensibles al tacto de su pareja, sino que también se sentía más enérgica a lo largo del día. Como consecuencia, notó que, a diferencia de antes, ya no estaba demasiado cansada para practicar sexo por la noche.

Alimentos fuentes de antioxidantes comunes

Vitamina A	Vitamina C	Vitamina E	Polifenoles	Ácido alfa-lipoico
Frutas y verduras naranjas, como la zanahoria, la calabaza, el melón cantalupo, el albaricoque y el melocotón	Innumerables frutas, verduras y setas, como las bayas, los cítricos, la patata, la papaya, el pimiento, el tomate y el brócoli	Los frutos secos, las semillas, el mango, el aguacate, las verduras de hoja verde, la calabaza, las setas, el pescado y el pimiento rojo son buenas fuentes	El té, los cítricos, las bayas, la manzana, las nueces y las legumbres	Las nueces, las semillas de chía y de lino

LAS SETAS, LOS NERVIOS Y EL SEXO

Los antioxidantes ayudan a los nervios a enviar más señales de placer hasta y desde los genitales. Podemos encontrarlos en una gran cantidad de alimentos. Pero ¿y si te dijera que las setas, que están cargadas de antioxidantes, pueden hacerse cargo de gran parte del trabajo pesado? Consideradas tanto comida como medicamentos, son la veta madre de los alimentos, y se les atribuye un estatus casi mágico por todos los beneficios que aportan a la salud. Por esta razón, las considero imprescindibles.

Lo sé, lo sé, no a todo el mundo le gustan las setas. Algunos de mis pacientes las detestan, con esa textura correosa y ese sabor a tierra. Los increíbles beneficios para la salud que aportan no les convencen. Les digo que lo que pasa es que aún no han probado las suficientes, ni saben la gran cantidad de formas en que pueden consumirlas, incluso para aquellos que no soportan la textura o el sabor. Se pueden comer, beber, hornear o encurtir. Por lo que yo sé, no se pueden esnifar (para que quede claro, no estoy hablando de setas alucinógenas), pero con ellas, casi todo es posible, y cruzo los dedos para que algún día podamos tomarlas por osmosis, por vía intravenosa o, al menos, de forma tópica (insisto, las que se pueden comer).

Tengo un arma secreta fúngica para los más miedosos: Yo me enamoré de las setas chaga, así que les recomiendo probar un *chai latte* de chaga (receta incluida en el libro). De este modo suelo hacer que quienes odian las setas cambien de idea, sobre todo porque las chaga, con su sabor natural a vainilla, están deliciosas y la textura no resulta molesta.

Existen 140 000 especies de setas. Los antiguos médicos de China consideraban a estos hermosos organismos como un elixir de la inmortalidad y un símbolo de buena suerte y bienestar. En la medicina tradicional china se recetan una gran cantidad de setas. El poria, por ejemplo, es un hongo contundente blanco que crece alrededor de las raíces de los pinos y se emplea en innumerables recetas tradicionales de fitoterapia. Los hongos reishi y las orejas de Judas quedan estupendamente en una sopa. A través de estudios se ha demostrado que varias de estas setas tienen propiedades antimicrobianas, antivíricas, antialérgicas, inmunomoduladoras, antiinflamatorias, antiaterogénicas, hipoglucémicas y hepatoprotectoras.[98] No puedo insistir lo suficiente en que encontrar la forma de añadir las setas a la dieta le hará un gran favor a tu vida sexual. «¿Tienes setas?» debería ser la consigna de la industria de la salud sexual.

El microbioma

Es posible que, cuando entiendas lo que hacen las setas para merecerse ese estatus mágico, te convenzan. Para entender cómo es posible que tengan tantos efectos positivos en el cuerpo, tenemos que entender la función del microbioma humano en la salud y el sexo. ¿Qué es el microbioma? Nuestro microbioma particular está compuesto por agrupaciones de organismos microscópicos que se encuentran por todo el cuerpo, desde el estómago y los intestinos hasta los ojos, oídos y piel.

Entre estos organismos encontramos bacterias, hongos, virus y protozoos, y pueden convivir en armonía con el cuerpo o actuar como patógenos. Pueden mejorar la salud o mermarla, puesto que puede aumentar el riesgo de padecer varias enfermedades, obesidad e incluso ansiedad.

Para explicarlo, echemos un vistazo a uno de los estudios:[99]

El grupo A estaba conformado por pacientes que tenían un alto riesgo de padecer una enfermedad cardiovascular. Los pacientes del grupo B tenían un riesgo medio. Los investigadores trasplantaron las heces del grupo A en los intestinos del grupo B. Después del trasplante, el grupo B también desarrolló un alto riesgo de padecer enfermedades cardiovasculares.

¿Qué ocurrió? Transfirieron el microbioma del grupo A al grupo B, lo cual demostró que hasta el riesgo de padecer enfermedades cardiovasculares depende de la clase de microbios que albergue el cuerpo. Algunos aumentan los riesgos, mientras que otros lo protegen. Aunque estemos hablando de heces, supongo que pillas por dónde va la cosa.

El interés por el microbioma se ha disparado a lo largo de la última década, y por un buen motivo. Los ensayos clínicos han demostrado que, innegablemente, casi todos los aspectos de la salud del ser humano dependen del equilibrio en el que se mantienen los microbios del cuerpo. Algunos son muy específicos, y sin ellos el cuerpo no puede producir o absorber muchos nutrientes; y cuando la población microbiana se desestabiliza, las enfermedades aprovechan la ocasión para extenderse.

Para mantener fuerte el chi del bazo, es importante que el microbioma esté equilibrado. Según la medicina china, el chi del bazo es lo que transforma la comida y la bebida en las esencias del cuerpo. El sistema inmunitario y el chi de todo el cuerpo dependen de un chi del bazo fuerte que dirija todos los fluidos corporales, incluso el flujo sanguíneo de los genitales.

¿De dónde sale el microbioma?

Pues, a ver, no se puede comprar en Amazon. Los primeros microbios que colonizan nuestro tracto digestivo provienen de nuestras madres, durante el nacimiento, al pasar a través del canal del parto (por si necesitabas echarle la culpa de algo más. Pero no lo hagas, que por una vez es algo bueno). La cabeza y la boca pasan por la vagina e ingerimos algunas secreciones vaginales, bacterias y una pequeña cantidad de heces. Curiosamente, se ha descubierto que el microbioma de los bebés que nacen por cesárea se asemejan a los microbios que se encuentran en el hospital, mientras que los bebés que nacen por parto natural tienen el microbioma de sus madres.[100] Esto afecta al sistema inmunitario de los bebés que nacen por cesárea, puesto que durante la infancia tienen más alergias, asma y enfermedades autoinmunes.[101] Después, el microbioma se ve afectado por la alimentación,[102] los fármacos, los patógenos,[103] los antibióticos,[104] el ejercicio[105] y los hábitos.[106]

También recogemos microbios de las frutas y hortalizas que consumimos, las cuales tienen unas bacterias particulares que suelen desarrollarse en ellos. Las bacterias que crecen en las superficies de los vegetales orgánicos y los convencionales son distintas, y nos vemos expuestos a ellas cuando los comemos crudos. Los diferentes tipos de alimentación e incluso la actividad física alteran la población microbiana de los intestinos.

El microbioma de los humanos afecta al control del peso, a la diabetes, a las enfermedades cardiovasculares, a la inflamación, a la salud hormonal, y también a la salud de los nervios,[107] a la presión arterial, al estrés, a la ansiedad y a las hormonas sexuales. Unas buenas relaciones sexuales, desde una perspectiva fisiológica, son el resultado del esfuerzo coordinado de unos impulsos nerviosos rápidos y fuertes, y de unos vasos sanguíneos sanos; y ambos están influenciados por unas hormonas sexuales equilibradas. Para bien o para mal, estos tres componentes se ven afectados por el equilibrio del microbioma. De hecho, algunos microbiólogos de renombre promueven el desarrollo de productos que tratan la disfunción sexual alterando la población microbiana de los intestinos.[108]

Aquí es donde Amazon podría entrar en juego. Debido a sus efectos significativos en la salud de los seres humanos, se han desarrollado toda clase de productos para incrementar el número de microbios beneficiosos; un ejemplo de ellos son los probióticos. Sin embargo, a día de hoy, la gran mayoría de ellos no son capaces de colonizar el tracto gastrointestinal, y sus beneficios son bastante limitados. Pero las setas (incluso las más básicas, las que se pueden encontrar en el supermercado, o incluso las que te traen a casa con la compra por internet) sí que pueden alterar el microbioma de los seres humanos. Lo cual, a su vez, mejora la vida sexual.

Las setas, el microbioma y el sexo

Decir que las setas tienen efectos positivos en el microbioma es quedarse corto. Sus beneficios son ideales para nuestro objetivo: son buenos para la salud de los nervios, los vasos sanguíneos y el equilibrio hormonal, es decir, la Santísima trinidad de las buenas relaciones sexuales que he estado repitiendo a lo largo de todo el libro. Su alto contenido en antioxidantes, que también he mencionado, hace que sean útiles para frenar el envejecimiento y nos hagan parecer más jóvenes y que tengamos mejor cuerpo y mejores funciones cognitivas; aspectos que harán que cualquiera se sienta mejor, incluso en la oscuridad o incluso en un bar durante la última ronda.

Las setas actúan como prebióticos, es decir, sirven de alimento para los microbios beneficiosos del tracto digestivo. Los investigadores han descubierto que contienen polisacáridos como la quitina, hemicelulosa, α-glucanos y β-glucanos, mananos, xilanos y galactanos. En ensayos clínicos, todas las setas, desde los champiñones hasta las exóticas shiitake, las cola de pavo y las melena de león han demostrado que alteran la microflora bacteriana del tracto digestivo.[109]

Aunque todas son maravillosas, cada seta tiene un efecto único en el cuerpo, y han demostrado tener la capacidad de tratar la obesidad, aumentar la sensibilidad a la insulina, reducir los lípidos de la sangre (las grasas) y mantener el sistema nervioso sano.[110]

Dicho esto, algunas de estas setas y hongos son demasiado exóticas como para encontrarlas en los típicos supermercados occidentales. Pero tampoco hace falta que compres setas que no conoces y que no sueles comer. Incluso los champiñones más básicos que pueden encontrarse en cualquier supermercado mejoran bastante la salud. Tienen las mismas propiedades que el resto: reducen la inflamación,[111] refuerzan el sistema inmunitario y combaten las infecciones causadas por bacterias; asimismo, incrementan la diversidad microbiana del intestino.[112]

Y no solo sirven de ayuda para la salud del intestino, también mejoran el sistema nervioso. La inflamación de los nervios hace que estos se degeneren, pero las setas reducen la inflamación de los nervios e incluso revierten el daño oxidativo en el cerebro.[113] Unos estudios han descubierto que estimulan el crecimiento de los nervios[114] y previenen su muerte.[115] También se emplean para tratar la infertilidad provocada por daños en los testículos.[116]

¡Y eso no es todo! Como he afirmado, las setas son fundamentales para cada una de las partes que conforman el trío de las buenas relaciones sexuales, por lo que fortalecen también el aparato circulatorio. Reducen la presión arterial, el colesterol y el riesgo de padecer un derrame cerebral.[117] Y, como ya sabes, la salud cardiovascular es fundamental en la salud sexual.

Conseguí que a Nora le gustasen las setas y, puesto que estaba decidida a mejorar sus relaciones sexuales, encontró recetas que podrían gustarle y ahora las come casi a diario. Así es como le gustan: a rodajas en la ensalada y cocinadas con patatas y cebolla para hacer un picadillo de champiñones. Según la ciencia, las setas están alterando de manera positiva la salud intestinal de Nora, pero a ella lo que le interesa es que sus relaciones sexuales han mejorado. Extra: ya no se tiene que esconder de ningún Henry en el supermercado.

Algunas de mis favoritas

Todo ser humano es una obra de arte exquisitamente elaborada, cada uno con un talento propio que aportar al mundo. Las setas son iguales. Si quieres experimentar e incorporar setas más potentes pero menos conocidas, deja que te guíe y te cuente mis favoritas. Son setas que pueden encontrarse en los mercadillos asiáticos, en los herbolarios y los supermercados que ofrecen una mayor selección.

Hongos reishi

Además de sus grandes beneficios para el sistema inmunitario, los hongos reishi han demostrado tener la capacidad de reparar los nervios dañados, equilibrar las hormonas sexuales y mejorar el estado de ánimo; todos ellos factores importantes para la salud sexual. Varios estudios han revelado que también ayudan a reducir la obesidad al afectar de forma positiva a los microbios del intestino que están relacionados con el peso.[118]

En un estudio, a los pacientes con obesidad se les dio un extracto de hongos reishi durante ocho semanas. Perdieron bastante peso y los marcadores de inflamación se redujeron considerablemente. Después transfirieron las heces de los participantes a los intestinos de un nuevo grupo de pacientes obesos. Consiguieron obtener los mismos resultados, incluso aunque el segundo grupo no hubiera consumido los hongos.

Esto quiere decir que los hongos reishi ayudaron a los pacientes a perder peso alterando la microflora intestinal.[119] Esto es crucial para el placer sexual, porque el sobrepeso a menudo altera las hormonas sexuales. Las inflamaciones relacionadas con la obesidad también ralentizan los nervios, lo cual reduce el placer.

Setas shiitake

Las setas shiitake son especialmente sabrosas y están cargadas de beneficios para las relaciones sexuales. Se han empleado en la medicina asiática durante miles de años, y se ha demostrado en varios estudios que protegen y reparan los nervios. Las shiitake también contienen aminoácidos esenciales, vitaminas B y muchos oligoelementos, como selenio o zinc, los cuales fortalecen y reparan los nervios. También tienen la capacidad de rechazar a virus patógenos y bacterias.

Cola de pavo

A través de la investigación se ha descubierto que las setas cola de pavo tienen propiedades antitumorales, antiinflamatorias, antioxidantes[120] y antibacterianas. También se emplean en muchos centros de oncología integrativa para inhibir el crecimiento de las células cancerígenas y estimular el sistema inmunitario. Protegen los nervios y ayudan a reparar sus daños.[121] También mejoran el modo en que las células emplean el oxígeno, lo que conlleva un mayor aguante en la cama y al hacer ejercicio y también reduce la fatiga.[122] En un estudio, un gel vaginal a base de cola de pavo mejoró la calidad microbiana de la vagina y la salud vaginal.[123]

Melena de león

Los nervios están cubiertos por una sustancia grasa denominada mielina. Funciona de forma parecida al aislamiento de los cables eléctricos y es fundamental para proteger los nervios y para su conductividad. Cuando se daña la melina, las señales nerviosas no pueden moverse tan rápido, de modo que los nervios no responden adecuadamente. Las setas melena de león, entre otras, estimulan la creación de mielina.[124] También previenen la muerte celular de las neuronas por estrés.[125] Los hongos reishi, el hongo maitake, el *Hydnellum scabrosum* y la melena de león son beneficiosos tanto para los nervios como para el cerebro.

En los estudios se ha hallado que la seta melena de león y la *Lignosus rhinocerus*, por citar algunos ejemplos, protegen los nervios de lesiones. Y lo que es aún más impresionante, estas setas estimulan la regeneración de los nervios dañados.[126] Los nervios sanos envían los impulsos nerviosos más fuertes y rápidos hasta y desde los genitales para tener unas buenas relaciones. Me gusta añadirle melena de león, seta de ostra y champiñones a mi salsa de los domingos (receta incluida) y servirla con espaguetis.

Cordyceps (Ophiocordyceps sinensis)

No te preocupes por que el *Cordyceps* sea un hongo que crece como un parásito en las orugas y termina matando a su anfitrión. De hecho, este hongo estimula el modo en que las células emplean el oxígeno. Se usa para potenciar el rendimiento y la energía, además de ser un antivírico. Estos hongos mejoran la longevidad y se han empleado en China durante más de 2000 años para tener buenas relaciones sexuales.

Varios estudios recientes han demostrado mejoras mensurables en la libido y en el deseo de los participantes. Los *Cordyceps* mejoraron la testosterona de los hombres y aumentaron de forma considerable el número de espermatozoides y la calidad del esperma.[127] En un estudio,[128] los hongos reishi y los *Cordyceps* mejoraron notablemente la resistencia de varios ciclistas, aumentaron los niveles de testosterona y redujeron los niveles de cortisol, después de haber tomado suplementos durante tres meses. Existen otros hongos que han demostrado tener la capacidad de influir en las hormonas sexuales del cuerpo.[129]

Los *Cordyceps* también protegen del estrés oxidativo,[130] son beneficiosos para el colesterol y reducen los triglicéridos. También son un vasodilatador natural, por lo que aumentan el flujo sanguíneo y favorecen los orgasmos.

Hongos chaga

¿Te acuerdas de mi arma secreta fúngica? Existen muchas maneras sabrosas de incorporar los hongos en nuestras vidas, pero, para quienes aún no estén del todo convencidos, les recomiendo los chaga. Crecen en los abedules y otros árboles, se integran en la corteza y sobresalen con la apariencia de carbón quemado (por lo que también se conoce como nariz de carbón).

Debido a su agradable sabor a vainilla, el chaga se empleaba como sustituto del café durante la Segunda Guerra Mundial. Se hervían trozos de este hongo con aspecto de madera hasta que el agua se tornaba del color del caramelo, igual que el café. Se puede servir solo o con miel. Si quieres algo mejor aún, puedes preparar un *chai latte* de chaga (receta incluida en el libro), con hielo o caliente, con leche de almendras, cardamomo, canela, nuez moscada e hinojo. A mí me encanta prepararme una jarra entera y bebérmela durante varios días. Los chaga de cosechas silvestres se pueden comprar en Etsy o en Amazon.

Están repletos de antioxidantes, además de tener propiedades antivíricas, antitumorales y antiinflamatorias. En un estudio, el chaga redujo los niveles de azúcar en sangre de pacientes diabéticos en solo tres semanas. En otro estudio,[131] los antioxidantes estimularon el sistema inmunitario y redujeron considerablemente el daño al ADN en los linfocitos.

El chaga también es bueno para el corazón, puesto que mejora los niveles de colesterol y reduce los niveles de triglicéridos (sustancias grasas relacionadas con los ictus) en sangre. Estas acumulaciones son manifestaciones físicas de un bloqueo de chi.

***

Si no encuentras estas clases de hongos en tu supermercado más cercano, inténtalo en las tiendas especializadas. Como he mencionado antes, los mercados asiáticos, las tiendas naturistas, los mercados agrícolas y las tiendas de lujo tienen una gran variedad de setas frescas; y si tienes un mercado asiático cerca, es posible que la diferencia de precio sea insignificante o que incluso salgas ganando. En Wegmans, una cadena de supermercados de lujo estadounidense, por ejemplo, encuentro melena de león y setas de ostra, que quedan de muerte en las sopas y en las salsas.

Para variar un poco, también puedes rehogarlas y servirlas con salmón, patatas o *cualquier* plato salado. Solo necesitan una pizca de sal y se convierten en una guarnición maravillosa para cualquier plato. También se pueden emplear como base en muchos platos para sustituir la carne. Por ejemplo, yo desmenuzo unas cuantas setas y las uso como base para unas sofritas como las que sirven Chipotle (receta incluida). Preparo un burrito deconstruido en un bol y lo remato con guacamole fresco y salsa.

Es posible que sientas la tentación de utilizar algunas de las setas que crecen en tu jardín trasero, pero asegúrate de conocer a qué clase pertenecen antes de hacer nada. Muchas son venenosas.

Qué NO debes comer para mantener el sistema nervioso sano

Aunque es importante nutrir el cuerpo con comida de calidad para tener buenas relaciones sexuales, también lo es evitar las comidas que pueden frustrar todos estos esfuerzos que hacemos para llevar una vida más sana.

Durante los años ochenta, casi toda la comida venía en cajas. Mi madre era soltera y siempre compaginaba dos o tres trabajos, de modo que el estofado de ternera siempre era de lata y el filete ruso y el pollo frito venía en platos precocinados; y las ensaladas preparadas tenían muy poco de ensalada y mucho de pasta con aceite y condimentos salados.

Ay, los buenos tiempos… Cuando te podías alimentar de comida basura sin pensar en los daños que provoca en el cuerpo. No tenía ni idea de que toda esa grasa y sal me estaban dañando los nervios del clítoris, o que más adelante podrían afectar a mi capacidad de llegar al orgasmo. Hasta que no me hice mayor no empecé a preocuparme por el placer que sentía en la cama y a cuestionarme los efectos de la alimentación en mi vida sexual.

Para tener unas relaciones estupendas, el chi y la sangre deben fluir con libertad por los vasos sanguíneos. Los alimentos sabrosos y empalagosos bloquean los vasos y, por lo tanto se siente menos placer durante el sexo. En general, la comida procesada, repleta de grasa y sal, debería evitarse, y deberíamos intentar implementar más alimentos frescos y más ligeros.

El exceso de grasa en la alimentación ralentiza el chi. Muchos estudios han confirmado lo que los chinos saben desde hace años: una alimentación alta en grasa puede ralentizar la conducción nerviosa. Esto equivale de forma directa a una estimulación genital menos placentera y a unas relaciones sexuales algo decepcionantes. De modo que al tocar o acariciar el pene o el clítoris, los nervios de la zona que envían la información a la columna vertebral y al cerebro se vuelven más lentos, y eso es algo que no queremos si lo que buscamos es el máximo placer.

Como ya he comentado antes, la dopamina es la neurohormona involucrada en la excitación sexual, la motivación, el rendimiento y el orgasmo. Numerosos estudios han revelado que una alimentación abundante en grasas saturadas altera la transmisión de dopamina del cerebro. Con un simple cambio en la dieta se puede mejorar o incluso revertir los daños provocados por el exceso de grasa. Para cuidar de nuestros nervios, al igual que para cuidar de los vasos sanguíneos, hay que reducir el consumo de grasa.

He visto muchos pacientes cuyas vidas sexuales han cambiado por completo tan solo por escoger mejor los alimentos. Por ejemplo, a un paciente de treinta y nueve años, William, le tuvieron que extraer la próstata. Con frecuencia, este procedimiento corta los nervios relacionados con la función sexual, y provoca impotencia. El cirujano fue capaz de perdonarle la vida a los nervios durante la operación, pero, aun así, en ocasiones perdía la erección durante las relaciones, lo cual hacía que se frustrara y se sintiera humillado.

William redujo de golpe su ingesta de grasas, y las sustituyó por más frutas y verduras. Todos los días, al mediodía, se comía una ensalada. Combinó los alimentos *yin*, pesados y sabrosos, con los *yang*, más ligeros. También empezó a comer setas melena de león y le gustó como acompañamiento del salmón. Tras varios meses, William ya era capaz de mantener la erección casi siempre y, por tanto, tenía mejores relaciones.

Resumen

Para muchos seres humanos, la sexualidad es una parte esencial de la vida. Si todo va bien, somos amables, resueltos y altruistas, y cuando, además, cuidamos de nuestro cuerpo, tenemos ganas de sexo. No importa la edad o la salud, la identidad o la orientación; biológicamente, estamos programados para conectar de forma física con otras personas y estamos diseñados con vías que conectan los genitales con la mente.

Si pretendemos tener las relaciones sexuales más picantes, satisfactorias y placenteras, debemos alimentar el chi y asegurarnos de que puede fluir con libertad. Puesto que está al mando de la sangre, al chi le vienen bien los protectores potentes y cargados de antioxidantes, como los champiñones, los frutos silvestres, los mangos, las nueces e incontables frutas y verduras. Un chi saludable surge de un microbioma robusto, un ejército que obedece a su comandante, un cuentacuentos al que se le permite transmitir su mensaje sin ninguna traba en el camino. Limitar las grasas asegura que los canales permanezcan abiertos para que la sangre y el chi fluyan con libertad. En un cuerpo bien alimentado, un cuerpo en el que la sangre y el chi se mueven con libertad, el placer aparece de forma natural y los orgasmos aparecen como setas.

EL APARATO CIRCULATORIO Y EL SEXO

Tras semanas saliendo juntas, llegó la noche en que Tasha y Debi al fin iban a pasar al siguiente nivel. Tasha había preparado un plan atractivo: había cocinado dos filetes, había abierto su mejor botella de vino tinto y había encendido unas velas para crear ambiente. Desde su punto de vista, nada podía salir mal.

Mientras se besaban en el sofá, Debi tomó la iniciativa y bajó las manos lentamente por el cuerpo de Tasha a la vez que se desvestía. Tasha estaba ansiosa y con ganas de acostarse al fin con Debi. Debi llevaba bastante tiempo sin pareja, así que también le apetecía mucho. Solía hacer que sus amantes se ruborizaran de placer, y esperaba que ocurriera lo mismo con Tasha. Había conectado con ella, y veía un futuro juntas.

Tasha estaba recostada, con las rodillas separadas, cuando Debi de repente se puso las gafas. Apoyó una mano sobre la rodilla de Tasha y, entornando los ojos, metió la otra mano dentro de ella como si estuviera buscando algo que se había colado por el desagüe.

Tasha se quedó paralizada. «¿Estará buscando una joya que se le ha perdido? ¿Para qué necesita las gafas? ¡¿Habrá visto esta chica una vagina alguna vez?!». Aunque últimamente parecía que ninguna de sus citas tenía ni idea de qué cojones hacer ahí abajo.

Debi, sin inmutarse, estaba segura de que su pareja no tardaría en hacer un gesto de placer absoluto. Pero cuando alzó la vista hacia Tasha, parecía más bien que estuviera haciéndose una prueba de Papanicoláu y rezando por que acabara. ¡¿Por qué no estaba funcionando su famosa técnica?!

Avergonzadas y cohibidas, ninguna de las dos alcanzaron el clímax esa noche. Tasha y Debi siguieron saliendo juntas, pero al principio les costaba mucho hacer que la otra llegara al orgasmo. Tasha pensaba que a Debi no se le daba bien el sexo y Debi pensaba que Tasha era imposible de complacer.

Pero en esta historia faltaban datos. En realidad, ninguna de las parejas sexuales de Tasha había podido complacerla en los últimos años porque el flujo de sangre que le llegaba a los genitales era muy débil, lo cual cortaba la vía que proporciona la sensibilidad y de la que dependen las buenas relaciones sexuales.

Tasha tenía diabetes de tipo 2 y la presión arterial alta, lo que causa daños en los vasos sanguíneos. Y, si has prestado atención hasta ahora, sabrás que los vasos sanguíneos dañados no pueden suministrar la sangre necesaria a la vagina y al clítoris. Y si la sangre no fluye, no hay orgasmo.

Además, parece que todo el mundo recuerda siempre que las erecciones dependen de ese flujo de sangre fundamental, pero olvidamos que es igual de esencial para la excitación y el placer femenino. Para Tasha, tener esa vía obstaculizada explicaba precisamente por qué le costaba tanto no solo acabar, sino también conectar sensualmente con el tacto de Debi durante los preliminares.

Traté a Tasha con acupuntura para corregir el curso de la sangre y conseguir que fluyera hacia sus genitales. Como hemos visto, la acupuntura estimula unos puntos en los meridianos del cuerpo a través de los cuales fluyen el chi y la sangre. Estos meridianos se corresponden con el aparato circulatorio y el sistema nervioso del cuerpo.

Le inserté agujas en varias partes del cuerpo, incluido el perineo, la zona carnosa ubicada entre el ano y la vagina o el escroto, que también es una zona erógena, puesto que es un lugar de cruce de nervios asociados con el sexo. Según la MTC, ahí es donde comienza el mar del *yin*. La esencia fría y femenina del *yin* es la sangre y los fluidos que llegan a la vagina, el clítoris y el pene.

Debi también aprendería algunos trucos, y juntas abordarían el tema de la alimentación como la principal manera de conseguir una salud sexual mejor. Conforme ambas se fueron sintiendo más cómodas con el cuerpo de la otra, y cambiaron de manera radical sus hábitos alimentarios para potenciar su salud circulatoria y sexual, todo empezó a ir a mejor. Ahora sus relaciones sexuales son excelentes y se ríen de los errores cómicos que cometieron al principio de su relación.

La MTC para darle al tema

La MTC, adelantada radicalmente a su época, comprendía todo esto. El chi y la sangre deben fluir libremente para lograr una función sexual adecuada. La obstrucción de los vasos sanguíneos provoca el estancamiento de las sustancias corporales, lo que altera la protección contra las enfermedades y estropea las conexiones de las que depende la respuesta sexual.

Por lo tanto, a la hora de tratar el funcionamiento reproductivo, la acupuntura, las plantas medicinales chinas y la dietética china persiguen el mismo objetivo: nutrirnos para mejorar el flujo y aumentar la cantidad de las esencias del sexo, puesto que un flujo sanguíneo adecuado es fundamental para unas buenas relaciones sexuales.

Para conseguirlo, le damos a nuestro cuerpo la materia prima que necesita para mantener la salud de las paredes de los vasos sanguíneos y para reparar los daños. Después, nos aseguramos de evitar la acumulación; los vasos sanguíneos diminutos del pene y del clítoris pueden obstruirse con facilidad con la formación de placa de ateroma, lo cual provoca unas relaciones sexuales menos placenteras y unas erecciones más débiles.

Los alimentos que comemos hacen la mayor parte del trabajo. Para cuidar de las arterias del pene y del clítoris debemos ingerir pocas grasas, y además elegir el tipo de grasa adecuado. Estos vasos sanguíneos también requieren un equilibrio apropiado de minerales, por lo que es necesario llevar una dieta baja en sal y con un nivel adecuado de potasio.

Los alimentos como las espinacas y la remolacha, con su alto contenido de nitratos, protegen los vasos sanguíneos y favorecen la vasodilatación para que aumente el flujo de sangre que llega a los genitales. Comer antioxidantes en abundancia, como hemos visto en el capítulo anterior, también protege significativamente los vasos sanguíneos esenciales para el sexo.

Correrá la sangre

Cuando hablamos de tener relaciones sexuales increíbles y orgasmos intensos, es necesario hablar de la sangre. O, más bien, del aparato circulatorio, lo que hace y cómo alimentarlo. Puede que no parezca una conversación muy atractiva, pero excitarse se basa esencialmente en que la sangre fluya con libertad y en abundancia hacia los genitales. No es que tengamos que pensar en un baño de sangre cuando estamos en pleno acto (a no ser que sean *esos días* del mes), pero cuando experimentamos un placer enorme y unos orgasmos tan intensos que hasta se nos encogen los dedos de los pies, la sangre es la responsable.

Contribuimos a que la sangre vaya a donde sea necesario comiendo alimentos que la ayuden a llegar a esos lugares en vez de ralentizarla o detenerla, lo que dificultaría la excitación. El cuerpo humano es una máquina inteligentísima capaz de zamparse un tentempié, extraer su esencia —o su chi esencial— y generar sangre a partir de ella. Después, la sangre toma el relevo y fluye hacia todos los tejidos del cuerpo, y cuando llega el momento, hace una paradita en los genitales para que nos divirtamos un poco. No puedo dejar de insistir en que *debemos* cuidar de estos vasos sanguíneos llevando una alimentación adecuada.

Lo que comemos es fundamental para este proceso de enviar sangre rica en nutrientes a los lugares adecuados, incluso para aquellos que se mantengan en buena forma física. Y esto es así porque vemos daños en los vasos sanguíneos hasta en personas sanas que no muestran problemas cardiovasculares.[132] Así es: para cuando acabamos el instituto, casi todos tenemos placa visible acumulada en las arterias. Esto lo descubrieron unos investigadores al hacer autopsias en jóvenes que habían muerto en accidentes o en la guerra, y hallaron que casi todos los jóvenes que examinaban sufrían de arteriopatía coronaria temprana, solo que era demasiado leve en ese momento como para provocar un infarto.[133]

La cuestión es que cuando nos excitamos, es la sangre la que lo permite. En los hombres, la sangre hincha el pene. En las mujeres, lo mismo ocurre en la vagina y el clítoris.[134] Este aumento del volumen de la sangre provoca, a su vez, la lubricación vaginal,[135] lo que crea la sensación de humedad que indica la excitación. ¿Cómo ocurre esto? Porque cuando nos excitamos, el sistema nervioso libera óxido nítrico (NO, por sus siglas en inglés) y acetilcolina, lo que estimula el aumento de una sustancia llamada GMPc y provoca que las arterias de los genitales se llenen de sangre. (Intenta soltar esta frasecita la próxima vez que estés ligando en un bar).

Pongamos de ejemplo la Viagra, considerada comúnmente como una pastilla de excitación instantánea y que ayuda al hombre a pasar de estado de reposo a listo para el despegue en cuestión de minutos (y que, por desgracia, a veces dura horas). Sin embargo, en realidad la Viagra no *provoca* excitación sexual, sino que mejora el flujo sanguíneo hacia el pene (y así mantiene los niveles de GMPc altos), lo que, a su vez, hace que los vasos sanguíneos sean más sensibles a la excitación.

Además, si no fuera más que una pastilla para erecciones, ¿por qué consigue el mismo efecto en mujeres? Por la sangre. Algunos estudios que analizaron el uso de Viagra en mujeres hallaron que aumentaba la lubricación vaginal y el flujo sanguíneo hacia el clítoris.[136] También aumentó la excitación, y un 57 % de ellas afirmó haber notado un aumento en la sensibilidad del clítoris.[137]

El flujo sanguíneo es el flujo sanguíneo, sin importar el sexo de la persona; y cuando la sangre fluye, la excitación se dispara.

Come, reza, folla

Una vez más, la naturaleza puede echarnos una mano con esta cuestión. Muchos alimentos naturales aumentan los niveles de óxido nítrico, lo que aumenta la vasodilatación y la elasticidad, a veces incluso al cabo de unas horas. Los investigadores han constatado cambios en el funcionamiento de los vasos sanguíneos tras una única comida.[138]

Esto quiere decir que existen los alimentos *sexuales*, literalmente, no en el sentido de una comida de celebración, antes de meterte en la cama, para darle un empujoncito a los vasos sanguíneos, sino como combustible para todo el viaje. Cuando ingerimos estos alimentos, las arterias llevan más sangre a los órganos sexuales para permitirnos pasar una noche de pasión. Puede que la magnitud de este efecto a corto plazo sea menor que el estímulo de una pastilla, pero el cambio de los hábitos alimentarios dará lugar a unas relaciones sexuales mejores a largo plazo, para no volver a tener problemas para izar la bandera. Y no tendrás que volver a preocuparte por presentarte en la consulta del médico con una erección de cuatro horas.

Hablemos sobre grasa

Puede que no me creas, pero el McDonald's es un sitio buenísimo para el asesoramiento dietético. Yo misma solía ir con una amiga a la que le gustaba el café de un dólar de allí, y a veces teníamos que aparcar y esperar a que prepararan una cafetera nueva. Había un árbol a un lado del aparcamiento y, bajo el árbol, una papelera marrón en la que los clientes tiraban la basura.

Un día, esperando a que le sirvieran el café, me fijé en una ardilla que hurgaba en la basura. A primera vista, parecía una de esas ardillas monísimas que había visto recolectando frutos en el parque, pero luego… pude verla mejor. La ardilla tenía unos buenos michelines y un culo bien gordo. Iba contoneándose por el árbol, bajaba hasta la papelera y, unos minutos después, salía con comida que acarreaba hasta lo alto del árbol para darse un buen banquete. Observé que repetía el proceso a duras penas varias veces y, cada vez que volvía a aquel aparcamiento, presenciaba sus aventuras, entre entretenida y horrorizada.

Y de repente caí. La ardilla se parecía a mí, se parecía a muchas de las personas que van al McDonald's, y a muchos de los estadounidenses cuya alimentación se basa en comida basura como principal fuente de nutrición.

Normalmente, los animales salvajes comen lo que les conviene, y sus gustos reflejan sus requisitos nutricionales. Dejando de lado las mascotas domésticas, a las que sobrealimentamos, los animales no se preocupan por su figura ni intentan reducir las calorías para la operación bikini. No lo necesitan. Comen los alimentos adecuados para su fisiología, que, como es natural, favorece un aspecto saludable, una salud óptima y un sexo perfecto.

Pero, al igual que nosotros, cuando no tenemos cerca comida fresca y nutritiva, comen lo que está a su alcance y lo que les resulta conveniente. Y, en el caso de esta ardilla, eso era el McDonald's. El físico de la ardilla, de un aspecto tan humano que daba miedo, es la prueba de lo que ocurre cuando los animales comen como los típicos estadounidenses —alimentos procesados, grasos y salados—: que sus cuerpos también protestan.

Este caso resulta muy instructivo. Los alimentos grasos endurecen los vasos sanguíneos, lo que obliga al corazón a trabajar más duro. Según un estudio, incluso después de una sola comida grasienta, como un plato de pollo y queso, la rigidez de los vasos sanguíneos se hace notable después de solo unas horas.[139] Lo que queremos es que los vasos sanguíneos, las arterias y las venas sean más elásticas, porque así la sangre puede moverse con mayor libertad y el corazón puede descansar. La sangre que fluye libremente, como recordarás, permite que los orgasmos fluyan libremente también.

Piénsalo de esta manera: si notas que empiezas a ponerte cachondo, ¿querrías ver algo erótico para ponerte a tope o buscarías algún dramón para venirte abajo? Querrías ponerte a tope, por supuesto. Del mismo modo, los alimentos pueden ayudarte a mantener el calentón o acabar con él (o al menos ralentizarlo a unos niveles tristísimos), y depende de nosotros dirigir a nuestras tropas a la batalla con una mentalidad de victoria.

Los niveles de grasa altos hacen que el chi y la sangre se estanquen en el *Du Mai, Ren Mai y Chong Mai*, los meridianos del sexo sobre los que ya hemos hablado. Bloquean los vasos sanguíneos y hacen que las esencias vitales sexuales se espesen, lo que dificulta su recorrido hacia los genitales. En términos científicos, a esto lo llamamos hiperlipidemia, cuando hay demasiada grasa en la sangre a causa de una dieta alta en grasas. Las pacientes con hiperlipidemia experimentan una excitación, un orgasmo y una satisfacción significativamente menores.[140] Una dieta alta en grasas se asocia con desequilibrios en el peso y cambios hormonales desfavorables.[141]

Pero la naturaleza cura. Incluso tras haber dañado los vasos sanguíneos con altos niveles de grasa, unos cambios sencillos en la alimentación pueden ayudar a normalizar el flujo sanguíneo hacia los genitales,[142] si se sigue el protocolo correcto.

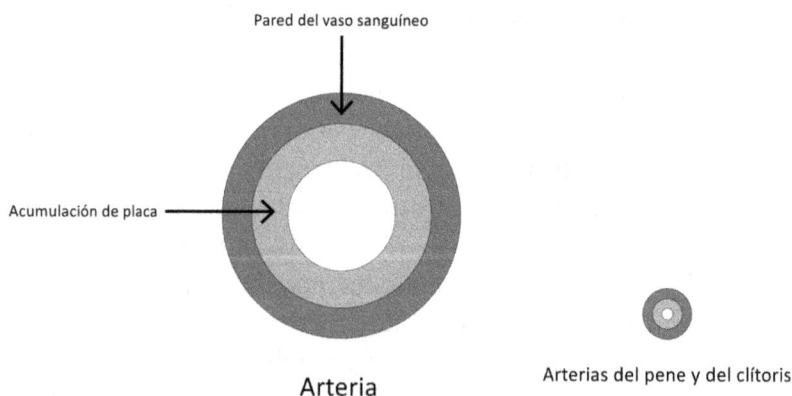

Pared del vaso sanguíneo

Acumulación de placa

Arteria

Arterias del pene y del clítoris

Las arterias del pene y del clítoris se obstruyen antes que las demás arterias debido a su tamaí

Los alimentos grasos no solo endurecen los vasos sanguíneos, también provocan acumulaciones de placa. Puesto que los vasos sanguíneos que se dirigen al pene[143] y al clítoris[144] son unos de los más pequeños del cuerpo, son los primeros en salir perjudicados. Por ejemplo, mucho antes de que una persona sienta síntomas de cardiopatías, notarán que tanto el placer sexual como su función sexual[145] disminuyen[146]. Los hombres diagnosticados con disfunción eréctil (DE) a partir de los cuarenta tienen un 50 % más de probabilidades de desarrollar arteriopatía coronaria.[147]

Las acumulaciones de placa, a su vez, restringen ese preciado flujo de sangre, lo que dificulta que el clítoris se llene de sangre. A esto lo llamamos resistencia vascular. En el caso del clítoris, este se convierte en un objetor de conciencia: protesta contra la comida que le has dado negándose a sentir nada. Conforme más peso ganemos, y más resistentes a la insulina lleguemos a ser, más aumentará la resistencia vascular del clítoris.[148] Dicho de un modo más simple, esto significa[149] menos flujo sanguíneo, y ya sabemos qué quiere decir eso: menos placer femenino. Menos sensibilidad al tacto. Y, si no puedes sentirlo, no puedes llegar al orgasmo.[150]

Hablando de clítoris rebeldes, volvamos a Tasha. Como hemos visto, Tasha tenía diabetes de tipo 2, lo que había dañado sus vasos sanguíneos. Le pregunté por sus hábitos alimentarios y descubrí que comía fuera de casa casi todos los días, y las comidas para llevar suelen tener más grasas (y más sodio). Por tanto, no ayudaba a las arterias y a los nervios que van hacia y desde el clítoris, que comenzaron a ralentizarse. A su vez, esto provocó que su respuesta a la excitación fuera más débil. En otras palabras, su alimentación empalagosa y pesada obstruía el flujo del chi y de la sangre, y eso restringía su capacidad de sentir y responder al tacto de Debi.

Para que el clítoris de Tasha volviera a la carga, tuvo que cambiar su alimentación, lo cual puede hasta revertir los daños causados en los vasos sanguíneos por la ingesta excesiva de grasa.[151] Puede que reducir la ingesta de grasa diaria no suene atractivo, pero al menos es una fórmula sencilla. La ingesta diaria recomendada (IDR) de grasa es sesenta gramos, pero si gozas de buena salud, vale la pena intentar no tomar más de 40.

Para reducir la placa de las arterias es necesario reducir la grasa un poco más. Un estudio halló que era posible reducir la acumulación de placa en las arterias con una dieta compuesta por un 10 % de calorías procedentes de grasas, y frutas y verduras, especialmente de hoja verde.[152] En una dieta de 2000 calorías al día, eso sería 22 gramos de grasa al día.

He tratado a numerosos pacientes, tanto hombres como mujeres, que buscan ayuda cuando tienen los vasos sanguíneos parcialmente obstruidos y empiezan a mostrar síntomas de esa rebelión de la que hablábamos en forma de declive sexual.

Un paciente, Travis, había notado que últimamente no tenía unas erecciones tan firmes como antes, y le habían diagnosticado colesterol y presión arterial altos. Estaba cerca de los cuarenta, y deseaba con todas sus fuerzas mejorar su función sexual y demostrarle a su pene quién es el que manda.

Para ello, redujo dos tercios de su ingesta de grasa e incorporó más frutas y verduras a su dieta, especialmente espinacas. Comenzó a notar mejorías en su función sexual casi de forma inmediata y, tras cinco meses, volvió a tener unas erecciones tan firmes que parecía que le estuvieran saludando.

Grasa y azúcar: combinación letal

Si a la ingesta excesiva de grasa, que ya de por sí arruina los vasos sanguíneos, le añadimos la ingesta excesiva de azúcar, obtenemos una combinación letal. Incluso comer un solo plato alto en grasas y en azúcar provoca una inflamación de baja intensidad inmediata en el cuerpo y causa estragos en los vasos sanguíneos.[153] Y, aunque eso sea un estado temporal, cuando ponemos constantemente a prueba a nuestro cuerpo con altos niveles de grasa y azúcar, no dejamos de perjudicar a nuestros vasos sanguíneos, por lo que dificultamos su trabajo.

No todas las grasas son tus enemigas

Antes de que saques todos los alimentos grasos de la despensa y te los lleves al jardín para pegarles tiros, presta atención a este giro inesperado: no todas las grasas son las malas de la película. Las grasas regulan la producción de hormonas del cuerpo, por lo que son necesarias para un equilibrio hormonal saludable. Pero lo que hay que tener en cuenta es la cantidad y el tipo de grasa.

Cada tipo de grasa tiene una estructura química única, lo que hace que afecte al cuerpo de manera distinta. Los ácidos grasos poliinsaturados (AGPIs) y los ácidos grasos omega 3 forman parte de las grasas más saludables para el sexo. Se encuentran en los frutos secos, las semillas y el pescado.

Reducir las grasas saturadas disminuye el riesgo de cardiopatías, pero no puedes sustituir sin más las grasas saturadas por hidratos de carbono, especialmente si son refinados. Así no se reduciría el daño al sistema circulatorio. Lo que debemos hacer, para disminuir el riesgo, es sustituir las grasas saturadas por grasas poliinsaturadas. Y, de paso, reemplazar los hidratos de carbono con AGPIs (del pescado, semillas o frutos secos) también reducirá el riesgo de sufrir enfermedades cardiovasculares.[154]

En los hombres, la ingesta de grasa, especialmente de AGPIs, se correlaciona con los niveles de testosterona total y libre. En las mujeres sanas, [155] el aumento de los AGPIs se ha asociado con un pequeño aumento de la testosterona.

Los ácidos grasos omega 3, que también se encuentran en el pescado azul, los frutos secos y las semillas, nos ofrecen unos beneficios tremendos en relación al sexo gracias a su impacto en el aparato circulatorio y los nervios. Muchos estudios han demostrado indicios de mejoras en el aparato circulatorio y el funcionamiento del endotelio gracias a llevar una dieta rica en ácidos grasos omega 3. Por tanto, recomiendo siempre incluirla en las dietas de mis pacientes.

Los ácidos grasos omega 3 son considerados *yin*, pero sin ser tan pesados y sin ralentizar tanto al chi como las otras grasas, y es por eso por lo que son tan populares en las publicaciones modernas sobre la salud. Hay distintos tipos de ácidos grasos omega 3, como el eicosapentaenoico (EPA, por sus siglas en inglés) y docosahexaenoico (DHA), que se encuentran principalmente en el pescado azul; y el ácido alfa-linolénico (ALA), que se encuentra en frutos secos y semillas (por ejemplo, en las nueces, las semillas de chía y las de lino). El cuerpo humano es capaz de convertir el ALA en EPA o DHA. (Venga, atrévete a decir esta frase al revés).

Lo único que debes saber es que estos ácidos son muy importantes para los vasos sanguíneos y para el otro órgano sexual que hemos omitido hasta ahora: el cerebro.

La grasa del cerebrito afecta al pito

Si crees que tus genitales se lo están pasando bomba cuando te acuestas con alguien, imagínate cómo se lo estará pasando tu cabeza. El cerebro es el órgano principal de la función sexual; está involucrado en todos los pasos sucesivos de la sexualidad. Menudo festín para él. También hay que saber que un 60 % del cerebro es grasa. Un 20 % de esa grasa está compuesta de ácidos grasos esenciales. Pero el cuerpo no puede producir omega 3; debe obtenerlo de lo que comemos.

El DHA, concentrado en altas cantidades en la corteza cerebral, los testículos y el esperma, constituye una gran parte de las grasas del cerebro, desde donde el cuerpo reparte el placer. Por tanto, los omega 3 son esenciales para el funcionamiento del cerebro y desarrollan un papel importante en la neurotransmisión, la inflamación, la oxidación e incluso en el modo en que los genes se expresan en el cerebro.[156]

El DHA, presente en las membranas de las células del cerebro, es necesario para que las neuronas se comuniquen entre ellas, con la dopamina como la mensajera principal. Los niveles altos de dopamina se asocian con una mayor excitación y un mejor comportamiento sexual.[157] Varios estudios han demostrado que una dieta baja en ácidos grasos omega 3 provoca una disminución de la dopamina en el lóbulo frontal del cerebro, donde se procesa una gran parte de la función sexual.

Cariño, no estoy de humor

Dada esta relación con los niveles de dopamina, los ácidos grasos omega 3, en especial los EPA, son bastante útiles para disminuir la ansiedad y la depresión.[158] Las hormonas sexuales pueden afectar a los niveles de DHA en las áreas del cerebro asociadas con el estado de ánimo. El índice de mujeres que sufren de trastorno depresivo mayor es el doble que el de los hombres, y la razón, además del estrés que conlleva ser mujer hoy en día, es la posibilidad de que el trastorno esté relacionado con una deficiencia de omega 3 derivada de una desregulación de las hormonas ováricas.[159]

Traducción: toma más omega 3, ¿vale?

Me pones... de los nervios

Pero eso no es todo lo que hacen los ácidos grasos omega 3. También reducen el estrés oxidativo de los nervios, por lo que sirven esencialmente de antioxidantes.[160] También han demostrado en estudios mejorar el funcionamiento de las descargas nerviosas en el cerebro[161], y han acelerado la conducción nerviosa en el resto del cuerpo.[162] Estos efectos ocurrieron tanto en pacientes con nervios dañados como en pacientes sanos.[163] El omega 3 también afecta a las corrientes eléctricas y otras funciones celulares de las neuronas.[164] En relación al sexo, esto significa una mejor respuesta sexual cuando se estimulan los genitales o cuando sentimos excitación. Vamos, que te ponen más cachondo.

La acetilcolina, otro neurotransmisor del cerebro sobre el que es muy divertido hablar en las fiestas, está involucrada también en la excitación y la respuesta sexual masculina y femenina.[165] Tomar más omega 3 nivela la acetilcolina del cerebro[166] y hace que los nervios se comuniquen mejor que nunca.

Una ayudita para hacer bebés

¿Quieres tener hijos? El omega 3 es tu nuevo mejor amigo. Los ácidos grasos omega 3 obtenidos a través de la alimentación afectan a la salud reproductiva de la mujer: mejoran la calidad de los óvulos y alargan su vida reproductiva.[167] El omega 3 de fuentes marinas se ha asociado a unos niveles mayores de progesterona y un menor riesgo de anovulación (incapacidad de ovulación, algo que no resulta muy divertido para quienes quieren ser padres). Las mujeres que aumentaron la ingesta de AGPIs mejoraron el funcionamiento metabólico y endocrino.[168]

Para los hombres, los estudios han demostrado que, incluso tras lesiones graves en los nervios del pene, los pacientes que tomaban DHA tenían unas erecciones significativamente más fuertes.[169] La ingesta de grasas omega 3 se ha asociado con un mayor volumen testicular, mientras que una mayor ingesta de ácido graso omega 3 se ha asociado con uno menor.

Las grasas trans (se encuentran en galletas, donuts y otros productos procesados) se asocian con unos niveles de testosterona menores. Una ingesta mayor de omega 6 (presente en alimentos procesados) se asocia con unos niveles mayores de HL, la hormona luteinizante que, cuando se encuentra en niveles bajos y equilibrados, ayuda a la reproducción en los ovarios y los testículos.[170]

Repite conmigo: pescado, frutos secos, semillas

Podemos asegurarnos de que obtenemos suficientes AGPIs y omega 3 comiendo pescado,[171] frutos secos y semillas. Las semillas de chía cuentan.

Las de lino también. Ambas contienen cantidades abundantes de estas grasas, por lo que solo hace falta comer un poco de cualquiera de ellas. Algunos tipos de algas son ricas en omega 3 también, así que, si buscas un suplemento, elige uno a base de algas. Aunque obtener la cantidad suficiente de omega 3 mediante la alimentación es fácil, ya que existen muchas opciones deliciosas como el salmón, las nueces y el aguacate.

En esta cuestión, la moderación es esencial, y, aunque los aceites también contienen estas grasas beneficiosas, son demasiado densos y contienen demasiadas calorías; por tanto, debería limitarse su consumo a favor de los frutos secos, las semillas y el pescado.

Pescado

Pescado, pescado, pescado. Siempre acapara toda la atención: siempre es la primera elección de quienes quieren comer sano, se anuncia constantemente como la mayor fuente de omega 3... Pues, lo siento, a mí me encanta el pescado y voy a darle bombo una vez más: las personas sanas que comen pescado al menos dos veces por semana tienen menos acumulación de placa y menos inflamación vascular. Lo que significa que disfrutan más del sexo. Quienes comen pescado también envejecen mejor, ya que se ha demostrado en estudios que los ácidos grasos del pescado previenen el daño en el ADN. Come más pescado.

¡Aunque también tengo malas noticias sobre el pescado! Puede contener altos niveles de metales perjudiciales, como arsénico o mercurio. Ahora bien, elegir otros pescados mejores sigue siendo la respuesta. El salmón salvaje (sí, existe) es una buena elección, puesto que tiene un alto nivel de ácidos grasos omega 3, que es bueno para los vasos sanguíneos (¡y los genitales!), y un nivel bajo de mercurio. ¡No hace falta que comas un montón de pescado! Con que te sirvas una porción de entre 85 y 115 gramos, dos veces a la semana, vas bien.

Mi paciente, Tasha, redujo drásticamente la ingesta de grasa dejando de comer dulces, queso y alimentos procesados. En su lugar, empezó a cocinar más en casa y a incluir —ya lo habrás adivinado— pescado unas dos veces por semana. Para su sorpresa, al poco tiempo notó que el cambio le había venido muy bien a su clítoris y respondía mucho mejor. Tenía más sensibilidad cuando Debi la tocaba. En consecuencia, se excitaba y llegaba al orgasmo con mucha más facilidad, y así Debi también estaba más contenta.

MINERALES

La función reproductiva depende en gran medida de los minerales, las pequeñas bujías de la naturaleza. Participan en muchos procesos corporales. El calcio, el magnesio, el hierro, el cobre, el zinc y el selenio son los ayudantes del sistema nervioso y el endocrino y el aparato circulatorio; es decir, que te ayudan a follar mejor.

En el ciclo reproductor femenino, los minerales ejercen influencia en las hormonas que controlan procesos tales como la ovulación. El cobre, por ejemplo, puede inducir la ovulación[172] tras la estimulación del hipotálamo. La falta de hierro está relacionada con la anovulación.[173] Ciertos minerales pueden incluso inducir a la ovulación, actuando como antioxidantes al controlar con eficacia el estrés oxidativo, que ha demostrado que puede reducir la fertilidad.[174]

En los hombres, los minerales afectan de manera positiva a la salud de los testículos y a la calidad del esperma. Asimismo, el cuerpo masculino necesita tener los niveles de minerales equilibrados para calibrar la producción de andrógenos tales como la testosterona.

En occidente, nos cuesta consumir las cantidades adecuadas de proteínas, hidratos de carbonos, grasas, vitaminas y minerales. No obstante, la medicina tradicional china nos orienta para consumir los minerales adecuados, al ingerir unas cantidades equilibradas de *yin* y *yang* y los cinco sabores: dulce, ácido, salado, amargo y picante (o acre).

El sodio

Lo necesitamos. Estamos obsesionados con él. Si te pasas, mal. Si te quedas corto, mal. Mientras que, por un lado, el consumo reducido de sodio puede alterar el equilibrio hormonal, reduciendo la concentración de progesterona, lo mismo ocurre si tomas demasiado. Cuando uno de los cinco sabores destaca por encima del resto, como sucede con la sal, se rompe el equilibrio frágil del *yin* y el *yang*. Para una función sexual idónea, no deberíamos ingerir más de una cucharadita de sal al día.

Demasiada sal, poco potasio[*]

No nos conviene tomar demasiada sal y demasiado poco potasio. Tomar demasiada sal puede dejarnos bien jodidos, y no como nos gustaría. Aproximadamente al 99,4 % de los estadounidenses se le va la mano con la sal. Y no solo eso, ¡el 90 % consumimos más sodio del que puede tolerar el cuerpo humano![175] Y, aunque no sepas todos estos datos, cada vez que te pasas con la sal, perjudicas a tu cuerpo. Con que tomes un solo plato demasiado salado es suficiente para deteriorar la función arterial en treinta minutos y, por tanto, reducir la liberación de óxido nítrico[176], que es esencial para sentir excitación.

Cabe destacar que algunas teorías sugieren que los riñones expulsan el exceso de sal de nuestra alimentación, por lo que no deberíamos preocuparnos por su consumo. Esto no es del todo cierto. Vale, es cierto que, comamos lo que comamos, el cuerpo mantiene unos niveles muy precisos de sodio y potasio, pero ¿a qué precio? A uno que demuestra la gran relación que existe entre el sodio y el potasio.

Cuando comes un plato saladísimo, los riñones tienen que excretar potasio para deshacerse del exceso de sodio. No tendría mucha importancia si tuviéramos suficiente potasio a mano para realizar esta especie de lavado de coche interno; el problema es que no lo tenemos. Tradicionalmente, solíamos consumir una cantidad diez veces mayor de potasio que de sodio, pero ahora sucede lo contrario.[177]

De modo que, mientras todo el sodio que consumimos nos provoca hipertensión arterial y daños en los vasos sanguíneos (sí, aquí están de nuevo), los riñones se están matando por intentar conservar el potasio que sí tenemos. Lo hacen a través de la reabsorción, y nos deja a todos exhaustos. Lo único que necesitas saber es que requiere mucha energía.[178]

---

[*] Se puede recomendar a ciertos grupos de personas, como aquellos con enfermedad renal, que reduzcan la ingesta de potasio, y deben consultar a su médico sobre la ingesta adecuada.

Y la verdad es que podríamos emplear toda esa energía en otras actividades. ¿A alguien se le ocurre alguna?

La carencia de potasio no deja de darnos disgustos; entre otras cosas, afecta negativamente a los vasos sanguíneos a corto plazo. El potasio ablanda el endotelio vascular (el revestimiento interior de los vasos sanguíneos) y aumenta la liberación de óxido nítrico poco después de su consumo.[179] Y, como ya hemos comentado antes, necesitamos ese óxido nítrico para aumentar el flujo sanguíneo de los genitales y mejorar las relaciones sexuales.

Según la literatura médica más reciente, el 98 % de los estadounidenses no consume suficiente potasio (aunque me encantaría conocer a ese 2 %). Esto provoca calcificación vascular, que son depósitos de minerales en las paredes de los vasos sanguíneos, que pueden quedar pegados a las placas de grasa que circulan por la sangre. Como te podrás imaginar, esto le viene fatal al flujo sanguíneo que llega al clítoris y al pene.

De modo que la respuesta es fácil: toma más potasio. De este modo se neutraliza el endurecimiento de los vasos sanguíneos, los vuelve más flexibles y ayuda a reducir la presión arterial.[180] Con esto conseguimos arreglar los vasos sanguíneos[181] y reducir el riesgo de padecer enfermedades cardiovasculares. Y, además, así dejamos la energía del cuerpo disponible para actividades que nos resulten más agradables (no es que tenga nada en contra de los lavados de coches, pero en fin...).

Fuentes de potasio

Oro parece, plata no es, el que no lo adivine bien tonto es. Bueno, vale, lo pilláis, ¿no? Pero, además del plátano, estas son las mayores fuentes de potasio:

- Patata
- Boniato
- Calabacín
- Melón cantalupo
- Higos
- Kiwi
- Mango

- Naranja
- Granada
- Alcachofa
- Aguacate
- Verduras de hoja verde
- Brócoli
- Calabaza

¿Cuál ha sido tu primera impresión? Es posible que, al ver esta lista, te hayas dado cuenta de que es complicado obtener potasio si no comes muchas verduras. ¡Exacto! Un estudio analizó cómo se veían afectados los vasos sanguíneos cuando se aumentaba el potasio al añadir una patata asada y dos plátanos al día en la dieta. ¿Sabes qué función mejoró? La del aparato circulatorio.[182]

No hay que subestimar a las patatas. Por culpa de las modas, como la dieta cetogénica o las dietas con pocos hidratos de carbono, las hemos despreciado de forma injustificada. Por lo visto, al relaciones públicas de las patatas no se le da muy bien anunciar que también son muy buenas para el sexo. Sí, las patatas. Buenas para darle al tema. ¿Quién lo iba a decir?

Vale, hay una pega: no me refiero ni a las patatas fritas ni a las patatas rellenas y grasientas. Hablo de la patata en sí, cocinada como parte de una dieta baja en grasas. Las patatas y sus primos incomprendidos, los boniatos, son unas de las mejores fuentes de potasio, por no hablar de otros nutrientes igual de importantes.

El potasio es tan necesario para que el sexo sea bueno que recomiendo tomar un plato rico en potasio dos horas antes de llevarte a tu pareja a la cama. Los estudios revelan una mejora inmediata y cuantificable de la función endotelial tras consumir un solo plato rico en potasio.[183] Es lo que hacen los atletas, que dependen del potasio para equilibrar los fluidos y ayudar en las contracciones musculares para competir. Y el sexo, al fin y al cabo, es un deporte de resistencia.

Tasha y Debi le cogieron el gustillo al potasio. Bueno, siendo más exactos, empezaron a desayunar plátanos y frutas del bosque con nueces todas las mañanas. Luego, por la noche solían comer salmón a la plancha con boniato o patatas asadas. No solo les fue mejor en el sexo, sino que además perdieron peso y ahora tienen mucha más energía que antes.

El calcio y los polvos

Solo existen cuatro elementos más abundantes que el calcio en el cuerpo humano, así que, para lo que nos concierne, podemos considerarlo el «quinto elemento» del sexo. Es fundamental para la contracción de los músculos, la comunicación entre las células y la transmisión de los nervios. El cuerpo no puede generarlo, por lo que hay que obtenerlo a través de la alimentación.

El calcio desempeña el papel principal en la secreción hormonal, puesto que los niveles bajos de vitamina D y de calcio están relacionados con la reducción de la motilidad y del recuento de los espermatozoides, y también con niveles bajos de testosterona.[184] En las mujeres, el cuerpo altera de forma natural los niveles de calcio, magnesio y fósforo en diferentes periodos del ciclo menstrual.[185] Un consumo reducido de calcio está relacionado con unos niveles de progesterona bajos.[186]

Unos niveles de calcio altos protegen de la exposición al cadmio;[187] lo menciono porque la exposición a los metales pesados deteriora la función sexual y la reproductiva.

El calcio, junto con las isoflavonas, la vitamina D y la insulina, mejoró la función sexual, la composición corporal y los parámetros metabólicos en las mujeres con menopausia. Sobre todo incrementan el deseo, la excitación sexual subjetiva, la lubricación, el orgasmo y la satisfacción.[188]

Cabe destacar que algunos médicos desaconsejan tomar suplementos de calcio de forma regular porque a través de estudios descubrieron que, poco a poco —pero lo suficiente como para tenerlo en cuenta—, incrementan las posibilidades de padecer infartos de miocardio[189] o ictus. Pero no tenemos de qué preocuparnos, puesto que existen muchas formas sabrosas y seguras de incluir calcio en la alimentación, ya sea con verduras de hoja verde, brócoli o frutos secos, como por ejemplo las almendras.

El magnesio, el magnate del metabolismo

Otro mineral, otra carencia. Los estadounidenses tan solo consumen el 50 % del magnesio que necesitan en su dieta, y es un problema grave, teniendo en cuenta que participa en unos 300 procesos metabólicos del cuerpo. ¿Algunos ejemplos? La contracción de los músculos, la conducción nerviosa y la función cardíaca,[190] además de controlar el azúcar en sangre y la insulina, que son muy importantes para el placer de las relaciones y la función sexual.

La falta de magnesio se relaciona con un sinfín de problemas corporales, como el estrés, la fibromialgia, el síndrome de fatiga crónica y los dolores de cabeza. La insuficiencia de este mineral provoca nerviosismo, e incluso psicosis; además, puede provocar ansiedad y depresión. Aumenta el riesgo de padecer un ictus. Está relacionada con la hipertensión, las enfermedades cardiovasculares, el ictus, las migrañas y el trastorno por déficit de atención e hiperactividad (TDAH).[191] Lo necesitamos para una buena transmisión nerviosa y coordinación neuromuscular.

Pero, cuando se mantienen unos niveles apropiados, nos beneficia muchísimo. El consumo adecuado de magnesio reduce el riesgo de padecer diabetes de tipo 2 y enfermedades cardiovasculares.[192] Estimula la actividad antioxidante para reducir el estrés oxidativo e incrementa la eficiencia mitocondrial. También resulta esencial para la contracción y la relajación de los músculos y el corazón.

También lo necesitamos para crear ADN y ARN, y para regular el metabolismo y el metabolismo de la insulina. Quienes incluyen mucho magnesio en su alimentación tienen mayor sensibilidad a la insulina,[193] mientras que un consumo reducido está asociado con la diabetes de tipo 2 y el síndrome metabólico.[194] Mantener la cantidad suficiente reduce los niveles de insulina en sangre en ayunas y la resistencia a la insulina, lo cual indica un mejor metabolismo del azúcar.[195]

El magnesio[196] también puede controlar el estrés, ya que regula la producción de cortisol; y las carencias reducen la testosterona, que puede atenuar la función sexual de hombres y mujeres.[197] A través de investigaciones, se reveló que la suplementación con magnesio tiene efectos beneficiosos en las gónadas masculinas.[198] Asimismo, la progesterona es conocida por ser una hormona femenina, pero también es indispensable en la producción de testosterona.

Es complicado especificar cuál debería ser la cantidad adecuada de magnesio que debemos consumir, y existe un gran debate al respecto. La ingesta diaria recomendada son 350 miligramos, pero si observamos a otros primates, como por ejemplo los monos, podemos observar que su consumo se acerca a los 1300 mg;[199] esto se debe a que consumen muchas hojas verdes y sugiere que podríamos ir un poco más allá de la ingesta diaria recomendada.

Una vez más, las plantas son tus amigas. Las nueces, las pipas de calabaza, las legumbres, las patatas blancas, el pescado, las semillas de girasol, los anacardos, los higos y las espinacas constituyen una fuente de magnesio estupenda.

Choca esos zinc-o

El zinc se encuentra en todas las células del ser humano y es uno de los protagonistas de la salud sexual de hombres y mujeres; y, aun así, no tomamos suficiente. Para sobrevivir, el cuerpo mantiene un nivel de zinc constante en las células. La deficiencia de zinc es un problema global, que afecta incluso a una población bien alimentada, como puede ser la estadounidense. Algunos estudios estiman que aproximadamente el 50 % de los estadounidenses no consumen las cantidades adecuadas de zinc.[200] Sin embargo, una investigación reciente[201] obtuvo unos resultados mucho más altos y estimó que el 98 % de los estadounidenses tienen carencias de zinc en la alimentación.

De cualquier manera, el cuerpo lo necesita, desesperadamente. El zinc estimula la salud del aparato circulatorio y reduce la arteriosclerosis,[202] puesto que disminuye el riesgo de padecer enfermedades cardiovasculares.[203] Parece que el zinc tiene efectos antioxidantes,[204] y su carencia puede provocar daños celulares y aterosclerosis.[205] El zinc tiene propiedades antiinflamatorias[206] y reduce el riesgo de padecer muchas infecciones, entre ellas la neumonía.

Y, para la función sexual, es un portento. Varias investigaciones han relacionado el zinc con la fertilidad de ambos sexos. Sin el zinc necesario, la producción de esperma,[207] la de testosterona y los ovarios se ven afectados, al igual que la función de los testículos.

Pero los estudios sugieren que con tomar suplementos de zinc, o simplemente con consumir las cantidades adecuadas de proteína animal, algunas de estas funciones se pueden corregir. Los hombres solo necesitan tres meses de suplementación para que su testosterona aumente en un 75 %.

En las mujeres, mejora la función sexual con ciertas dosis de suplement-ación, pero si nos pasamos, puede deteriorarla.[208]

El modo en que obtenemos el zinc también es importante: los cereales y las legumbres son una buena fuente, pero tienen letra pequeña. Contienen fitatos, que inhiben la absorción de zinc en el cuerpo. Una práctica habitual que se llevaba a cabo antiguamente era poner los cereales y las legumbres en remojo, germinarlos o fermentarlos para reducir, o prácticamente elim-inar, los fitatos, de modo que la biodisponibilidad del zinc aumentara.

Varios estudios han demostrado que las proteínas estimulan la absor-ción de zinc porque los aminoácidos de las proteínas mantienen el zinc en estado soluble, lo cual aumenta su biodisponibilidad.

Hay que tomar manganeso *ex profeso*

El cuerpo de las mujeres necesita sobre todo manganeso para evitar prob-lemas con el periodo: unos niveles inferiores a 1,8 mg al día están relacio-nados con un aumento del riesgo de padecer una anovulación, la impo-sibilidad de ovular durante un ciclo menstrual dado.[209] En estudios, las mujeres con síndrome de ovario poliquístico (SOP)[210] tenían unos niveles considerablemente más bajos de manganeso y de hierro. El manganeso se encuentra en los frutos secos, las legumbres, los boniatos, las espinacas y los cereales integrales.

El premio del selenio

Algunas enzimas que participan en la menstruación necesitan selenio. Un estudio estableció una relación entre los niveles de selenio que se encuen-tran por debajo de la IDR y la incapacidad de ovular. Además, los niveles de selenio en plasma ayudan a regular los niveles de estradiol durante el ciclo menstrual.[211]

El boro para el coco

La baja actividad cerebral está vinculada con la reducción de la excitación sexual. Menos mal que tenemos el boro para mejorar la función cognitiva y optimizar la actividad eléctrica del cerebro. También se encarga de otras cosas, como el crecimiento de los huesos o sanar las heridas. Y también ayuda a absorber el magnesio y aporta beneficios antioxidantes.

Pero no aparecería en esta lista si no tuviera una función importante en la regulación de las hormonas sexuales.[212] El incremento de boro aumenta considerablemente los niveles de testosterona y estradiol. También aumenta los andrógenos e incrementa su biodisponibilidad. Las verduras de hoja verde, las legumbres y los frutos secos son fuentes estupendas de boro. (Y tomar boro te ayudará a recordarlo).

Mucho desequilibrio y pocas nueces

Ya hemos visto que algunos estudios han analizado la suplementación, pero conseguir los minerales con la comida es la mejor forma de evitar cualquier tipo de problema. Son muchos los minerales que compiten en nuestro cuerpo y, sin un especialista que nos dé un diagnóstico claro, aumentar uno de repente puede provocar una carencia de otro.

Por ejemplo, se ha demostrado que un alto consumo de hierro puede inhibir la absorción de zinc,[213] y el calcio puede inhibir la absorción de hierro. Del mismo modo, un exceso de magnesio puede reducir el calcio, lo cual puede ser peligroso.

Ahí es donde entran los frutos secos. Al igual que las verduras de hoja verde, los frutos secos contienen muchísimos minerales indispensables, pero, lo que es aún más importante, es que los minerales que contienen ya se encuentran en perfecto equilibrio. Reducen el riesgo de padecer enfermedades respiratorias, diabetes de tipo 2,[214] cáncer, enfermedades cardiovasculares e infecciones.[215] Los frutos secos también mejoran la diversidad microbiana intestinal,[216] lo que se asocia con diversos aspectos de la salud en general.

Las investigaciones lo han confirmado. En un estudio se analizó a hombres sanos con vidas sexuales satisfactorias. La mitad de los participantes añadieron unos dos puñados de frutos secos al día, y ambos grupos informaron sobre sus resultados durante el experimento. El grupo que agregó nueces a su dieta aumentó de forma considerable la intensidad de los orgasmos y el deseo sexual.[217] En otro estudio, la ingesta diaria de pistachos mejoró todos los aspectos de la disfunción eréctil, aumentó el flujo sanguíneo del pene y ayudó a mejorar los niveles de colesterol. Ya sea por el colesterol[218] o por el sexo, come frutos secos.

O mejor guárdate los experimentos solo para la cama y deja de trastear con el equilibrio de los minerales.

Las nueces nos recompensan con creces

Para hablar de nueces, a los hechos históricos me remito. Los humanos han recolectado y comido nueces al menos desde el año 7300 a. C, y los griegos las cultivaban desde el 4000 a. C. Y no hay duda de que por entonces ya manteníamos relaciones sexuales.

En la medicina tradicional china, las nueces —que casualmente tienen un aspecto parecido al del cerebro humano—, se consideran un alimento para el cerebro desde hace miles de años. Contienen ácido alfa-linoleico (ALA), que, como se ha comprobado en diferentes estudios, mejora la velocidad de los impulsos nerviosos en pacientes que los tenían dañados.[219]

Lo único que necesitas saber es que, además de ser una fuente estupenda de ALA, las nueces contienen L-arginina, la antesala del óxido nítrico, que aumenta el flujo de la sangre en el pene y en el clítoris y que resulta esencial para el placer sexual.

Las nueces también están cargadas de fenoles antioxidantes, que se encargan de proteger la estructura de las arterias que conducen la sangre hasta los genitales.[220] Se trata de otro caso en el que se pueden observar los resultados al comer unas pocas antes de mantener relaciones. Un estudio reveló que, después de comer nueces, los vasos sanguíneos se vuelven más elásticos durante las cuatro horas siguientes. También contrarrestan otras decisiones alimentarias menos acertadas, puesto que compensan los efectos negativos que tienen los alimentos altos en grasa en las paredes arteriales.[221]

El nitrato dietético

Los alimentos ricos en nitratos, como las verduras de hoja verde, el apio y la remolacha, reducen la presión arterial y hacen que el sistema circulatorio se vuelve más elástico. Los nitratos que contienen estos alimentos se convierten en óxido nítrico (NO) que, como ya sabemos, mejora la salud del aparato circulatorio. El NO tiene propiedades antiinflamatorias y previene los coágulos. También dilata los vasos sanguíneos y los vuelve más elásticos, de modo que la sangre no tiene problemas para llegar al pene, a la vagina y al clítoris. Además, también es una forma infalible de aumentar la resistencia, porque mejora la llegada del oxígeno a los músculos y, por tanto, reduce el cansancio.

Muchos estudios han tratado de comprobar si los suplementos de nitrato eran tan eficaces como cuando se ingiere con los alimentos. Siento tener que decírtelo yo, pero resulta que son perjudiciales para la salud. De modo que, como ya he comentado varias veces antes, la forma más saludable de aumentar el óxido nítrico es hacerlo a través de los alimentos, y no con pastillas.

Algunos nitratos son mejores que otros. La remolacha y las espinacas son como los reyes del baile de los nitratos, son lo mejorcito.[222] Y, al igual que muchas parejas en la noche del baile, no esperan demasiado para darle caña al tema. Los vasos sanguíneos se vuelven más elásticos tras una sola porción de espinacas. En un estudio, el nitrato de la saliva se multiplicó por ocho dos horas después de haber comido espinacas, y los vasos sanguíneos se volvieron más elásticos.[223]

De modo que, si tu pareja y tú os vais a acostar, prueba a comer espinacas y remolacha un par de horas antes para aumentar el flujo sanguíneo hacia los genitales; así tendrás unas relaciones más placenteras. Si estos superalimentos no te convencen, existen otras muchas opciones.

Alimentos que contienen nitratos de forma natural:[224]

Moderado	Alto	Muy alto
col	perejil	remolacha
nabo	puerro	apio
pepinillos	acelgas	lechuga
	hinojo	rábano
	endivia	espinacas

Puesto que estos alimentos cargados de nitratos tienen unos beneficios inmediatos en los vasos sanguíneos, cualquier menú elaborado para una noche de sexo debería incluirlos (en el capítulo 12 tenéis un menú más detallado).

Mejorar el flujo sanguíneo y el flujo del chi para el sexo

La ciencia no deja de descubrir pruebas sobre temas que en China se conocían desde hace mucho tiempo. Evitar que se obstruyan los vasos sanguíneos ayuda a que la sangre fluya libremente y que, por tanto, tengamos mejores orgasmos. La alimentación influye en gran medida en la salud del aparato circulatorio y en la capacidad de suministrar el flujo sanguíneo adecuado.

La sangre debe nutrir todos los tejidos del cuerpo, desde la piel, el pelo y los órganos, hasta el pene, la vagina y el clítoris. Este proceso tan importante puede mejorar o empeorar según la alimentación. Los alimentos ricos en potasio, y aquellos con un alto contenido en nitratos naturales, como las espinacas, relajan los vasos sanguíneos, mientras que las comidas grasas las vuelven rígidas. Los frutos secos —sobre todo las nueces, gracias al omega 3—, los minerales y los antioxidantes, también mejoran la salud vascular y ayudan a tener mejores relaciones sexuales.

Mientras que el chi o los impulsos nerviosos dan las órdenes a la sangre, los vasos sanguíneos son los que la conducen. Cuando el chi y el flujo sanguíneo circulan libremente por los vasos sanguíneos, experimentamos un gran placer sexual y unos orgasmos estupendos.

PARTE II:
SABIDURÍA DE LA ANTIGUA
CHINA PARA EL SEXO

EL PASADO Y EL PRESENTE DE LA MEDICINA TRADICIONAL CHINA

En pocas palabras, los chinos sabían cómo montárselo. Y sé lo que estás pensando: ¿acaso no ha demostrado toda la población mundial que todas las culturas saben perfectamente cómo montárselo? La respuesta es sí, pero no estamos hablando solo de procrear. Los chinos le dieron su toque particular al arte del sexo.

Libre y fácil

En la antigua China, la primavera era la estación del sexo. La naturaleza se encargaba de crear ambiente, y era muy generosa en su tarea: las azaleas de un rosa vivo decoraban el campo, y las dulces orquídeas perfumaban las brisas. Mientras los hermosos regalos de la tierra florecían, la gente celebraba la maduración de sus cuerpos con festivales eróticos.[225]

Las mujeres, las grandes impulsoras del sexo y guardianas de todo el conocimiento sexual, les rezaban a los dioses (ejem, las mujeres de hoy en día no son tan diferentes). Les rezaban al dios de la cocina y al dios de la abundancia. Al dios de la alegría le pedían una buena vida y, ya puestos, que las ayudaran a cazar un buen marido.

Los hombres jóvenes, los aprendices ignorantes del sexo, los dragones verdes, confiaban en que una hermosa tigresa blanca les abriera sus puertas misteriosas y les permitiera explorar sus salones de jade (los hombres de hoy en día, sin embargo, parece que se han desentendido bastante).[226]

Toda la comunidad participaba en esa estación de apareamiento. En casas rodeadas de bambú, las hijas obedientes se preparaban para el festival con la ayuda de sus madres. Probablemente cocinaran un gran festín compuesto por bolas de arroz, vino de mijo, arroz amarillo y, tal vez, un conejo con jengibre y champiñones, o un pato asado con hinojo, anís y pimienta negra.

Mientras los cereales maduraban, los hombres pasaban horas y horas trabajando en el campo bajo el sol, por lo que un festival sexual les parecía una idea estupenda. Vestidos con pantalones y chaquetas de cáñamo teñidos de añil, ofrecían sacrificios a sus ancestros para mantenerlos contentos y que fueran benevolentes. Si los complacían, les traían paz y buena suerte; lo cual explica por qué los chinos querían tener mucha descendencia: para que pudieran cuidar de los ancestros con sus sacrificios.

Tras el duro trabajo y los preparativos de toda la comunidad, llegaba la hora de que los hombres tomaran una decisión difícil: escoger a la jovencita con la que querían copular después de comerse el pato asado. Tan solo podían escoger una a la que cortejar y con la que mantener relaciones, pero aquello no era una carrera a contrarreloj. Incluso cuando se acercaba el otoño y el aroma de los *Osmanthus* en flor impregnaba el aire, ellos seguían recurriendo a la esencia de ellas. Era como un pozo que nunca se secaba. El espíritu del valle. Es posible que incluso formalizaran la unión antes de la llegada del frío, sobre todo si ella se quedaba embarazada; pero también podían no hacerlo. Cualquiera de los dos podía echarse atrás.

Follar como reyes

La nobleza, en cambio, recibía mayores recompensas, pero a cambio de mayores sacrificios. Los nobles ya sabían que los ancestros les tenían en gracia puesto que amasaban un gran poder y grandes fortunas; pero, a cambio, los ancestros eran muy exigentes, y requerían que los hombres de las familias llevaran a cabo grandes sacrificios periódicamente.

Los gobernantes, con sus largas batas de seda estampada y sus lazos al vuelo, poseían un gran poder, o «*de*», de sus ancestros. Lo cual significaba que los ancestros del emperador requerían los mayores sacrificios para estar contentos. Si se les ofendía, podían volverse malvados y provocar desastres para él y su familia. La mayor tarea del emperador era producir muchos herederos varones que siguieran entregándoles sus ofrendas a los ancestros; y, para tener muchos hijos varones, el emperador necesitaba una lista enorme de mujeres que estuvieran entregadas a la causa.

Un emperador podía acumular un número de parejas sexuales digno de… bueno, digno de un rey. Con la reina, o la emperatriz, solo lo hacía durante las noches de luna llena, puesto que se pensaba que era el mejor momento para concebir. El resto del tiempo recurrían, para ese trabajo interminable, a jóvenes de menor jerarquía (qué afortunadas, eh), para ello tenía tres consortes, nueve mujeres de segundo rango, veintisiete mujeres de tercer rango y ochenta y una concubinas (cabe destacar que todas las cifras son, intencionadamente, múltiplos de tres).

No había forma humana de acordarse de tantos nombres, por lo que tenían una tablilla con sus preferidas. De todos modos, quizás fuera mejor que no se acordaran de sus nombres: se sabía que los gobernantes tenían unas 3000 concubinas a las que no hacían demasiado caso, así que sería imposible atender a tantísimas quejas.

Por increíble que parezca, también tenían tiempo para pasárselo bien de otras formas: los emperadores también tenían sus aventurillas con hombres. Aunque más tarde la homosexualidad se consideró inmoral, fue muy popular durante las dinastías Song, Ming y Qing. Hay constancia de que los emperadores de la dinastía Han tenían subordinados sexuales varones.

Seguro que te estarás preguntando cómo se las apañaban para saber cuándo era el día en que le tocaba a cada pareja acostarse con el mandamás. Pues, como es evidente, tenían un calendario. Organizar ese calendario era una tarea muy importante de la que se encargaba el secretario sexual (*asistente administrativo sexual*) o la dama de la corte, que anotaba los cientos de turnos de las trabajadoras sexuales en tinta bermellón, hecha con cinabrio. ¡Y tenían un código! A cada rango le correspondía una frecuencia con la que mantener relaciones sexuales en días específicos. Por ejemplo, nueve días de cada mes, el emperador se entretenía con grupos de nueve concubinas, y el resto tenía sus propios días.

Había una razón por la que las concubinas se encargaban de todo el trabajo pesado. Se suponía que el emperador debía tener más relaciones con ellas que con las mujeres de jerarquías superiores para nutrir su esencia sexual y tener tantos hijos como fuera posible, y aumentar así las posibilidades de tener un heredero.

Aunque se considera que todas las relaciones sexuales son un intercambio de *yin* y *yang*, existe un interés particular en la energía que le transmitía la sexualidad femenina al hombre poderoso. Las secreciones vaginales de la mujer contenían el preciado *jing*, la esencia vital. Las mujeres producían el *jing* y los hombres lo absorbían, lo que alargaba sus vidas y fortalecía su fuerza vital.

De modo que el emperador aumentaba su potencia con las mujeres de las jerarquías más bajas para mejorar la calidad del esperma que recibía la emperatriz. Eso sí que es trabajo en equipo. El esperma del emperador, mejorado gracias a las relaciones con las concubinas, ayudaría a la emperatriz a dar a luz al heredero más fuerte y sano posible.

Aunque parece todo demasiado conveniente para los emperadores, para que se considerase moralmente aceptable que se acostaran con 120 mujeres fuera del matrimonio, lo hacían por su país y por sus herederos. Héroes que hacían lo mejor para el bebé de forma desinteresada. No es de extrañar que, si eras un plebeyo, no pudieras ir por ahí dejando embarazadas a tantas mujeres como quisieras. La promiscuidad de los plebeyos se castigaba con la castración.

Las emperatrices también se lo pasaban bastante bien. Ellas también tenían harenes de hombres. Existen registros en los que consta que una princesa tuvo encuentros sexuales con treinta hombres a la vez (madre mía, tía).[227] En la antigüedad también se toleraba la homosexualidad femenina, sobre todo entre las concubinas solitarias, y qué bien les venía, ya que no se les permitía tener relaciones con otros hombres.

Y hasta se lo podían pasar mejor con las mujeres: se han identificado antiguos juguetes sexuales, como consoladores de doble punta estriados tallados en marfil u otros materiales, que además tenían cinturones de seda atados a ambos lados para que las dos mujeres pudieran recibir placer al mismo tiempo. También empleaban algunas plantas, como el *suo yang*, que se introducían en la vagina. La planta se expandía al absorber las secreciones vaginales; podría considerarse el pene de la naturaleza.

Hablemos de sexo

Hay que reconocerles el mérito a los médicos y a los consejeros imperiales. Fueron escritores prolíficos y, en la antigüedad, redactaron numerosos manuales de sexo para nuestro disfrute actual. En ellos se les explicaba a hombres y mujeres qué debían hacer con exactitud para mantener el ecosistema sexual del imperio en funcionamiento.

Al hombre, el líder de la familia, se le enseñó algo que comenzamos a pedirle al hombre moderno hace poco: debía aprender a complacer a todas sus esposas, consortes y concubinas, y hacerlas llegar al orgasmo en todas sus relaciones sexuales. *To-das.*

Como es normal, esta idea se transmitió con facilidad, puesto que contribuía al objetivo de la comunidad: traer más y mejores niños al mundo. Su Nu, la consejera del «Emperador amarillo», describió las formas de identificar la satisfacción sexual de las mujeres para este mismo propósito. Una mujer satisfecha produciría una mayor cantidad de *jing*, o esencia vital, que el hombre absorbería, lo cual promovería su vitalidad y longevidad.

También se consideraba un deber moral seguir el horario de sexo establecido con todas las esposas y el resto del variado personal sexual. Los textos antiguos explicaban que las pobres y solitarias sirvientes y concubinas se deprimían cuando no se las atendía sexualmente, y nadie quiere que una mujer deprimida produzca herederos desanimados.

Algunos de los textos eran muy específicos. Uno detalla las cuarenta y tres posturas que practicó un oficial imperial con su consorte en los jardines y en el bosque. Cuesta creer pero, una vez más, se trata de una cuestión logística: para complacer a tantas mujeres, los gobernantes tenían que mantener una salud sexual idónea para asegurarse de que cuidaban tanto a sus amantes como a sus herederos.

No te corras

Es posible que todo lo que he expuesto te haga creer que, en la antigua China, todos se pasaban el día acostándose con todos, que las relaciones eran constantes, variadas, con muchas parejas y posiciones y en tantos escenarios como fuera posible al día. Sin embargo, las diferentes dinastías tuvieron creencias diferentes.

Aunque durante mucho tiempo se pensó que el sexo era beneficioso, los chinos llegaron a creer que eyacular con demasiada frecuencia podía agotar la esencia vital del hombre y, por lo tanto, se recomendaba tener orgasmos sin eyacular (y no es nada fácil). Los médicos tradicionales chinos de hoy en día están de acuerdo con esta idea y han escrito innumerables estudios de casos de pacientes varones que sufren enfermedades o mueren porque se masturban demasiado.

La idea que subyacía era que, si se refrenaban y conservaban el esperma, este podía viajar por la médula hasta el cerebro y el Mar del chi, y bañar el cuerpo y la mente en una esencia exuberante. Se pensaba que la esencia de las mujeres *solo* se nutría del sexo y los orgasmos, así que esa debía de ser la razón por la que siempre intentaban atraer a los hombres para acostarse con ellos. O eso creían.

La perspectiva tradicional china sobre la sexualidad no siempre fue tan estirada. Antes del taoísmo (600 a. C.) este concepto no existía, mientras que las proscripciones confucionistas posteriores fueron más represivas. Eran tiempos de gran agitación política, con dinastías que luchaban por mantener el poder a través del control de sus ciudadanos. La filosofía estaba muy entrelazada con el gobierno, y estos sistemas de creencias se expandieron en una época en la que el control gubernamental era cada vez mayor.

El confucianismo requería uniformidad, y los gobernantes empleaban esta filosofía como herramienta de control estatal, incluso en temas tales como las relaciones sexuales que practicaban sus ciudadanos en privado. Desviarse de las normas de comportamiento prescritas y actuar por voluntad propia se consideraba traición. Se imponían castigos severos a quienes se desviaban de los estándares sexuales prescritos.

Visto lo visto, es posible que el hecho de que los puntos de vista médicos sobre la abstinencia y la represión sexual coincidan con estas ideologías sociopolíticas no sea una coincidencia. No obstante, se sigue recomendando en la medicina tradicional china de hoy en día. Los textos modernos aconsejan que, para lograr una función sexual adecuada, se evite la masturbación excesiva y la estimulación visual obscena. En este caso, lo poco gusta y lo mucho cansa.

Ni demasiado caliente ni demasiado frío

Por tanto, se puede tener demasiado sexo. Pero también demasiado poco.

Algunos médicos escribieron en textos antiguos que la frustración sexual provoca enfermedades. El chi es la fuerza vital que recorre el cuerpo. La excitación desatendida y la soledad inhiben la libertad del flujo de chi, y esto causa depresión.[228] Según un antiguo médico, cuando la mente anhela el placer sexual, y el cuerpo se lo niega, el corazón y la mente se paralizan.

Y, aunque los médicos de la antigüedad tomaran nota de ello, tampoco necesitamos que la medicina nos diga que los seres humanos anhelan de forma innata el calor, el afecto y el amor de una pareja sexual. Creían que la falta de sexo era perjudicial para la salud y provocaba enfermedades, por lo que la actividad sexual era necesaria para que hombres y mujeres gozaran de buena salud.

Otros textos hablaban de las relaciones sexuales como una práctica espiritual que, cuanto más se llevaba a cabo, mayores beneficios aportaba. Más relaciones generarían más *jing*, lo cual repondría la fuerza vital y promovería la longevidad. Además, algunos textos taoístas describen posturas sexuales especiales que curan o previenen enfermedades.

¿Y qué opina la medicina tradicional china al respecto?

La MTC cree que la vida, el sexo, el cielo y la tierra son intercambios de *yin* y *yang*. El cielo y la tierra fueron separados en los humanos y, como resultado, sufren una muerte eterna. Al mantener relaciones sexuales desafiamos a la muerte, ya que el *yin* y el *yang* se unen.

El *yin* es intuitivo. Se escabulle a través de la fría y oscura noche, iluminado por la luz de la luna. El *yang* es una fuerza a tener en cuenta. Galopa por los cielos, adorando al sol. El sexo es una fusión de las esencias del *yin* y el *yang*, del cielo y la tierra. La energía sexual femenina *yin* y la masculina *yang* se combinan y se nutren mutuamente. El agua enfría el fuego abrasador y, al hacerlo, se calienta por su calor.

El *yin* y el *yang*, al ser inseparables y estar enraizados el uno en el otro, se necesitan en abundancia para unas buenas relaciones sexuales. El *yin* es la sangre y los fluidos, mientras que el *yang* es el impulso nervioso y la contracción muscular. El *yang* aprieta los vasos sanguíneos e impulsa la sangre *yin* a través de las arterias hasta los genitales. El chi *yang* contiene la sangre *yin* en los vasos sanguíneos. Por el contrario, el chi genera sangre.

El *yang* caliente estimula la pasión sexual, y la sangre *yin* llena los órganos sexuales.

La esencia del cuerpo se encuentra en los riñones. La vida es posible gracias a esta esencia, y cuando se agota, la vida cesa. La esencia masculina se manifiesta en el esperma, y la femenina en la menstruación. Nacemos con la esencia del «cielo anterior». Es el ADN en nuestros genes, y es el microbioma que nos transmite nuestra madre a través del canal del parto y con sus besos. La esencia del «cielo posterior» es la que nuestro cuerpo crea con los alimentos que comemos.

El chi y la sangre

Como he señalado a lo largo del libro, el chi debe fluir con libertad para tener buena salud. Un chi bloqueado o deficiente implica mayores probabilidades de enfermar. En la MTC, esto se aplica a todo el cuerpo: el chi es la fuerza vital que corre a través de nosotros, y que permite que el aire entre en los pulmones y que el corazón se contraiga; y también que los alimentos se muevan a través del tracto digestivo, desde la boca hasta el ano.

En el sexo, como hemos visto, el chi se encarga de llevar la sangre a los genitales y la mantiene allí. El sistema nervioso y el aparato circulatorio se entienden como los vasos a través de los cuales fluyen el chi y la sangre. Cuando los vasos se bloquean —por ejemplo, si se acumula placa—, la función sexual se deteriora. O, cuando no hay suficiente chi para conducir señales nerviosas fiables y potentes, el placer disminuye y llega menos sangre al pene o al clítoris.

La sangre se encarga de nutrir todos los tejidos del cuerpo.[229] El corazón controla la sangre. Al igual que el *yin* y el *yang*, el chi y la sangre dependen el uno del otro. El chi controla la sangre. La sangre obedece al chi. O en el idioma de la biomedicina: los impulsos nerviosos (el chi) ordenan a la sangre (el *yin*) que fluya a los órganos sexuales cuando sentimos excitación.

El poder de la digestión es lo que crea el chi en el cuerpo. La transformación de los alimentos que consumimos en fuerza vital se llama «*Qi Hua*». La MTC atribuye esta función transformadora al chi del bazo. El chi del bazo se puede equiparar de muchas maneras con el microbioma del tracto digestivo.

Cuando el chi del bazo es fuerte, puede transformar por completo la comida y la bebida en la esencia vital limpia que nutre al cuerpo y se convierte en chi que se distribuye por todo el cuerpo, incluidos el pene, la vagina y el clítoris. Esta fuerza corre a través de los vasos sanguíneos y los nervios, y envía una vitalidad ardiente a los órganos sexuales.

Un pinchacito

La dieta es el combustible que necesitamos para mantener unas buenas relaciones sexuales, y nuestro cuerpo es el coche que impulsa la pasión. Podríamos decir entonces que la acupuntura es la caja de herramientas que pone el cuerpo a punto para que funcione de la mejor manera posible.

Pero ¿qué es exactamente la acupuntura y cómo funciona?

La acupuntura es una forma de medicina que se utiliza para tratar diversas enfermedades físicas, mentales y emocionales, y también para aliviar el dolor. Funciona fortaleciendo la condición física y armonizando los sistemas del cuerpo para promover la longevidad y la sanación.

Desde un punto de vista tradicional, la acupuntura hace circular el chi por todos los vasos del cuerpo. Desde la perspectiva de la biomedicina, la acupuntura mejora la microcirculación, regula la respiración, la temperatura, la presión arterial, la secreción hormonal y la respuesta inmunitaria del cuerpo. También estimula el sistema nervioso central y afecta a la liberación de neurotransmisores (unas sustancias químicas básicas) en todo el cuerpo.

La acupuntura se practica de forma extendida en Occidente, pero se originó en la antigua China. El número de investigaciones que demuestran su eficacia es cada vez mayor. Es por ello que el Instituto Nacional de Salud y la Organización Mundial de la Salud la reconocen como una terapia efectiva.

¿Cómo se practica? Insertando agujas finas en varios puntos del cuerpo, a una profundidad que puede variar desde milímetros (en manos y pies, por ejemplo) hasta varios centímetros (caderas, por ejemplo). Ya he hablado de los meridianos o vías en este libro, y el cuerpo contiene doce meridianos, con más de 300 puntos de acupuntura.

Cuando trato a un paciente, lo primero que hago es evaluar el estado del chi y la sangre, el *yin* y el *yang*. También observo la disfunción de los órganos corporales tal y como los entiende la medicina tradicional china. Los lugares en los que se insertan las agujas se seleccionan para adecuar los desequilibrios. El tratamiento del paciente se diseña en función de su diagnóstico y sus síntomas.

En cuanto a las agujas... Entiendo que muchas personas le tienen rechazo a las agujas, pero en la acupuntura no hay por qué preocuparse por ello. Para empezar, es importante comprender que la acupuntura también es un tratamiento para aliviar el dolor. Se ha demostrado, a través de estudios, que la acupuntura puede regular la dopamina en el cuerpo y hacer que los pacientes sientan menos dolor y una mayor sensación de bienestar.

Además, las agujas que se emplean son muy finas. De hecho, son tan finas que podrían caber unas 40 en el tubo de una aguja hipodérmica. De modo que, por lo general, son bastante cómodas, y las sensaciones que producen se parecen más a un leve pinchazo que a una inyección.

Más concretamente, para tratar la función sexual, la aguja se coloca a menudo en el perineo, el área carnosa entre el ano y los testículos o la vagina, que es un importante punto de unión de los nervios que se asocian con la función sexual. Sin embargo, en el tratamiento de cualquier enfermedad, las agujas se colocan de acuerdo a los síntomas y la constitución única del paciente. Por ejemplo, cuando recibo en mi consulta a pacientes que quieren mejorar la fuerza de la erección, es posible que les clave agujas en el perineo y en otros puntos que fortalezcan el chi del bazo.

Una vez que se colocan las agujas, los pacientes permanecen acostados en una camilla de masaje y se relajan mientras escuchan música de spa. Las sesiones de tratamiento suelen durar una hora, y la mayoría de los pacientes notan cambios tras unas pocas sesiones. Un tratamiento estándar dura diez sesiones, pero cambia mucho de un paciente a otro.

Como la medicina china y la acupuntura tienen un enfoque holístico, no hay dos pacientes iguales, y cada tratamiento se adapta a esa persona como un individuo único.

En general, la acupuntura es un tratamiento que hace que los pacientes se sientan bien, y esa es justo la mentalidad que buscamos para unas buenas relaciones sexuales.

LA DIETÉTICA TRADICIONAL CHINA

Los antiguos médicos chinos, como por ejemplo el famoso Sun Simiao, recomendaban utilizar la dieta como el primer tratamiento en la medicina interna. Una dieta sexual bien equilibrada mantiene sanos los riñones, que son el origen de la esencia. Y también beneficia a la manifestación física de esta esencia: el semen y la menstruación. Asimismo, estimula los vasos sanguíneos y permite que el chi y la sangre fluyan con libertad por todo el cuerpo. El sexo requiere el equilibrio entre el *yin*, la sustancia corporal, y el *yang*, la función corporal.

En la dietética tradicional china, la alimentación que debe seguir una persona depende en gran medida de su constitución. La MTC evalúa a la persona como individuo único para poder hacer recomendaciones alimentarias de acuerdo a su naturaleza.

Sin embargo, existen algunos principios básicos de la alimentación saludable, y otros específicos de la función sexual, que podemos aplicar de forma general y segura a partir de las directrices de la MTC.

En general, se trata de alimentos frescos que deben cocinarse y consumirse antes de 24 horas tras su preparación, puesto que si se tarda más en hacerlo, el chi de la comida se daña y la humedad perjudica a los alimentos. Los budistas recomiendan consumir más verduras que cereales, ya que estos pueden causar acumulaciones en los vasos.

Aunque cada uno tiende a padecer diferentes desequilibrios, abajo dejo constituciones comunes y pautas dietéticas generales a tener en cuenta. Existen otras muchas constituciones, y si quieres obtener un diagnóstico específico, deberías hacerle una visita al acupuntor de tu barrio.

Insuficiencia de sangre o *yin*

La insuficiencia de sangre se manifiesta con una tez pálida y apagada, ojeras y calambres musculares. Una persona con deficiencia de *yin* suele ser una persona flaca que, por ejemplo, puede tener dificultades para engordar y puede tolerar mayores cantidades de alimentos que suplementan *yin* sin preocuparse tanto por su pesadez.

Alimentos que limitar: Hay que tener cuidado con los alimentos secos y picantes que pueden retener el *yin*.

Alimentos que incorporar: Grasas, frutos secos y aceites.

Insuficiencia de chi o *yang*

El frío y el cansancio son los síntomas que presentan la deficiencia de chi (una enfermedad más leve) y la deficiencia de *yang* (una enfermedad más grave).

Alimentos que limitar: Estas personas deben evitar, sobre todo, los alimentos fríos y crudos, ya que provocan mayores daños en el chi y agotan el *yang*.

Alimentos que incorporar: Quienes suelen sentir frío deben consumir alimentos calientes. Cuando decimos «caliente», nos referimos tanto a las propiedades energéticas de la comida como a su temperatura. Es decir, el calor de la temperatura y la cantidad de picante. Entre los alimentos calientes se incluyen algunos muy obvios, como las sopas, los guisos y las gachas, pero también algunas especias como la canela, el hinojo, el clavo y la pimienta negra.

Estancamiento de la humedad, la flema y la sangre

En la MTC, decimos que una persona es de constitución «húmeda» cuando tiende a la pesadez, a las flemas, a los mocos y a la congestión, alguien con acumulación de placas o que retiene líquidos.

Alimentos que limitar: Evite los alimentos pesados y empalagosos, ya que contribuyen al estancamiento de las sustancias del cuerpo. Esta obstrucción restringe el flujo libre del chi y de la sangre. Hay que evitar los alimentos pesados, grasientos y excesivamente dulces como los lácteos, las bebidas azucaradas, las carnes grasientas y la bollería. Quienes tienen esta constitución también deben evitar los alimentos fríos y crudos.

Alimentos que incorporar: Dado que la flema siempre surge cuando el chi del bazo es débil, hay que fortalecerlo a través de la alimentación (como se ha indicado previamente). El sabor ácido que tienen el jengibre, el ajo, los puerros, el cardamomo y las cerezas es bueno para aquellos que tienen «flema fría» (*tan han*), mientras que los sabores fríos y amargos, como el de las verduras de hoja verde —como el diente de león o la escarola— son buenos para quienes tienen «flema caliente» (*tan re*). En este último caso también son útiles la soja verde, las peras, las uvas, algunas algas, las carpas y los rábanos.[230] Consulta a tu médico para obtener un diagnóstico específico.

Aléjate de los alimentos empalagosos

En líneas generales, para que abunde el chi y la sangre fluya a los genitales, se deben evitar los alimentos empalagosos, sea cual sea nuestra constitución. La obstrucción de las mucosidades y la retención de líquidos son muy comunes en la dieta estadounidense estándar, ya que contiene mucho azúcar, sal y grasas, y todo esto bloquea los vasos. El exceso de alcohol también genera mucosidades y aumenta el calor corporal.

Sabor y temperatura

Como ya he comentado, hay cinco sabores que, en una dieta ideal para el sexo, deben estar equilibrados: dulce, ácido, salado, amargo y picante (o acre). Y decimos esto porque la MTC clasifica los alimentos de acuerdo con el sabor y la temperatura energética, pero también según los órganos a los que afectan. Los alimentos energéticamente calientes, como el cordero, el salmón, la canela, el ajo o el jengibre, calientan el *yang*. Los alimentos fríos, como la soja verde, el melón, el pepino y las ensaladas, nutren el *yin* frío.

La medicina tradicional china denomina «males» a los patógenos, y entre ellos se incluyen el calor, el frío, la humedad, el viento y la sequedad. En ocasiones, estos males se corresponden vagamente con diferentes microorganismos. El calor con las bacterias, el frío con los virus y la humedad con los hongos. En la fitoterapia china, al igual que en la terapia dietética, se emplea el frío para combatir el calor y viceversa.

Por ejemplo, la amigdalitis estreptocócica es una enfermedad de calor y, por tanto, debe tratarse con plantas muy frías. Sin embargo, debemos ser cautelosos porque demasiado frío puede dañar el chi del bazo (el microbioma). Con el tiempo, como se ha documentado en las investigaciones, la alimentación condiciona la población microbiana.

La temperatura energética de los alimentos representa el calor o el frío que estos le transmiten al cuerpo. Los alimentos cálidos son de naturaleza *yang*, y los fríos de naturaleza *yin*. La temperatura y el sabor deben estar equilibrados en la dieta según la constitución de cada uno.

Dulce

El dulce es el sabor de la tierra y corresponde al bazo. También es el sabor con el que solemos pasarnos más, ya que el perfil de sabor de la mayoría de los alimentos contiene dulce. Aquí se incluyen alimentos que, de primeras, no parecen dulces, como el arroz, la avena, las manzanas, las espinacas, el pollo, las almendras y la calabaza.

Los alimentos dulces nutren el chi y la sangre, pero, en exceso, pueden resultar empalagosos. Por el contrario, los alimentos ligeros y esponjosos nutren el cuerpo sin crear bloqueos de chi.

Salado

El sabor salado se corresponde con los riñones y el agua. Es un sabor *yin* que enfría, humedece y suaviza. Compite con el dulce por el primer puesto de alimentos con los que nos solemos pasar.

La carne, el pescado y las algas marinas se incluyen entre los alimentos energéticamente «salados», y no necesitan sal adicional. Como la sal deshidrata el cuerpo y daña el *yin*, la sangre y los vasos, se debería reducir su ingesta y cambiarla por las opciones que he mencionado.

Amargo

El sabor amargo es el del corazón, y se corresponde con el fuego. Y, como te podrás imaginar, es el que más nos suele faltar en la alimentación.

Los alimentos amargos, es decir, las hortalizas y las verduras de hoja verde, como las espinacas, la col rizada, la lechuga romana, la lechuga de hoja verde, el perejil, el cilantro y otras verduras, aportan grandes beneficios al cuerpo, pero suelen infravalorarse por no ser dulces.

Pero a nuestro cuerpo le sientan de maravilla. En primer lugar, el sabor amargo se deshace del calor y drena la humedad. También protege al cuerpo de los alimentos empalagosos que generan humedad.

Durante el verano, asociado con el calor y el *yang*, o cuando nos sentimos estresados o agitados, debemos recurrir a los alimentos amargos, ya que este es el sabor del corazón. Sin embargo, un exceso de amargura puede provocar efectos laxantes.

Ácido

El ácido es el sabor del hígado y de la vesícula biliar, y se corresponde con la madera. Astringe los fluidos y complementa el *yin*.

Deberíamos centrarnos en este sabor durante la primavera, o cuando estamos irritables o enfadados, ya que esas son las emociones del hígado. Entre los alimentos ácidos se encuentran casi todas las frutas: manzanas, naranjas, mangos, limones, limas, etc.

Picante o acre

Es el sabor que se corresponde con los pulmones y el metal. Mueve el chi, fomenta la circulación y acaba con el estancamiento.

Se encuentra en muchas plantas y especias culinarias, como el tomillo, la canela, el ajo y el jengibre. Otros alimentos acres son las cebollas, el chili, el rábano y el berro. Este sabor es bueno para los meses de frío y cuando nos sentimos tristes. Sin embargo, no se recomienda comer demasiados alimentos picantes puesto que pueden generar calor.

Frío

Según la medicina tradicional china, consumir alimentos fríos (como el café helado), o que, energéticamente hablando, se consideran fríos (como los lácteos), puede dañar el chi del bazo. También puede dañar el chi y el *yang* del riñón, los cuales alimentan el «fuego ministerial» de la libido. Los alimentos fríos causan estancamientos y, sobre todo, debe evitarse su consumo cuando están congelados, como es el caso de los *smoothies*, o batidos, congelados. Los helados dulces y grasientos son muy perjudiciales para el chi del bazo, puesto que son empalagosos y pesados, y, además, fríos en cuanto a su temperatura.

En cuanto a la ensalada, existen discrepancias entre la investigación moderna y los principios dietéticos tradicionales chinos. La MTC aconseja no consumir alimentos crudos (incluida la ensalada) y anima en su lugar a cocinar las verduras de hoja verde. Y las investigaciones modernas apuestan en masa por el consumo abundante de ensaladas y verduras crudas en general, puesto que tienen una mayor cantidad de vitaminas en comparación con las verduras cocidas. La MTC sostiene que, si bien los productos crudos pueden tener un mayor contenido vitamínico, las vitaminas de los alimentos cocinados se asimilan con mayor facilidad y son, por tanto, más saludables.

La MTC recomienda a menudo la cocción lenta y prolongada, ya que nutre el chi del bazo. Un ejemplo de este método es el *congee*, una papilla espesa de cereales —de avena o de arroz— que se cuece en una olla de barro con frutas o verduras y, a veces, una pequeña cantidad de alubias, carne o pescado. Es un plato que se les sirve a menudo a los enfermos. Las sopas y los guisos que son ligeros en grasas también son beneficiosos.

La carne

La medicina tradicional china no recomienda dejar de comer carne, puesto que tonifica la sangre y su ausencia puede provocar deficiencias. Hay que aclarar que, en la antigua China, no se comían las enormes cantidades de carne que se consumen hoy en día en Estados Unidos. Se alimentaban principalmente de arroz, hortalizas y, a veces, una cantidad modesta de carne.

La nobleza, que sí se daba el gusto de atiborrarse de carne, era más propensa a padecer de obesidad y de enfermedades como la gota. La carne de cerdo es la que más humedad provoca, la más pesada, seguida de la carne de vacuno. Los estudios más recientes apoyan la opinión tradicional china de que el consumo excesivo de carne bloquea los vasos sanguíneos, debido a su alto contenido de grasa. Esta grasa bloquea las arterias del pene (o el «tendón del hígado», como se conoce en la MTC), la vagina y el clítoris, por lo que reduce el placer y la función sexual de hombres y mujeres.

Las deficiencias en la sangre están ligadas a enfermedades como la anemia y la deficiencia de B12. Los veganos pueden complementar la B12 para asegurarse de que consumen la cantidad necesaria. Los vegetarianos pueden obtenerla de los huevos. No se recomienda consumir hierro sin una carencia diagnosticada.

La alimentación y la libido

El impulso sexual proviene del «fuego ministerial» que se encuentra entre los riñones y depende de un chi y un *yang* del riñón adecuados. Por el contrario, cuando el *yin* del riñón es insuficiente, se aumenta la libido, pero no la satisfacción sexual. Si queremos mantener unas buenas relaciones sexuales, debemos consumir alimentos que nutran los riñones. Sin embargo, los tiempos han cambiado. Ya no puedes comer pene de foca o de tigre para mejorar las habilidades en la cama. ¿O sí? El caso es que hay restaurantes en China en los que, en vez de ponerte pato a la pequinesa, te sirven platos de pene de toro, de foca y de serpiente. No de tigre, eso es ilegal; pero se puede comprar en el mercado negro. Pero quienes nos preocupamos por esos animales podemos aumentar la libido y la función sexual a través de los siguientes alimentos:

Alimentos para calentar y nutrir el chi y el *yang* del riñón

Estos alimentos deben cocinarse con calor. Se pueden hervir, asar, hacer a la parrilla o freír en la sartén:

- Carne: Ciervo, pollo, cordero, lagarto, cabra, pato, placenta humana.
- Peces: Anguila, gambas, ostras, mejillones.
- Fruta: Pasas, cerezas, frambuesas.
- Verduras: Hinojo, puerros, boniatos.

- Cereales: Avena, maíz.
- Legumbres: Lentejas, frijoles, judías negras.
- Frutos secos y semillas: Castañas, pistachos, nueces.

Las siguientes especias y hierbas culinarias aumentan la función sexual y la libido al nutrir el yang del riñón o al promover la circulación del chi y la sangre:[231]

Romero: Es cálido, amargo y picante. El romero calienta y nutre el chi y el *yang* del riñón.

Anís estrellado (*Da Hui Xiang*): Es dulce, cálido y picante. Calienta y nutre el chi y el *yang* de riñón.

Ajo (*Da Suan*)**:** El ajo se considera caliente y acre, y calienta la función digestiva y promueve la circulación del chi y la sangre.

Jengibre: El jengibre también se considera caliente y acre, y calienta la función digestiva y promueve la circulación del chi y la sangre.

Semillas de fenogreco o alholva (*Hu Lu Ba*)*:* Estas semillas son cálidas y amargas; alimentan el *yang* del riñón y se deshacen del frío húmedo.

Canela (*Rou Gui*)*:* Es de naturaleza entre cálida y caliente. La canela calienta la función digestiva y promueve la circulación del chi y la sangre. También calienta el *yang* del riñón, activa la circulación de la sangre y expulsa el frío.

Clavo (*Ding Xiang*)*:* Caliente y picante. El clavo calienta la función digestiva y el *yang* del riñón.

Cardamomo negro (*Yi Zhi Ren*): El cardamomo negro es cálido y acre y calienta el *yang* del riñón y asegura la esencia.

Alimentos para mejorar la función sexual al nutrir el *yin* del riñón:[232]

Semillas de sésamo negro (*Hei Zhi Ma*): Las semillas de sésamo negro dulces y neutras tonifican el *yin* del riñón

Raíz de espárrago (*Tian Men Dong*): Es dulce, amarga y muy fría, y nutre el *yin* del riñón.

Oreja de madera (*Yin Er*): Este hongo tiene un sabor dulce, y promueve el movimiento del chi y la sangre y elimina los bloqueos. Tiene un sabor estupendo en la sopa. En la MTC no se considera que se adentre en el canal del riñón, pero la investigación moderna ha demostrado que tiene propiedades afrodisíacas, como ya señalé en el capítulo anterior.

Bayas de goji (*Gou Qi Zi*): Las bayas de goji son dulces y neutras, y nutren el *yin* de del riñón y tonifican ligeramente el *yang* del riñón.

Plantas medicinales chinas

Si vas a una consulta de fitoterapia tradicional china, puede que te receten algunas de las plantas que menciono más abajo para mejorar la función sexual, tanto en hombres como en mujeres. Sin embargo, nunca deberías tomarlas sin receta u orientación. Aunque suelen ser más suaves que los productos farmacéuticos, sí que pueden provocar un efecto biológico bastante fuerte en el cuerpo. De hecho, los principios activos biológicos de la mayoría de los fármacos actuales se identificaron en primer lugar en las plantas y en los hongos. (Por ejemplo, la *Artemisia annua* se empleaba en la antigüedad para tratar el paludismo en la medicina tradicional china, y hoy en día se ha convertido en un tratamiento farmacéutico eficaz).

En definitiva, las plantas son medicamentos y deben ser recetadas por alguien que comprenda su farmacocinética, la dosis y la forma de modificarlas en función de la respuesta al tratamiento. Toda persona que esté considerando la posibilidad de recurrir a la fitoterapia tradicional china debe consultar a un profesional capacitado. Quienes practican la medicina tradicional china suelen tener un máster en fitoterapia. Recetan fórmulas de plantas adecuadas para la constitución de cada paciente y sus posibles preocupaciones. En el capítulo 13, «Afrodisíacos», figura una descripción más detallada de muchos de estos medicamentos.

Plantas medicinales para nutrir el chi del riñón y el *yang* para la libido y la función sexual

- Cordyceps
- *Eucommia*
- semillas de astrágalo
- *ginseng*
- raíz de *Morinda officinalis*
- fruto de *Psoralea*
- terciopelo de ciervo
- gelatina de cuerno de ciervo
- cuerno de ciervo
- *Cistanche*
- tronco de *Cynomorium*
- *Cuscuta*
- *Curculigo*
- *Epimedium*
- frambuesa china
- semilla de *Cnidium* y cornejo.

Plantas medicinales para nutrir el riñón *yin*:

- *Ginseng* americano
- raíz de *Rehmannia* cocida
- bulbo de lirio
- plastrón de tortuga de agua dulce
- gelatina de caparazón de tortuga
- tubérculo de *Ophiopogon*
- *Herba Ecliptae*
- ligustro y *Dendrobium*.

Insisto, consulta a un profesional licenciado en fitoterapia tradicional china para conseguir recetas adecuadas.

Resumen de las recomendaciones dietéticas tradicionales chinas para mantener unas buenas relaciones sexuales

El arte del sexo, o la fusión del *yin* y el *yang*, se cultiva cuidando el cuerpo. Un cuerpo bien alimentado permite el flujo de las sustancias vitales de la vida, el chi, la sangre y el *jing*. Para cuidar los vasos que conducen las esencias del sexo hay que mantener una alimentación equilibrada en la que los cinco sabores estén representados. Además, debemos evitar los alimentos pesados, grasientos y procesados que bloquean los vasos.

Consumir alimentos frescos y cocinados, y evitar los alimentos crudos fríos es lo mejor para el bazo, donde se genera el chi y la sangre. Para mejorar la salud sexual hay que comer alimentos y especias que nutran los riñones, la raíz de la esencia. A través de estos cuidados, podemos fortalecer la fuerza vital, y así despertar de la muerte y volver a unir el cielo y la tierra.

PARTE III:
EL MEDIOAMBIENTE,
EL ESTILO DE VIDA Y EL SEXO

Vivir y respirar sexo

José volvió a casa sudando tras haber salido a correr. «Hacer ejercicio siempre me pone cachondo», pensó cuando vio a su novio, Robert, sentado en el sofá, pegado al iPhone, como siempre. Se acercó y se montó encima de él, jugueteando y poniendo la entrepierna a la altura de los ojos de Robert; se desabrochó los pantalones esperando que Robert pillara la —bastante poco sutil— indirecta.

Nada. Los ojos de Robert seguían clavados en el teléfono. Había recibido un correo electrónico de un compañero de trabajo que le había puesto de mal humor.

Tras la cena, José volvió a intentarlo. Esta vez, le tocó el culo a Robert y lo apretó con fuerza, algo que siempre le había funcionado para animar la cosa cuando estaban empezando a salir. Sin inmutarse, Robert continuó ojeando Instagram. Se encendió un cigarro y siguió viendo quién le había dado a «Me gusta» a sus fotos.

A la hora de acostarse, José llevó a cabo un tercer intento de conectar con Robert. Decidió esperarlo despierto en la cama, desnudo y con una buena erección. Así era imposible que Robert no se diera cuenta de las ganas que le tenía. Sin embargo, Robert casi ni le miró. Dejó el teléfono en la mesilla de noche y abrió el portátil. Estaba cansado y quería ver su serie favorita.

Al fin, José decidió hablar del tema. Le dijo a Robert que no sentía que se preocupara por él en la relación. Quería conectar con él tanto física como sexualmente, pero Robert siempre estaba distraído. Por si no era lo bastante triste no haber tenido ni una sola conversación a lo largo del día, encima Robert no hacía otra cosa que estar sentado todo el rato con el teléfono.

Robert, no obstante, pensaba que su vida sexual no tenía ningún problema. Lo hacían más o menos la misma cantidad de veces que cualquier otra pareja que llevara cuatro años junta. El trabajo le estresaba, y sentía que había asumido demasiada responsabilidad, mientras que José tenía un trabajo más relajado como diseñador gráfico. Robert no tenía tiempo siquiera para hacer las cosas que solía disfrutar, como senderismo o ciclismo, y menos aún para el sexo. Quería mucho a José, pero no entendía por qué no se pajeaba si estaba cachondo y respetaba que Robert estuviera estresado y cansado.

José agarró el teléfono de Robert y le enseñó que el tiempo de uso superaba las cuatro horas. Y eso era solo en el teléfono, por no hablar del tiempo que pasaba con el ordenador.

Robert se dio cuenta de que, aunque parecía que nunca tenía tiempo para hacer esas cosas que tanto disfrutaba, sí que pasaba horas con el teléfono, lo cual representaba una vía de escape, no una solución. Ambos querían tratar de salvar la relación y estaban dispuestos a cambiar. Robert decidió que era hora de volver a centrarse en la conexión entre ambos en lugar de darla por sentado. José prometió preocuparse más por aliviar parte del estrés de Robert.

Juntos, José y Robert desarrollaron algunos hábitos diarios nuevos. Tras una cena sana, salían a pasear por el parque, y los sábados iban a hacer senderismo o ciclismo.

Traté a Robert con acupuntura para ayudarlo a dejar de fumar, y al poco tiempo notó que tenía mucha más energía. Y, lo que era mejor, parecía que siempre tenía más ganas de sexo después de una buena caminata, en lugar de estar cansado y deseando desconectar.

La situación de José y Robert es más habitual de lo que parece. Aunque ya hemos oído millones de advertencias sobre el tiempo que pasamos delante de pantallas, la verdad es que el estilo de vida que llevamos hoy en día nos presiona a pasar horas pegados al teléfono y casi nada de tiempo realizando actividades físicas; algo que va en contra del diseño biológico de los seres humanos. El chi y la sangre deben moverse. El ejercicio facilita ese movimiento de las esencias vitales y sexuales.

El ejercicio no es solo un componente de la buena salud, y es mucho más que un medio para alcanzar un buen aspecto físico. Es tan fundamental para las relaciones sexuales como los alimentos que comemos.

A esto hay que añadirle la considerable cantidad de contaminantes medioambientales que absorbemos día a día que provienen de desechos industriales y campos electromagnéticos —otros elementos que perjudican nuestra vida sexual—; por tanto, a la mayoría de nosotros nos cuesta compensar un estilo de vida y un medioambiente que frustra hasta los mejores intentos de optimizar nuestra salud sexual.

Para orientarnos en estas cuestiones, la MTC también es fundamental.

Ejercicio

A estas alturas, hablar de la cantidad de beneficios que nos brinda el ejercicio y de lo mucho que nos puede cambiar la vida es como oír *Stairway to Heaven* en una tienda de guitarras. Estamos tan saturados con este tema que nuestro cerebro ya ni responde.

Lo pillamos. Nos sienta genial. Todos deberíamos hacerlo, y mucho más a menudo. No lo hacemos lo suficiente, y nos está matando.

Para la medicina moderna ha sido difícil encontrar un modo de compaginar el ejercicio con nuestra vida diaria, o, mejor dicho, ayudarnos a darnos cuenta de que el movimiento físico, o la falta de ello, está directamente relacionado con cómo nos sentimos cada minuto del día. Nuestro estado físico afecta a cómo vivimos la vida desde que nos levantamos, mientras intentamos mantenernos a la hora de trabajar, de cuidar a los niños, de socializar; e incluso afecta a la hora de dormir, a lo bien que dormimos y, por supuesto, a cómo envejecemos. Afecta al estado de ánimo, al apetito, a la autoestima y a las funciones cognitivas. No hay ni un solo momento de nuestra vida, ya estemos despiertos o dormidos, que no se vea afectado por nuestra forma física, de un modo u otro.

Pero ya hemos hablado suficiente de este tema. ¡Vamos a por el sexo!

El ejercicio es el combustible del sexo en todos los sentidos. Cuanto más te mueves, mejor polvo. No se trata solo de durar más, ni de tener más resistencia, sino que también mejora la sensibilidad, la energía y la ligereza. Lo consigue porque afecta a las hormonas relacionadas con el sexo, como los estrógenos, la prolactina, el cortisol, la oxitocina y la testosterona. Aumenta la libido de todo el mundo. Para los hombres, mover el cuerpo mejora la función eréctil[233] e intensifica la sexualidad. Para las mujeres, facilita la excitación y produce el tipo de orgasmos que te apetece contarles después a tus amigas. Incluso breves episodios de ejercicio mejoran considerablemente la función sexual.

Mover el cuerpo ayuda a mantener un peso ideal (mientras más alto sea el peso, más posibilidades de disfunción sexual, tanto en hombres como en mujeres). Hay estudios que indican que podemos predecir la satisfacción sexual mediante el porcentaje de grasa corporal. Desde luego, el ejercicio refuerza la resistencia cardiovascular, que ha demostrado en investigaciones mejorar el comportamiento sexual femenino.[234] Los estudios sobre hombres han demostrado que el ejercicio aeróbico, practicado unas tres veces a la semana durante una hora, daba lugar a unas relaciones sexuales más asiduas, unos orgasmos más placenteros y una función sexual mejor.[235]

¿Tienes menos de cuarenta años? Un estudio[236] mostró que los hombres que practicaban ejercicio en la treintena tenían una mejor función eréctil; y cuarenta minutos de ejercicio moderado, cuatro veces a la semana, ayudó a quienes ya tenían problemas de erección. Puesto que el ejercicio mejora los problemas subyacentes relacionados con el peso, la hipertensión, el síndrome metabólico y las enfermedades cardíacas, estos hombres experimentaron unas erecciones más fuertes y les resultó más fácil conseguirlas, tras dedicar tan solo un rato a mover el cuerpo.[237]

Las investigaciones también han hallado una conexión[238] entre lo mucho que nos movemos y lo mucho que nos excitamos y que llegamos al orgasmo. Las mujeres que practican ejercicio de manera regular tienen unos orgasmos más satisfactorios, y los hombres que lo practican frecuentemente disfrutan de una mejor función eréctil. Otros estudios han mostrado que las mujeres que hacen ejercicio antes del estímulo sexual se excitan con mayor facilidad al exponerse al estímulo.[239] Esto ocurre porque la estimulación del sistema nervioso simpático, que se consigue con el ejercicio, también facilita la respuesta física sexual.

También está relacionado con el intestino. El microbioma humano, que afecta a casi todos los aspectos de nuestra salud, se ve alterado de manera positiva con el movimiento. Aumenta la diversidad microbiana, reduce la cantidad de microbios que se asocian con enfermedades y aumenta la cantidad de microbios asociados con la salud.[240]

Entiendo que muchos de nosotros somos reacios a hacer ejercicio, ya sea por nuestro horario, por el poco tiempo libre, por compromisos o solo por preferencias personales. Por más que haya personas que hacen que parezca fácil ir al gimnasio de forma habitual (no pasa nada por odiar a este tipo

x

de gente), a otros nos parece que las dos horas necesarias para todo el lío de ir y venir, entrar en el vestuario y vestirse hacen que no valga la pena la sesión de cuarenta y cinco minutos de ejercicio.

Pero si te fijas en China, donde en cualquier época, tanto jóvenes como mayores se juntan en parques y espacios públicos para practicar taichí —una serie de movimientos lentos y meditativos— en unísono, creo que empezarías a plantearte el ejercicio de una manera diferente a nuestra perspectiva de ejercicio apresurado de Occidente.

Es una forma divertida de reunirse con la gente y encaja de manera natural en el horario de cada día, además de ser un ejercicio sorprendentemente bueno. Lo mejor es que no requiere un gran esfuerzo ni un cambio en nuestra rutina ni nuestra identidad, sino que solo hace falta encontrar un hueco en nuestro día a día para ello. Tampoco nos hace falta matarnos con una rutina de ejercicios de las que hacen los famosos para estar en buena forma. Podemos tratar de incorporar algo que encaje de forma natural con nuestras vidas, nuestro entorno y nuestros horarios.

Para conseguirlo, tomo nota de los hábitos de ejercicio de mis pacientes, sus horarios y sus aversiones para encontrar modos de incorporar el ejercicio en su rutina diaria en el trabajo y en casa, sin necesidad de alteraciones complicadas.

Una posibilidad es coger media hora del descanso para comer para dar una vuelta por el edificio, o caminar en el exterior. Muchos de nosotros tenemos trabajos mentalmente agotadores. A veces, incluso hacer ejercicio durante unos minutos cuando estamos ocupados con proyectos de trabajo nos ayuda a reiniciar la concentración y la energía mental. Como recompensa, obtendremos una mayor productividad, lo que a su vez nos hará recuperar el tiempo de ejercicio.

Además, hay quien encuentra útil usar las escaleras de su propia casa durante los meses de frío. Cuando hace calor, puedes ir en bicicleta a la tienda, en lugar de conducir. En los aparcamientos, deja el coche lejos para tener que darte un paseo más largo. Establecer una rutina constante es lo más efectivo, y por poco tiempo que dediques, los beneficios serán geniales tanto a corto como a largo plazo.

José y Robert encontraron formas tanto de hacer más ejercicio como de pasar más tiempo juntos, lo cual mejoró su vínculo y su salud sexual. Robert tenía más energía y una libido más alta, y la excitación de ambos mejoró.

Dormir

Dormir es importante para innumerables procesos que tienen lugar en el cuerpo, y la falta de sueño puede provocar alteraciones en todos los sistemas. Según la MTC, cuando el *yang* se encuentra con el *yin* obtenemos un sueño restaurador y relajante. Dormir lo suficiente no es solo necesario a la hora de trabajar, de cuidar a los niños, de hacer ejercicio y de vivir: es esencial para el sexo.

La dopamina es insustituible para la excitación y el rendimiento sexual. Dormir mantiene los niveles de dopamina estables, y la falta de sueño los altera. No dormir lo suficiente también provoca una gran inflamación con cambios vasculares que dañan los vasos sanguíneos, lo que impide que se dilaten y se contraigan de manera apropiada.[241] La inflamación es uno de los principales culpables de la disfunción sexual. Dormir adecuadamente ofrece numerosos beneficios para la salud, pero además muchas parejas que tienen menos relaciones sexuales se quejan de que están demasiado cansadas.

Evidentemente, todo está interconectado. Dormimos mejor cuando comemos bien y nos movemos lo suficiente, lo que además nos proporciona la energía necesaria para el sexo.

Mente, alma y cuerpo

No podemos controlarlo todo. A menos que encuentres un rincón despoblado del planeta para protegerte de los peligros ambientales de los teléfonos, las computadoras y la contaminación, ellos te acabarán encontrando a ti.

Siempre habrá un compañero de trabajo que nos provoque estrés, siempre habrá responsabilidades en casa. Pero entregarnos a esta certeza nos proporciona cierta paz y aceptación. Y nuestro estado mental afecta verdaderamente a la salud del cuerpo.

Y, a ese respecto, hay una gran cantidad de prácticas que ayudan a conectar la mente, el alma y el cuerpo para lograr esa aceptación pacífica.

En investigaciones,[242] las prácticas de *mindfulness*, un tipo de meditación que nos hace ser conscientes del presente durante pequeños períodos de tiempo, han demostrado reducir los síntomas de la ansiedad y la depresión. Un estudio,[243] por ejemplo, mostró que el taichí con imágenes mentales mejoró la velocidad de la conducción nerviosa en pacientes con diabetes de tipo 2. El taichí favorece la paz mental y, dependiendo de los movimientos, puede resultar también beneficioso para el cuerpo, ya que lo fortalece.

El yoga es un ejercicio dedicado al cuerpo y a la mente. Contribuye al bienestar general y mejora la salud psicológica, física y emocional. Además, ha demostrado en investigaciones[244] mejorar la salud sexual de las mujeres al aumentar el deseo, la excitación, la lubricación, el orgasmo y la satisfacción, y reducir el dolor.

En mi consulta, tratamos todas estas maneras de estar presente y sentirnos plenos, como el yoga, el taichí, los ejercicios de respiración, el *qigong* (o *chi kung*), la meditación o los paseos por el bosque. Tienes que encontrar lo que te funcione a ti.

Aunque las presiones de la vida moderna nos dificulten llevar un estilo de vida apropiado para la salud sexual, existen montones de formas de conseguir una sexualidad satisfactoria. Para ello podemos dormir el tiempo suficiente y encontrar maneras de incorporar el ejercicio en nuestra rutina de trabajo y de casa. Cuando cuidemos de nuestro cuerpo, nuestra alma y nuestra mente, el sexo será divino.

LA EXPOSICIÓN
A METALES PESADOS

No me refiero a darle al tema en un concierto de Metallica, desgraciadamente. La mayoría de la gente no es consciente de que estamos expuestos a una cantidad cada vez mayor de metales pesados que se encuentran en el aire, el agua, la comida y nuestros hogares. Ciertos iones metálicos son esenciales para el cuerpo humano, pero en exceso pueden ser bastante tóxicos para el sistema reproductivo.

Uno importante que he mencionado antes es el cadmio, que fomenta la aparición de enfermedades crónicas y, en grandes dosis, puede provocar la muerte. El cadmio se extrae mediante un proceso de minería y luego se libera en el aire durante la fundición. Además, los residuos industriales,[245] agrícolas y de aguas residuales también contribuyen, ya que se acumula fácilmente en los desechos y en los cultivos. Como resultado, los alimentos que consumimos son uno de los mayores contribuyentes de cadmio para nuestros cuerpos. El humo del cigarrillo (de primera y segunda mano) es otro gran culpable de la exposición al cadmio.

La intoxicación por metales pesados es un problema común debido a todos los desechos industriales. Ciertas enfermedades han ido en aumento precisamente a causa de esto, como el asma. La prevalencia de enfermedades alérgicas o asmáticas en el mundo ha aumentado progresivamente, y ahora afecta en torno a un 30 y un 40 % de la población mundial.[246]

Se sabe que los metales pesados son neurotóxicos, genotóxicos y carcinógenos, que pueden provocar enfermedades crónicas y dificultar la recuperación de los enfermos. Las investigaciones han demostrado que la exposición ambiental al plomo, al mercurio, al cadmio, al cobre, al arsénico y al níquel causa importantes trastornos estructurales y funcionales en el sistema endocrino, que afectan a las glándulas suprarrenales, a la tiroides, a los testículos, a los ovarios y al páncreas.

En hombres y mujeres, estos metales pesados tóxicos también afectan a las hormonas sexuales y a las hormonas tiroideas, y pueden causar diabetes de tipo 2, así como lesiones testiculares y ováricas, lo que reduce el rendimiento reproductivo.[247]

La Organización Mundial de la Salud creó el proyecto *Environmental Burden of Disease*[248] («carga de enfermedad ambiental») para evaluar el impacto de una serie de sustancias como el benceno, las dioxinas y el humo de segunda mano, el formaldehído, el plomo, el ruido del tráfico, el ozono, la materia particulada (PM2.5) y el radón sobre la salud humana en seis países (Bélgica, Finlandia, Francia, Alemania, Italia y los Países Bajos). Los científicos llegaron a la conclusión de que entre un 3 y un 7 % de la carga de enfermedad en estos países es atribuible a estos nueve contaminadores medioambientales.

La materia particulada transportada por el aire era el principal factor de riesgo, y se perdieron unos 112 000 años de vida saludable por cada millón de personas debido a la exposición a estas toxinas. Teniendo en cuenta la cantidad de distintos factores que afectan a la salud, como la dieta, el estilo de vida y el ejercicio, esta cifra es notable.

En pocas palabras, nuestros órganos no lo pueden soportar. Los sistemas de órganos a los que más afecta esta exposición a metales pesados son el sistema nervioso central, el tracto gastrointestinal, el aparato circulatorio, el sistema hematopoyético (la producción de células sanguíneas y plaquetas dentro de los huesos), el sistema renal y el sistema nervioso periférico.

A estas alturas, ya sabrás que todos estos sistemas afectan de un modo significativo a la función y al placer sexual.

Y, lo que es peor, estos metales están en la comida. Un estudio midió el contenido de metales pesados de los productos convencionales y los orgánicos, y halló que los vegetales convencionales contenían mayores cantidades de la mayoría de los metales pesados en comparación con sus contrapartes orgánicas.[249] Los alimentos orgánicos tienen alrededor de la mitad de cadmio que los no orgánicos, así como menos residuos de pesticidas y un mayor contenido de antioxidantes.

Ingerir altos niveles de grasa tampoco ayuda. Empeora los efectos tóxicos de los metales pesados y también inhibe la eliminación de estos metales del cuerpo. Por ejemplo, en un estudio los voluntarios bebieron plomo radioactivo solo o con aceite vegetal (no me preguntéis por qué aceptaron hacerlo). El grupo que ingirió un alto contenido de grasa absorbió significativamente más plomo que el grupo que bebió sólo plomo.[250]

Los metales pesados y el sexo

Sabemos, gracias a estudios epidemiológicos, que el cadmio, el plomo y el mercurio están asociados con efectos adversos para la reproducción. Por culpa de su uso industrial durante una gran cantidad de años, estos metales pesados tóxicos son omnipresentes en el medioambiente, y ahora la mayoría de los adultos tienen cantidades mensurables de ellos en la sangre.[251] Gracias, industria.

Y si crees que los niveles de exposición son seguros, lamento decirte que los estudios muestran todo lo contrario. Por ejemplo, los metales interfieren en el desarrollo normal de la pubertad en las mujeres. Los investigadores del Instituto Nacional de Salud Infantil y Desarrollo Humano (uno de los Institutos Nacionales de Salud del Departamento de Salud y Servicios Humanos de los Estados Unidos) recogieron muestras de sangre de mujeres de seis a once años, para medir las hormonas reproductivas. Hallaron que el plomo suprimía la producción de hormonas asociadas a la pubertad, especialmente cuando se combinaba con el cadmio.[252] Asimismo, un estudio[253] de 252 mujeres sanas, a las que no se identificó ninguna exposición particular a metales pesados, mostró que los niveles de cadmio, plomo y mercurio en la sangre estaban asociados con leves cambios en las hormonas reproductivas.

En otro estudio[254] se comprobó que los metales pesados, como el mercurio, el cadmio, el cobalto y el cobre, afectaban negativamente a las células testiculares y deterioraban las hormonas sexuales, incluida la testosterona, en los hombres.

En otros estudios epidemiológicos se ha comprobado que el cadmio, el mercurio y el plomo por sí solos afectan negativamente a la reproducción. Y también a la producción de esteroides sexuales.[255] Además, se han encontrado niveles detectables en el tejido ovárico humano, lo que afecta al crecimiento de los folículos femeninos.[256]

Para Robert, fumar suponía una clara fuente de exposición al cadmio. La alteración resultante de sus hormonas puede haber contribuido a su falta de deseo sexual. Hay algunas cantidades de exposición a metales pesados sobre las que no tenemos control, pero el tabaco es una fuente que es mejor evitar.

Se han llevado a cabo más investigaciones que muestran una infinidad de efectos negativos en las hormonas sexuales. El cadmio afecta a la biodisponibilidad de los andrógenos y los estrógenos en el cuerpo.[257] El plomo y el mercurio inhiben la unión del estradiol.[258] La investigación epidemiológica afirma que el cadmio tiene efectos estrogénicos,[259] mientras que el plomo es antiestrogénico.[260] El plomo se asocia con el retraso de la pubertad[261] y de la menstruación.[262]

La intoxicación por arsénico y la exposición a otros agentes industriales ralentiza la conducción nerviosa.[263] Sabemos que el efecto resultante en los impulsos nerviosos perjudica el placer y el funcionamiento. Y los niveles de contaminantes orgánicos persistentes, como los bifenilos policlorados o policlorobifenilos (PCB, comúnmente encontrados en los plásticos), afectan a nuestra salud hormonal. En muchos animales salvajes se encuentran niveles altos de estos contaminantes, lo que sugiere una exposición ambiental generalizada. Un estudio, por ejemplo, informó que los zorros árticos sufren una alta exposición a los PCB y que esto puede reducir sus niveles de testosterona hasta un 75 %.[264]

Si ni siquiera los zorros, con lo astutos que son, son capaces de superar el impacto de los metales pesados en el cuerpo y las hormonas, está claro que tenemos que tomar medidas.

Cómo hacer frente a la exposición a metales pesados

En una palabra: naturaleza. Para aprender, podemos tomar la naturaleza como ejemplo; podemos observar cómo se adaptan las plantas y los animales a la exposición a estos metales. Básicamente, al evolucionar, han desarrollado unas proteínas llamadas metalotioneinas (MT) y fitoquelatinas (FQS).[265]

Los fármacos quelantes no han logrado imitar este proceso y no han podido reducir los niveles de plomo en los niños que han estado expuestos a él. Sin embargo, los quelantes de origen vegetal, las metalotioneinas y las fitoquelatinas sí reducen el plomo de manera eficaz.

Las MT son proteínas que se unen a los metales pesados y se encuentran en plantas, animales y bacterias. Tienen la capacidad de proteger a las células de los daños causados por los radicales libres y también de protegerlas contra la radiación.

Las MT tienen una gran afinidad por el zinc presente en el cuerpo, pero ante la presencia de un exceso de cadmio o cobre, se unirán a ellos en su lugar, y de este modo consiguen que las células sean resistentes a su toxicidad.[266] El zinc provoca la expresión de MT, y la deficiencia de zinc reduce la capacidad de lidiar con el exceso de metales pesados en el cuerpo. Por esta razón, todos deberíamos asegurarnos de que nuestra alimentación nos aporta un nivel adecuado de zinc o consumir suplementos.

Las fitoquelatinas también se unen a los metales, y las producen todas las plantas vasculares y la mayoría de las algas. Estas sustancias las protegen de los efectos nocivos de la toxicidad de los metales, y en las investigaciones se ha demostrado que son más eficaces que los fármacos quelantes para eliminar los metales pesados del cuerpo.[267]

Nuestra capacidad para hacer frente a la exposición a los metales pesados tóxicos varía puesto que todos tenemos diferentes estados nutricionales y distintos niveles de antioxidantes, y nuestros cuerpos producen diferentes cantidades de agentes quelantes. Por eso, por ejemplo, algunos niños desarrollan autismo después de la exposición a cantidades muy pequeñas de metales pesados,[268] mientras que con la mayoría no ocurre. Hoy en día, algunos inmunólogos creen que el cuerpo de estos niños no es capaz de producir una respuesta biológica[269] adecuada incluso a una exposición relativamente menor a los metales pesados.

A lo que nos enfrentamos en realidad es al hecho de que los metales pesados provocan estrés oxidativo en el cuerpo, a nivel celular y de ADN. Debido a que ahora estamos expuestos a más metales pesados tóxicos que nunca, los antioxidantes alimentarios son una parte aún más esencial de la dieta, ya que se ha demostrado que mitigan los efectos negativos de la exposición a los metales pesados.[270]

Los niveles de minerales de cada cuerpo particular también son un factor determinante. Cuanto más exagerado sea el déficit de calcio, más se facilita la absorción de plomo y de cadmio.

El aumento del magnesio y del zinc reduce la absorción del cadmio. En los niños, tomar hierro reduce la absorción de plomo. El selenio se une al mercurio en el cuerpo y ayuda a disminuir los biomarcadores relacionados con el estrés oxidativo, además de ayudar a poner a ese mercurio de patitas en la calle.[271]

Además, por lo visto, también hay alimentos que son idóneos para expulsar los metales pesados del cuerpo. La clorela, los tomates, la moringa, el cilantro, la cúrcuma y el ajo han demostrado que son capaces de expulsar los metales pesados de una patada.[272] Además, a los metales pesados tóxicos les gusta el azufre, así que los alimentos con péptidos que contienen azufre, como el ajo, las cebollas y el brócoli[273] son nuestros aliados.

Veamos un resumen de las investigaciones existentes sobre qué alimentos mandan a qué metales a tomar viento:

Cadmio
El cadmio altera seriamente la función sexual y reproductiva a través del sistema endocrino.
Enemigos del cadmio
• El tomate, las bayas, la cebolla, el ajo y las uvas son enemigos naturales del plomo y del cadmio gracias a su contenido en minerales (azufre, calcio, selenio, zinc, vitaminas B, quercetina, naringenina, antocianinas, elementos esenciales y antioxidantes).
• La ingesta de fibra puede reducir la absorción del cadmio por parte del intestino. Tener el hierro bajo también contribuye a la absorción de cadmio en los tejidos.[274]
• La cebolla y el ajo reducen la nefrotoxicidad (afectación renal por tóxicos). La cebolla reduce los daños oxidativos testiculares y lucha contra la espermatotoxicidad.
• Tras sufrir los efectos del cadmio, las uvas mejoran la testosterona, el recuento y la motilidad de los espermatozoides y el peso testicular.[275]

Mercurio
El mercurio altera seriamente las hormonas y daña las células.
Enemigos del mercurio
• El ajo protege contra los efectos citotóxicos del mercurio en los leucocitos humanos gracias a su efecto antioxidante[276] y a las vitaminas C y E.[277]
• La clorela acelera la excreción del mercurio y, por tanto, disminuye el nivel de mercurio en los tejidos (del cerebro y del riñón).[278]
• El tomate contiene sustancias con propiedades antiinflamatorias y antioxidantes, y proteínas que se unen a los metales pesados tóxicos que se acumulan en el hígado, como el mercurio, el plomo y el cadmio.[279]

Plomo
El plomo altera las hormonas sexuales como la testosterona y daña el tejido testicular a causa del estrés oxidativo, lo que provoca una reducción de la densidad del esperma.
Enemigos del plomo
• La leche aumenta la absorción del plomo, incluso la desnatada, lo que indica que este efecto no se produce por el contenido en grasa.[280] Sin embargo, la ingesta mayor de calcio reduce la absorción del plomo.
• El ajo y la cebolla reducen considerablemente la concentración de plomo en el hígado, los riñones, el cerebro y el tejido óseo.[281] El ajo disminuye la carga de plomo y restablece las medidas de salud inmunológica en la sangre y los tejidos. El ajo elimina el plomo que se acumula en los tejidos en personas con exposición crónica ocupacional al plomo, y mejora los dolores de cabeza, los reflejos (la salud nerviosa), la presión arterial y la irritabilidad.[282]
• La clorela y el jengibre mejoran los daños testiculares y las anomalías en el esperma de los ratones expuestos al plomo.[283] Lo mismo ocurre con las semillas de comino negro y el cilantro[284] en los testículos de las ratas expuestas al plomo.
• El cilantro protege los testículos de los efectos del plomo. El cilantro ha demostrado en investigaciones prevenir los daños provocados por el plomo en los testículos y el esperma. También se le dio cilantro a los pacientes con testículos ya dañados por el plomo y el tejido testicular mejoró.[285]
• Las uvas negras también protegen contra el estrés oxidativo producido por el plomo.[286]

Arsénico
El arsénico no sólo es un componente importante de las novelas de misterio sobre asesinatos, sino que también es un metal pesado cancerígeno que resulta tóxico para las células, provoca una expresión genética anormal y daña el ADN. El arsénico mata las células al provocar estrés oxidativo, lo cual ralentiza la conducción nerviosa y, a su vez, como ya sabemos, esto significa menos placer y función sexual.
Enemigos del arsénico
• El componente activo de la cúrcuma, la curcumina, elimina los radicales libres y se adhiere a los metales pesados. De este modo protege al hígado de los daños provocados por los metales pesados.[287]   • Los habitantes de Bangladesh expuestos a altos niveles de arsénico, debido a los pozos de agua potable, sufrieron cánceres y enfermedades de la piel. La curcumina y la pimienta negra protegieron a dicha población contra los daños provocados por el arsénico en el ADN.[288] En el plazo de tres meses, los niveles de ADN coincidieron con los del grupo de control.[289]

La moraleja de todo esto es la siguiente: todos deberíamos intentar visitar a menudo el mercado local, o al menos al pasillo de los productos agrícolas. Las frutas y verduras frescas son nuestros salvadores gracias a su capacidad para protegernos de todos esos ataques ambientales. Así, nuestros esfuerzos se traducirán en más y mejores relaciones sexuales, una mayor excitación y lubricación y unas erecciones más fuertes.

Los campos
electromagnéticos

Ahora que ya nos hemos enfrentado a los demonios de los peligros ambientales, debemos dirigir nuestra atención hacia los campos electromagnéticos (CEM). ¿Qué son? ¿Dónde están? ¿Qué nos están haciendo? ¿Y qué podemos hacer al respecto?

Los campos electromagnéticos de los seres vivos se crean por el movimiento de las cargas eléctricas, o corrientes de electrones. Dmitry Budker, profesor de física de la Universidad de Berkeley, indica que el cuerpo humano produce pequeños campos magnéticos, y que se puede medir esta actividad eléctrica en el corazón y el cerebro mediante magnetómetros sensibles.

Los campos electromagnéticos externos, que no son del cuerpo, provienen, entre otros, de los teléfonos móviles, las computadoras, los televisores, los cables de alta tensión y las radios. La tecnología que usamos a diario y que nos rodea (tengamos o no cuenta en TikTok).

Los CEM producen corrientes y campos eléctricos. Es importante saber que el cuerpo humano también funciona mediante corrientes eléctricas. Por ejemplo, cada vez que un nervio se activa, o cuando el corazón se contrae, allá van las corrientes eléctricas.

El despliegue del 5G ha generado controversia sobre la seguridad de estos campos para la salud de los seres humanos. Al revisar la literatura médica escrita sobre el impacto que tienen en el cuerpo y en la vida sexual, encontré decenas de estudios que demuestran que afectan de forma negativa en muchos aspectos de la salud, desde el sistema neurológico, cardiovascular e inmunológico, hasta, por desgracia, el aparato reproductor. Se llevaron a cabo innumerables estudios epidemiológicos, clínicos y con animales que demostraron que tienen efectos negativos en la salud, y tan solo hubo unos pocos estudios que no demostraron tales efectos.

Entonces me pregunté: ¿por qué es un tema tan controvertido?

Las ondas electromagnéticas provocan cambios genéticos y biológicos en el cuerpo humano. Esto ya no son especulaciones, o conspiraciones, como antes, cuando los locos se hacían sombreros de papel de aluminio. La interacción entre la electricidad de los CEM y la electricidad del cuerpo humano causa perturbaciones fisiológicas. Las investigaciones han demostrado que el nivel al que una persona promedia se expone a los CEM puede causar daños oxidativos en el ADN.[290]

Esto se sabe desde hace mucho tiempo. Ya en 1976, los documentos de la Agencia de Inteligencia de Defensa[291] informaron de que el personal militar expuesto a la radiación no térmica de microondas experimentaba irritabilidad, dolores de cabeza, fatiga, mareos, insomnio, ansiedad, depresión, problemas de memoria y falta de concentración.

Estudios más recientes[292] han demostrado que los CEM aumentan directamente el riesgo de leucemia en los niños. Además, los trabajadores[293] expuestos a campos electromagnéticos tienen un riesgo elevado de padecer alzhéimer. A 2,4 GHz, incluso el wifi provoca arritmia cardíaca y aumenta la presión sanguínea en los conejos.[294]

Se ha demostrado que las frecuencias de radio y la radiación electromagnética provocan efectos dañinos en la integridad del ADN, en el corazón y en el cerebro.[295] Los estudios[296] han relacionado la exposición al wifi con enfermedades neurodegenerativas,[297] y han demostrado que los CEM creados por el hombre tienen un efecto biológico mucho más fuerte que los CEM naturales.[298]

A partir del 2014, la OMS clasificó los CEM como posiblemente cancerígenos para los seres humanos, aunque desde entonces han surgido muchas más investigaciones. En una revisión de 2015[299] que se publicó en el *International Journal of Oncology* (Revista internacional de oncología), los científicos llegaron a la conclusión de que la radiación de los teléfonos móviles provoca tumores en el cerebro y debe ser considerada como un carcinógeno humano.

La Agencia Europea del Medio Ambiente determinó que existen pruebas suficientes para afirmar que la exposición al wifi supone un riesgo de padecer tumores cerebrales. Por ello recomendaron que se redujera la exposición a los CEM, sobre todo a los de los teléfonos móviles, y tener más cuidado con los niños y los jóvenes, puesto que son más susceptibles al riesgo de padecer tumores en la cabeza.[300]

La radiación de los teléfonos móviles puede incrementar las posibilidades de que se produzcan daños en el tejido cerebral.[301] La radiación provoca un aumento en el metabolismo de la glucosa en el cerebro, lo cual está relacionado con el cáncer.[302] Incluso a niveles más bajos que las pautas actuales de la Comisión Federal de Comunicaciones, esta radiación causa alteraciones biológicas en el cuerpo.

Anteriormente se creía que, puesto que los niveles de exposición a las microondas de los teléfonos móviles no eran lo bastante fuertes como para causar cambios de temperatura en el cuerpo humano, su exposición era inofensiva. Pero los investigadores han descubierto que una sola hora de exposición no térmica puede provocar una respuesta de estrés en el cuerpo. Esta exposición cambia numerosas proteínas en los tejidos humanos, incluida la proteína de choque térmico.

Y eso no es todo. Un estudio de 2017[303] concluyó que la exposición a largo plazo al wifi puede causar enfermedades neurológicas, que ralentizan y debilitan las señales que van y vienen desde los genitales, por lo que se reduce el placer y la función sexual.

Los pacientes de mayor peso tienen una mayor vulnerabilidad a esta clase de radiaciones. Probablemente se debe a las diferencias hormonales;[304] con el incremento de los estrógenos disminuye la melatonina.

Se han realizado estudios epidemiológicos en humanos y animales[305] sobre los efectos que tienen los CEM en el aparato reproductor masculino[306] y el femenino,[307] y se ha confirmado que afectan de forma negativa al sistema nervioso y al endocrino en relación a la reproducción.

El aparato reproductor masculino

Los estudios en humanos y animales han demostrado que los CEM tienen un efecto biológico significativo en el aparato reproductor masculino. Entre otros, los CEM disminuyen la calidad[308] y la motilidad[309] del esperma. El uso de teléfonos móviles provoca la muerte celular de las células testiculares.[310] El ADN del esperma se daña[311] y el desarrollo de las células testiculares se altera.[312] La exposición al wifi de 2,4 GHz perjudica la función de los espermatozoides,[313] por lo que hay que tener en cuenta que la exposición en los lugares que habitamos podría ser un factor clave en la exposición que recibimos.

¿Cómo dañan el wifi y los CEM los órganos sexuales masculinos? Los CEM provocan cambios en la ultraestructura del tejido del aparato reproductor masculino, un tejido fino que se encuentra dentro de una célula que podemos observar mediante un microscopio electrónico. Los CEM interfieren con la homeostasis del calcio intracelular, lo cual provoca el deterioro de la función del esperma y reduce la motilidad y viabilidad del mismo. Se han llevado a cabo numerosos estudios que muestran que la exposición a las frecuencias de radio y a la radiación electromagnética reduce significativamente el recuento de espermatozoides y daña el ADN.[314]

Varios estudios[315] también han demostrado que la exposición a los CEM provoca cambios en la testosterona sérica.

El aparato reproductor femenino

Los CEM también pueden desestabilizar el aparato reproductor femenino alterando el equilibrio hormonal[316] a través del sistema endocrino, y pueden dañar el útero, los ovarios y los folículos.[317] Estos daños pueden reducir la fertilidad y perjudicar la función sexual normal. Los estudios en animales[318] han demostrado que los trastornos neuroendocrinos son la principal razón de los problemas de fertilidad.

La exposición prolongada[319] a la radiación electromagnética del wifi también es un problema, ya que provoca estrés oxidativo y cambios fisiopatológicos en las estructuras reproductivas femeninas. En los estudios con animales,[320] la exposición a los CEM de las computadoras y los televisores fue suficiente para inducir ciclos de celo prolongados. Generalmente, inhibe la ovulación[321] y altera el crecimiento de los folículos.[322] Los CEM también pueden acelerar el proceso de muerte celular en los ovarios femeninos, lo cual provoca la destrucción del tejido ovárico y otras células en el útero y las trompas uterinas.[323]

Un estudio[324] reveló que la exposición a los CEM asociados con las pantallas de vídeo aumentaba la incidencia de abortos espontáneos.

Además reveló una correlación entre el uso ocupacional de los monitores y las anomalías fetales. Otros estudios[325] han vinculado el uso de teléfonos móviles con los nacimientos de bebés con poco peso.

Los CEM también pueden afectar a la implantación del embrión y al desarrollo del feto. Un estudio en animales centrado en los efectos de los CEM en la reproducción femenina demostró que producían una reducción de la fertilidad y del desarrollo del embrión porque los CEM disminuyeron el número de blastocistos, lo cual provocó la fragmentación del ADN. [326]

Otros estudios epidemiológicos[327] muestran que los CEM que provienen de las computadoras que empleaban trabajadoras embarazadas aumentaron las tasas de defectos de nacimiento y abortos espontáneos. Se ha debatido la validez de estos hallazgos en los seres humanos. Sin embargo, numerosos estudios[328] han obtenido hallazgos similares en animales.

Cómo reducir la exposición a los CEM

Dado que los CEM forman parte de nuestra vida cotidiana y se encuentran en nuestros hogares, comunidades y puestos de trabajo, ¿qué podemos hacer para protegernos de sus efectos negativos? Existen algunas opciones[329] sencillas que podemos llevar a cabo para, cuando menos, reducir esta exposición constante. Estas son algunas:

- Usar el altavoz o el manos libres de teléfono móvil.
- Intentar que las llamadas sean cortas.
- No usar auriculares.
- Desactivar las aplicaciones innecesarias.
- Activar el modo avión.
- Desenchufar las bases de los teléfonos inalámbricos.
- Usar redes ethernet con cables (LAN).
- Limitar el uso de ordenadores, teclados y auriculares en el coche y en casa.
- Aumentar el consumo de agua para favorecer la desintoxicación.
- Aumentar la exposición a la luz solar para obtener vitamina D, que sirve de protector.

A pesar de que no hay investigaciones científicas que apoyen su eficacia, hay quienes recomiendan pasar tiempo expuestos a las frecuencias electro-magnéticas naturales, como el bosque, la playa y el césped.

La misma Tierra emite su propio CEM. Y, aunque sabemos que las plantas, y entre ellas los árboles, tienen procesos biológicos de señal-ización eléctrica,[330] los intentos que han llevado a cabo los científicos para confirmar que las plantas generan sus propios campos electromagné-ticos han fallado. En 2009, los físicos de la Universidad de California, en Berkeley, intentaron medir el biomagnetismo de las plantas en la planta herbácea conocida como aro gigante.[331]

Cada pocos años, esta planta produce un enorme cáliz similar a una flor que contiene un falo gigantesco del tamaño de una persona que sale del centro. Florece solo durante veinticuatro horas, por lo que no tiene mucho tiempo para que la polinicen, y debe llevar a cabo un fenómeno biológico asombroso. La flor se calienta, alcanza temperaturas de casi 30 °C y emite un intenso olor a carne podrida para atraer moscas y escarabajos.

Buscaron campos magnéticos minúsculos alrededor de la flor con instru-mentos extremadamente sensibles. Por desgracia, no pudieron encontrar una manera de cancelar el ruido del campo magnético del entorno, como el de los trenes que circulaban cerca de allí y que interfirieron en el experi-mento. Llegaron a la conclusión de que, si la planta producía un campo magnético, era muy, muy pequeño.

La ciencia aún no apoya que las plantas y los árboles ofrezcan protección contra los CEM. Sin embargo, la medicina tradicional china ha consid-erado durante miles de años que rodearse de naturaleza y dar paseos por el bosque es algo curativo.

Cuesta creer que pasar un rato en la naturaleza no sea una apuesta segura.

Dicho esto, existen formas científicamente demostrados para prote-gernos de estos CEM omnipresentes. Los estudios han demostrado que el aumento de los antioxidantes reduce los efectos negativos de la exposición a los CEM.

Asimismo, hay estudios que muestran que las vitaminas E y C reducen algunos de los efectos[332] de la radiación de los teléfonos móviles en la muerte celular y el estrés oxidativo en el útero. Otros estudios lo han confirmado.[333] Uno en concreto[334] muestra que la vitamina C protege específicamente contra el daño oxidativo que afecta al aparato reproductor femenino.

La vitamina E es otro poderoso antioxidante que ofrece beneficios considerables en la protección de los tejidos humanos contra los CEM. Mejora el ciclo regenerativo, aumenta la elasticidad, convierte los radicales libres en metabolitos inofensivos[335] y, concretamente, protege los testículos masculinos de ciertos factores de estrés.[336] La vitamina A[337] tiene propiedades antioxidantes y protege las plaquetas de la sangre de los daños causados por los CEM de los monitores LCD.

Todo esto debería motivarnos más aún para comer muchas frutas y verduras frescas con regularidad. Tanto los melones como las zanahorias son excelentes fuentes de vitamina A. Las bayas y otras frutas, al igual que las patatas, son grandes fuentes de vitamina C.

El hinojo destaca por sus efectos protectores. Los investigadores creen que esta planta puede compensar los efectos dañinos de los CEM gracias a sus efectos antioxidantes y a su alto contenido en vitamina E y C.[338]

Pero volvamos con Robert y José. Ambos decidieron reducir el uso de sus teléfonos móviles y aumentar su consumo de antioxidantes. Comían fruta en el desayuno y un almuerzo con muchas verduras; por ejemplo, una ensalada enorme con salmón a la parrilla.

Mejorar la alimentación es bueno para las relaciones sexuales por muchos motivos. No solo nutrimos el chi y la sangre, sino que también mejoramos la defensa natural del cuerpo contra los ataques del entorno.

EL SEXO A TRAVÉS DE LOS OJOS DE TU PAREJA

Un cigarro nunca es solo un cigarro, y el sexo tampoco es nunca solo sexo, especialmente en una relación. Nuestras actitudes, expectativas, hábitos y deseos están entrelazados y son interdependientes, y todo acaba formando parte de nuestras experiencias sexuales en pareja.

Unas buenas relaciones sexuales no dependen solo del cuerpo, de la resistencia, de los movimientos o de la salud. La mente también repercute. Y junto a toda la información que contiene este libro — la dieta, la acupuntura, las plantas y productos medicinales para el sexo—, es esencial darse cuenta de que todo eso no vale casi de nada si nuestra filosofía y nuestra actitud respecto al sexo están desequilibradas. Si no somos capaces de entender también la importancia del placer de nuestra pareja, una mejor erección, o un clítoris más sensible, no nos hará felices a largo plazo. Cuando somos amantes egoístas, somos malos amantes, y punto.

Encontrar ese equilibrio no es tarea fácil. En nuestra cultura occidental, que adora la imagen física, el «yo» es el centro del universo. Abrazamos el individualismo, la asertividad y las *selfies* a punta pala. Incluso el porno de hoy en día está hecho a medida para satisfacer deseos tan increíblemente específicos que siempre tenemos algún video que ver para nuestro propio capricho, sin involucrar siquiera a nuestra pareja.

Vivimos en una cultura que nos acribilla a mensajes centrados en cómo satisfacer nuestras necesidades, nuestras expectativas y nuestro placer en todos los sentidos. Esta perspectiva puede ser estupenda para aumentar la confianza en uno mismo, pero es muy perjudicial en la cama, donde el afán por complacer es lo único que nos llevará lejos.

Dicho de otro modo, cuidar de nuestro propio cuerpo no es suficiente. Podemos comer lo más sano posible y pasar horas haciendo ejercicio, perfeccionando la fisiología necesaria para echar un buen polvo, pero si no pensamos más allá de nosotros mismos, no conseguiremos unas relaciones sexuales satisfactorias, y nuestra pareja tampoco.

No te marques un Mark

Pongamos a Mark de ejemplo. Lo que más deseaba Mark era encontrar una pareja que le quisiera incondicionalmente. Pero si analizamos su comportamiento en sus relaciones, está claro por qué no lo lograba. Estaba tan centrado en sus propias necesidades que cada persona de la que se enamoraba acababa dejándolo.

Por ejemplo, prefería pagar a medias cuando tenía una cita. Y cuando sí que invitaba a su cita, esperaba que se diera cuenta, y se olvidaba a menudo de que ella también pagaba en otras ocasiones. En lugar de ver los actos de cercanía y conexión de su pareja, se había montado una película en la cabeza que lo retrataba como una persona extremadamente generosa y benevolente; y pintaba a los demás como personas sospechosas que se aprovechaban de su generosidad. A veces, mientras sacaba la tarjeta de crédito para pagar la cuenta, les recordaba a las mujeres con las que salía que él no era ningún *sugar daddy** (¡uf!).

Además, reforzaba esa postura con filosofías personales sobre cómo debería actuar la gente. Creía que la gente debía ser autosuficiente (¡como él!) y no imponerse a los demás. Cuando su pareja le pidió que la ayudara a mudarse, pensó que le estaba pidiendo demasiado. La sermoneó sobre ser considerada con el tiempo de los demás, le dijo que no la ayudaría y que contratara una empresa de mudanzas. Al final acabó ayudándola, y cuando lo hizo, al igual que al pagar la cena, no dudó en asegurarse de que ella fuera consciente de su generosidad, sin perder nunca la oportunidad de recordarle su acto de bondad.

Así que no le sorprenderá a nadie que, en la cama, a Mark solo le gustara una posición, a cuatro patas, y que siempre lo hicieran así. Decía que todas las demás le resultaban incómodas, a pesar de que era un chico joven y

---

* Término prestado de la lengua inglesa para referirse a un hombre mayor que ofrece dinero a su pareja a cambio de placer sexual o compañía.

sano, sin problemas médicos. También le gustaba que su pareja le practicara sexo oral, pero no le gustaba corresponderla, ya que decía que era «sensible a los olores y propenso a las náuseas». Nunca se le ocurrió pensar que su relación se basaba en un gran desequilibrio de placer, ni tampoco se preguntó si las necesidades reales de su pareja estaban satisfechas.

También hay que mencionar que algunos de estos comportamientos se deben a nuestras nociones de género anticuadas. Los hombres suelen estar condicionados para ver el mundo como un foco de placer dirigido directamente a ellos, a través de constantes imágenes sexualizadas de mujeres de todo tipo. Y a las mujeres se les enseña a menudo a satisfacer el placer masculino, sin tener en cuenta el suyo propio.

Sin embargo, los tiempos están cambiando. Y sería injusto retratar a los hombres como los únicos egocéntricos. Muchas mujeres son egoístas en la cama y en las relaciones. Igual que muchos hombres son amantes extremadamente generosos. Sin importar el género o la identidad, nosotros, como seres humanos, pensamos de manera innata en nuestro propio bienestar y debemos enseñarnos a nosotros mismos la virtud de la generosidad.

La actitud de Mark hacía que pareciera un carca en una época en la que los hombres están mucho más dispuestos a complacer a las mujeres y descubrir nuevas vías para darles placer. Dado que su concepción del sexo se basaba tan solo en la expectativa de que sus parejas le complacieran, a expensas del placer de ellas, al final todas se acababan cansando y se marchaban con alguien que estuviera más atenta a sus necesidades, o alguien que, a diferencia de Mark, tuviera al menos un poco de curiosidad por averiguar cuáles eran esas necesidades.

Por increíble que parezca, Mark había inventado todo un sistema de creencias para explicar el declive de sus relaciones: primero, eligió creer, puesto que le convenía, que sus parejas lo dejaban constantemente porque no tenía un pene lo bastante grande. Luego, su segundo pensamiento fue que tal vez no era lo bastante rico para las cazafortunas con las que se topaba.

Pero, al final, él mismo se aburrió de ese círculo vicioso. Es lo que tienen la frustración, el estar cachondo a todas horas y los desengaños amorosos. Así que después de muchas relaciones fallidas, comenzó a autoevaluarse. Recordó algo que muchos amigos y amantes le habían dicho: que era egoísta. Y, por una vez, decidió ahondar en esa posibilidad.

A partir de su sufrimiento, fue desarrollando humildad. Buscó formas de ser mejor persona, lo que incluía aprender a complacer a su pareja sexualmente. Decidió que con su próxima pareja se aseguraría de que el placer de ella fuera lo primero. Y cuando finalmente comenzó a pensar en las necesidades de su pareja, tanto en la relación como en el sexo, consiguió formar parte de una relación duradera.

Como vemos en este ejemplo, el egoísmo no suele ser algo puntual en los polvos rápidos. Suele manifestarse en el sexo y en el día a día de las relaciones. Mark quería satisfacer sus necesidades, pero ni siquiera consideraba las de su pareja.

Recuerda, tanto el *yin* como el *yang* forman parte de las relaciones sexuales satisfactorias. Sin *yin*, el *yang* no puede existir, puesto que uno nace del otro. Cuando nos hacemos cargo de las necesidades de nuestra pareja, ambas mentes se fusionan y logramos así una mayor conexión en el sexo. Y al liberar la mente de los pensamientos egoístas, podemos experimentar plenamente las sensaciones del sexo.

Aprendizaje inesperado

Cuando mis pacientes vienen a mi consulta para sesiones de acupuntura o para mejorar su alimentación, aprendo muchísimo sobre las relaciones de pareja. Cuando los trato para mejorar su salud sexual, suelen empezar por contarme los problemas que tienen con su pareja. Aunque los detalles siempre varían, suelen ser sorprendentemente similares, y todos se quejan siempre del *mismo* problema.

El problema es el siguiente: no sienten que sus parejas cuiden de ellos.

Todos los seres humanos necesitamos que nos cuiden. Es algo que se establece durante la infancia, al tener a alguien que se encarga de nosotros, que se preocupa por nosotros. Y, aunque el deseo de cuidados es el mismo, en lo que se basa ese deseo varía para cada persona. La psicología ha explorado este tema a través de distintos enfoques; se ha centrado en la compatibilidad, los lenguajes del amor, las habilidades comunicativas, etc.

Pero la cuestión es que todos debemos averiguar qué es lo que hace que nuestra pareja se sienta cuidada, y aplicarlo en nuestro comportamiento. Para algunas personas, será prepararles un asado; para otras, una buena dosis de sexo oral.

La libido en hombres y mujeres

Las diferencias fisiológicas entre hombres y mujeres —por no hablar de los tremendos y omnipresentes mensajes culturales que exageran esas diferencias hasta alejarse completamente de la realidad— nos han hecho creer que los hombres tienen la libido más alta que las mujeres.

Seguro que has oído toda la vida eso de que los hombres se pasan el día cachondos y que las mujeres preferirían leer un manual de IKEA antes que darle al tema. Hay cientos de bromas sobre mujeres que no acceden a acostarse con el marido tras la boda. La idea general es que las mujeres se llevan al hombre a la cama al principio para tenerlo bien amarrado, y después revelan su personalidad real: una persona maternal, frígida y a la que, en realidad, nunca le ha gustado el sexo.

La realidad es mucho más compleja que lo que nuestros prejuicios nos dejan comprender, y muchas investigaciones nuevas indican que no todo es tan predecible. De hecho, puede que sea todo al revés. La libido de las mujeres no solo existe y está activa, sino que en algunos aspectos sobrepasa a la de los hombres. Las investigaciones modernas[339] afirman que la lujuria de las mujeres ha estado infravalorada (y reprimida) durante 1500 años. De hecho, cuando se midió la respuesta *fisiológica* de las mujeres, se descubrió que estaban mucho más excitadas de lo que informaban, y por una variedad más amplia de estímulos sexuales, incluidas las relaciones sexuales con extraños, por ejemplo.

En gran parte, la creencia popular de que las mujeres tienen la libido más baja se debe a la represión cultural y a la falta de orgasmos por parte de la mujer en muchas relaciones modernas. Imagina estar en una relación en la que nunca llegas al clímax, con alguien que no sabe siquiera cómo hacerlo, o a quien no le importa, o que no considera importantes tus orgasmos, y que luego te dicen que el verdadero problema es que no eres lo bastante apasionada. Con el tiempo, estarías condicionada a no tener ninguna expectativa de obtener placer real y perderías el interés. Esa tiende a ser una experiencia común de muchas mujeres en relaciones heterosexuales.

Pero, aun así, el resultado de todo esto es el siguiente: al tratar a mis pacientes, veo, como muchos otros expertos en salud sexual, casos en los que los hombres se presentan con un mayor impulso sexual y las mujeres parecen propensas a una menor excitación, y esta disparidad puede causar estragos en las relaciones.

Buzón de quejas

Como resultado de esta disparidad, innumerables hombres se quejan de que a su pareja no le interesa demasiado el sexo. Independientemente del motivo, estos hombres a menudo se sienten tristes y solos al no poder compartir esa intimidad.

En cualquier pareja donde el deseo y la libido no coincidan, existirá una gran frustración, tristeza y soledad. Todo esto ha hecho que sienta una compasión especial por los hombres cuando los trato para mejorar su salud sexual. Por tanto, parte de mi trabajo es ayudarles a explorar la raíz de la falta de interés de su pareja y descubrir la posibilidad de que las relaciones sexuales sean buenas para ambos. (Pista: no se consigue con la misma posición de siempre, en la que la mujer no llega al orgasmo).

Y, repito, los hombres no son los únicos que se excitan. Las mujeres también necesitan sexo. Así que, sin importar la orientación o la identidad, muchas personas están insatisfechas en sus relaciones tan solo porque sus parejas no se acuestan con ellas lo suficiente. Sin embargo, lo que significa ese «suficiente» es algo que varía entre individuos. Pero, para la mayoría de la gente, sentirse cuidado suele incluir el ámbito sexual, y nada va a cambiar eso.

Libidos diferentes

La auténtica conclusión que podemos sacar de todo esto es que tener libidos dispares es un problema muy difícil para cualquier relación, porque una de las partes de la pareja puede sentirse frustrada y la otra descuidada.

Para los que tienen la libido alta, practicar sexo de manera habitual es una parte fundamental de la sensación de bienestar en la relación. Es probable que esté ligado a la autoestima y a los sentimientos de conexión con la pareja. He visto muchos divorcios en los que la única queja de una de las partes de la pareja era la falta de sexo, lo que hacía que esa persona se sintiera constantemente rechazada y sola.

Quienes tienen la libido más baja se cansan de sentir constantemente que son una decepción. Creen que no deberían tener que disculparse por una diferencia fisiológica. Y esta presión constante por rendir, con el tiempo, puede desarrollar una asociación negativa con el sexo en general.

A menudo, esto se traduce en desacuerdos sobre cada cuánto tiempo es normal mantener relaciones sexuales en una relación. Si te sirve de consuelo, los expertos tienen las mismas discusiones. La idea qué es lo «normal», en cuanto a la cantidad de relaciones sexuales, es un punto de debate muy discutido incluso en la psicología.

La antigua creencia de que todos deberíamos hacerlo dos veces por semana es un poco engañosa; se basa en investigaciones que demuestran que las parejas felices tienen relaciones sexuales dos veces por semana, por lo que se ha convertido en el típico consejo que se da a las parejas que no practican sexo en absoluto. El objetivo de hacerlo dos veces por semana se recomienda como punto de partida para asegurar una conexión física e íntima frecuente. Un punto medio sexual, por llamarlo de alguna manera.

Pero las preferencias individuales en cuanto a la frecuencia de las relaciones sexuales es algo que varía. Lo que a alguien le parece demasiado puede ser poquísimo para otra persona.

Por ejemplo, una de mis pacientes me dijo que estaría satisfecha si su mujer quisiera acostarse con ella un par de veces al mes. Otro paciente se quejaba de que su mujer solo quisiera acostarse con él los viernes.

Otro estaba resentido porque él y su pareja no lo hacían todos los días. Su pareja hacía lo que podía para mantener el ritmo, que era un promedio de cinco veces por semana (¡!), incluso después de veinte años de matrimonio. Ella se esforzaba al máximo por hacerle feliz y, aun así, él no estaba satisfecho. Terminó dejándola por una mujer más joven (a la que me encantaría enviarle mis condolencias).

Las probabilidades de que la libido de nuestra pareja coincida exactamente con la nuestra son escasas. Pero eso no significa que estemos condenados al fracaso. La amabilidad, la curiosidad, la paciencia, la comprensión y, por supuesto, HABLAR DE ELLO EN PAREJA puede ayudar a descubrir cómo llegar a un acuerdo que convenga a ambas partes para mantener un buen equilibrio a pesar de estas diferencias.

Lo que de verdad quiere tu pareja

¿Qué es lo que *quiere* tu pareja? Pues sexo. O puede que ese asado del que hablábamos. O sexo oral. O un abrazo. O quizás tiene algún fetiche. Solo hay un modo de averiguarlo: preguntándoselo. Incluso si crees que lo sabes, pregúntale de todas formas. Y presta atención a los detalles. A nadie le apetece llegar a casa con ganas de echar uno rapidito y encontrarse con que le han montado una especie de carrera de obstáculos sexual.

O sea, que lo que *creemos* que quiere nuestra pareja puede variar bastante de lo que en realidad quiere. Al igual que lo que lo que parece agradable y atractivo no siempre lo es para todo el mundo

Abre la mente y los labios... de la vagina

Este tema me ha recordado una cosa. Un día, en el aeropuerto, vi un póster sobre cirugía cosmética ginecológica que, como de costumbre, me enfureció.

Después de pasarnos la vida recibiendo mensajes para afeitarnos la vagina, las piernas y las axilas, para hacernos liftings, para aumentarnos las tetas, para ir de aquí para allá en tacones, para alargarnos las piernas y ponernos el culo más firme, las mujeres ya tenemos suficientes inseguridades sobre las que preocuparnos. Es agotador. ¿Ahora también necesitamos cirugía estética vaginal?

Las mujeres vivimos con un coro constante en la cabeza diciéndonos que no vamos a resultarles atractivas a nuestras parejas por no tener un culo lo bastante grande, o las tetas demasiado pequeñas, o los dientes torcidos, o por tener barriga.

Así que, cuando vi ese anuncio, pensé: «¿En serio piensan las mujeres que mutilarse los genitales con cirugía las hará más follables?». La respuesta, por triste que parezca, es que algunas sí que lo creen.

A ver, yo no estoy aquí para decirles a las mujeres que no pueden mejorarse a sí mismas como les plazca; y algunas alteraciones pueden ayudarnos a formarnos una imagen sana de nosotros mismos. Pero me pareció un tema serio y quise averiguar más sobre lo que vi en la página web del cirujano plástico: una serie de imágenes del antes y el después de las vulvas. Quería saber si la gente pensaba que tomar medidas tan caras y potencialmente dañinas para la sensibilidad de la vagina era necesario.

A algunas mujeres les preocupaba que los labios menores de la vulva sobresalieran de los labios mayores, así que se lo operaban. Por mi experiencia, sé que, para la mayoría de la gente, la apariencia de los labios de su pareja resulta irrelevante en relación a la calidad del sexo o a la excitación; y sin embargo ahí estaban todas esas mujeres dispuestas a alterar quirúrgicamente sus genitales porque pensaban que era importante. (Y la razón suele ser la omnipresencia de la pornografía).

Lo que quizás estas mujeres no han tenido en cuenta es que, incluso aunque a *ellas* no les guste su vagina, puede que sus parejas las encuentren atractivas. Después de hablar con muchos hombres y mujeres sobre estas cuestiones, me he dado cuenta de que las inseguridades sobre los pequeños detalles estéticos de los genitales de una persona suelen estar infundados.

Las vulvas son como los rostros: cada una es única. Mi novio dice que está seguro de que podría identificar la mía en una rueda de reconocimiento policial. También dice que ver a una mujer desnuda por primera vez es algo excitante, no una oportunidad para jugar a ¿Dónde está Wally? con las imperfecciones.

Al ver a una mujer vestida, no sabes cómo tendrá los pechos, ni los pezones, ni los labios de los genitales. No hay un aspecto estándar más atractivo que otro. De hecho, el consenso es que *todos* son atractivos, y resulta a la vez emocionante y excitante ver la singularidad de los genitales de cada persona.

Al examinar las fotos del «antes» de los genitales de las mujeres, vi que todas tenían un aspecto de lo más normal, y que cada una era única. Había vulvas sin pelo y vulvas superpeludas. El tamaño y las proporciones de cada uno de los labios eran únicos. Una de las vaginas me recordó a carne de kebab. Ninguna parecía tener ningún problema, y no conseguía comprender por qué estas mujeres se sentían tan mal como para querer pasar por el quirófano.

Así que llevé a cabo una encuesta informal. Aunque no siguiera del todo el método científico, le pedí a algunos amigos heterosexuales, a mi novio y a dos mujeres lesbianas que miraran las fotos. Sus respuestas fueron bastante interesantes. En primer lugar, ninguno pensó que la foto del «después» fuera más atractiva que la del «antes». Ni siquiera un poco.

En segundo lugar, *todos* los hombres dijeron que las imágenes de todos aquellos genitales femeninos les resultaban excitantes tal y como eran. Y no era porno propiamente dicho; no había tangas de encaje, ni iluminación tenue, sino fondos con mesas de examen y batas de hospital

La vulva que tenía aspecto de carne de kebab n la foto del «antes» estaba llena de surcos y pliegues en los labios mayores, y los labios menores sobresalían por encima de los mayores. Y uno de mis amigos la miró y dijo,

«¡Ay, qué bonita!». Resulta que esos genitales, que eran menos comunes, le excitaron *especialmente*. Si la mujer de la foto hubiera sabido lo mucho que podía excitarle a alguien su vagina, quizás se lo hubiera pensado dos veces antes de pasar por el quirófano.

Por no hablar de las cicatrices que se forman tras la cirugía y la posibilidad de que el procedimiento provoque dolor o reduzca el flujo sanguíneo y la sensibilidad en el futuro, así que el aspecto no es lo único en lo que me centro.

Ninguna de las dos mujeres lesbianas pensó que las fotos fueran en absoluto excitantes, con ese encuadrado y esa iluminación clínicos, pero les pareció que tenían un aspecto completamente normal. Como es natural, todo esto no son datos científicos, sino meramente anecdóticos.

Pero a lo que pretendo llegar con esta anécdota es a lo siguiente: lo que nosotros *pensamos* que quiere nuestra pareja puede variar mucho de lo que quieren en realidad. Y lo que nos parece que tiene buen aspecto puede no resultar satisfactorio. Y la mayor parte de nuestras inseguridades habita solo en la mente.

Un campo de nabos

Lo mismo podría decirse del gran temor masculino omnipresente sobre el tamaño del pene. Los hombres también han sufrido, durante toda su vida, los efectos del porno, donde los penes son siempre gigantes, y cada vez expresan más sus inseguridades y miedos por no dar la talla. La gran cantidad de chistes sobre penes que se hacen hoy en día no ayudan, y la sociedad tiende a echar sal en la herida al establecer una relación entre los penes pequeños y casi todos los comportamientos poco atractivos de todos los hombres.

Los hombres exageran casi siempre sobre el tamaño de su pene, pero puede ser por dos razones. O bien piensan que es más grande de lo que es (o, directamente, mienten), o temen que sea demasiado pequeño cuando en realidad es de un tamaño medio. Resumiendo, todo el tema del porno y las bromas les ha comido la cabeza, por no hablar de que no tienen ni idea de qué es lo que de verdad les gusta a las mujeres.

Yo sí que te puedo contar lo que les gusta: sentir placer y llegar al orgasmo. Los estudios muestran que las mujeres, a la hora de evaluar la satisfacción de sus relaciones, están mucho más preocupadas por el rendimiento que por el tamaño. Dicho de otro modo, si una mujer dice que es infeliz en una relación, rara vez se debe a que el tío no la tenga lo bastante grande, sino a que ella no llega al orgasmo.

El único estudio que sugiere que cuanto más grande, mejor, se centra en las relaciones de una noche. Reveló que las mujeres preferían que los chicos la tuvieran grande si no tenían intención de volver a verlos. Los estudios demuestran que las mujeres heterosexuales prefieren penes de tamaño promedio, sobre todo para un compromiso a largo plazo. Que no sea tan grande como para que les duela, ni tan pequeño como para que no lo sientan. Incluso existe un término en la cultura popular estadounidense para definirlo: «*boyfriend dick*» (pene de novio). Pero que un chico sea bueno en la cama no tiene nada que ver con el tamaño; sino con saber complacer a su pareja (tenga esta pene o vagina).

Es todo cuestión de química

Todos tenemos nuestras preferencias, eso está claro, pero casi todos encontramos atractivas, a veces, a personas que no tienen nada que ver con esas preferencias. Esto se debe a que es muy distinto juzgar a una persona solo por la foto (sí, estoy hablando de Tinder) a conectar de verdad con alguien.

Siempre nos preocupa no ser lo bastante guapos o inteligentes, no estar bien dotados, no tener suficientes tetas, tener poco éxito... Pero olvidamos que muchos de nosotros solo queremos encontrar a alguien con quien tengamos química.

Sí, el tamaño importa, pero no hace falta que tengas una anaconda.

El problema es que nos acordamos de esa persona en concreto que nos hizo sentir inseguros y luego lo generalizamos. Me acuerdo de que a un chico con el que salí le fascinaban las mujeres con el culo grande. Yo tengo un culo típico europeo, pequeño y un poco cuadrado, la verdad. Desde entonces me he sentido insegura por ello. Una de mis amigas, sin embargo, tiene el culo enorme y atractivo, pero tiene las tetas pequeñas, y eso le provoca inseguridad.

Una vez, un tío me dijo que se sentía inseguro porque era muy bajito y muchas mujeres en Tinder decían que no querían salir con hombres bajos. Otro estaba considerando alargarse el pene con implantes quirúrgicos.

Nuestras inseguridades tienen un gran poder sobre nosotros, y nos llevan a cometer toda clase de locuras, como operarnos, por ejemplo. Lo cierto es que hay muchas personas que no son tan superficiales y que se fijan más en la conexión que tienen con los demás. Muchas veces, quienes buscan pareja se preocupan más por lo atenta que sea la otra persona y por cómo les traten. Tengo un amigo que dice sin tapujos: «Puede que tenga la polla pequeña, pero soy la hostia comiendo coños». Oye, a mí con ese talento me basta y me sobra, y seguro que muchas mujeres dirían lo mismo.

Por desgracia, pasamos mucho tiempo preguntándonos si somos lo bastante buenos. Pero las inseguridades también nos pueden convertir en personas más amables y humildes, y gracias a eso podemos ser más compasivos con nuestra pareja.

Este cambio radical es lo que necesita nuestra sociedad. Todos tenemos dones únicos para ayudar a los demás y animarles las vidas. E, irónicamente, es al centrarnos en los demás cuando logramos ser más felices en nuestras vidas. Y eso fomenta el cariño en las relaciones y mejora el sexo.

Las redes sociales tienen gran parte de la culpa. Han cambiado por completo el mundo del amor y el sexo. Lo que antes se consideraba egocéntrico ahora es lo más normal, ya que todo el mundo se pasa el día haciéndose fotos desde todos los ángulos posibles, en todo momento, en cualquier lugar. Esto convierte a las personas en marcas.

Las imágenes parecen más importantes que el contenido, ya que intentamos mostrar a los demás una ilusión de que nuestras vidas son emocionantes y satisfactorias, aunque no lo sean ni de lejos. Y, a medida que pasamos más tiempo mirando una pantalla y menos tiempo teniendo conversaciones reales, vamos perdiendo práctica. A los jóvenes de ambos sexos les resulta más difícil conectar en esta nueva era en la que las interacciones se realizan a través de una pantalla. Es cierto que algunas aplicaciones de citas han facilitado el proceso, pero no sin el obstáculo inicial de la obsesión por la apariencia, que supone que, por cada oportunidad que se gana, basada en lo bien que salimos en las fotos, perdemos otro montón de oportunidades por culpa de ser superficiales y deslizar a la izquierda.

El respeto y la amabilidad

Ya hemos hablado de los problemas que causa, hasta en las parejas más sanas y entusiastas, el hecho de tener niveles distintos de libido. Pero, a menudo, la libido no es la culpable. Lo que suelo ver en el trabajo, con mis pacientes, es que, como seres humanos, a veces no somos nada amables en nuestras relaciones, y no hay nada que acabe con una relación más rápido que la falta de amabilidad.

Somos mucho menos propensos a compartir momentos íntimos con alguien que no nos cuida o que nos ha causado dolor. Parece algo tan obvio que no habría ni que decirlo, pero mira, aquí estamos.

No creo que nadie empiece a salir con otra persona con la intención de despreciar los sentimientos y las preocupaciones de su pareja, pero claro, a veces, con el tiempo, las pequeñas muestras de amabilidad, amor y cariño se erosionan o se desvanecen, ya sea por la familiaridad, las peleas, las traiciones o, simplemente, como resultado de una acumulación de asuntos sin resolver y malas experiencias.

Las parejas que realmente se respetan, se cuidan y se quieren son las que disfrutan del mejor sexo. Se nutren mutuamente, dentro y fuera de la cama, y esa conexión y ese esfuerzo se recompensa a todos los niveles.

Resumiendo: no puedes pretender conectar con tu pareja echando un polvo maravilloso y satisfactorio sin preocuparte por cómo se siente en todos los aspectos de su vida. Para ello, debemos controlar nuestras propias expectativas y entender las de nuestra pareja. Las estrategias de este libro pueden mejorar considerablemente las relaciones sexuales, pero sólo si tanto tú como tu pareja estáis de verdad dispuestos a intentarlo.

Respetar y nutrir el cuerpo y la mente —considerándolos inseparables— son principios fundamentales de la medicina tradicional china.

Y de quienes la practicamos.

Cada vez que trato a un paciente, recito en silencio esta sencilla oración: «Dios, por favor, cura a este hermoso niño». Así canalizo mi energía y me recuerdo a mí misma que la persona que yace en la mesa frente a mí es lo único que existe en ese momento y que merece toda mi atención, compasión y amor. Y eso requiere escucharlos y tener en cuenta su historia personal para entender por qué han venido a verme.

Que la eficacia de rezar esté o no confirmada por estudios no es lo importante. Lo importante es que cada persona —incluso tu pareja— necesita bondad, amor y cariño.

La humildad

La medicina tradicional china considera que la mente y la salud física son inseparables. Las emociones (la ira, el miedo, la tristeza, la alegría, la preocupación, etc.) pueden ser la causa y la consecuencia de enfermedades.

La MTC considera que el desequilibrio de las emociones es tanto un síntoma como una causa de enfermedad. Por ejemplo, la ira. La ira provoca enfermedades en el hígado. Asimismo, los problemas hepáticos provocan una ira excesiva. Esto se puede observar con facilidad en el ascenso del *yang* del hígado, lo cual provoca hipertensión. Esta alteración puede haber sido provocada por la ira, o puede provocar ira al paciente.

La medicina convencional también ha establecido esta conexión. Varios estudios han demostrado que la ira y la hostilidad están asociadas a las enfermedades coronarias.[340] El miedo se asocia a los riñones, la preocupación al bazo, la alegría al corazón y la tristeza a los pulmones. Al cuidar de nuestro cuerpo físicamente, también lo cuidamos en lo que a emociones se refiere, lo cual ayuda a que las relaciones sean saludables.

Todos somos humanos; todos cometemos errores. Es posible que nos enfademos con nuestra pareja cuando intente ayudarnos. A veces nos comportamos de forma egoísta o no hacemos lo que deberíamos porque estamos cansados. Es posible que estemos agobiados por el estrés del día a día y que olvidemos ser cariñosos y afectuosos. Pero la mayoría de los problemas de las relaciones pueden resolverse si nos comunicamos con nuestra pareja de manera amable.

Para hacerlo, necesitamos humildad.

Si fuéramos humildes, no sobrevaloraríamos nuestras contribuciones a la relación ni subestimaríamos las de nuestra pareja. La humildad nos ayuda a no magnificar nuestro dolor y minimizar el de nuestra pareja.

Sin humildad, pecamos de arrogantes, y esperamos que nuestra pareja no tenga defectos, aunque nosotros mismos seamos humanos y los tengamos. Es más fácil ver la paja en el ojo ajeno que la viga en el propio.

La humildad nos enseña a moderar las emociones. Cuando la vida nos estresa, todos tenemos formas diferentes de procesar y manejar los sentimientos según nuestras experiencias anteriores, nuestras relaciones pasadas y nuestros hábitos acumulados a lo largo de la vida. Para algunos, la ira y la irritabilidad son las primeras emociones que sienten bajo estrés. Algunos se hunden en la depresión, otros en la ansiedad.

A través de la humildad y la gratitud —la cual deberíamos aprender a expresar en voz alta— podemos aliviar estas actitudes egocéntricas.

¿Cómo es posible?

Para empezar, nuestras críticas se basarían en la bondad, en lugar de la ira y el juicio. En vez de decir «Eres imbécil por esto o por lo otro», no pensaríamos siquiera que nuestra pareja es imbécil, sino que la veríamos como un ser humano que comete errores.

Además, recibiríamos mejor las críticas y con más amabilidad, aunque no las expresaran de la mejor manera. Las consideraríamos una oportunidad para escuchar el sufrimiento de nuestra pareja y así poder aliviarlo. Si dicen que no se sienten apreciados, que has herido sus sentimientos o que les gustaría que los tocaras de otra forma en la cama, intenta escuchar con comprensión y no te pongas a la defensiva. Sé amable, aunque la crítica pueda doler.

Mi tía me dijo hace poco que «la gente herida hiere a otras personas». Ser consciente de que esto ocurre, tanto en nosotros mismos como en los demás, puede ayudarnos a ser más amables. La humildad nos convierte en estudiantes que siguen aprendiendo y creciendo, que son capaces de cometer errores pero que merecen amor. Y esa es la única forma de superar este problema.

La bondad y la amabilidad también afectan en la cama. Cuando consideramos a nuestra pareja como un igual, nos damos cuenta de que debemos centrarnos en su placer sexual tanto como en el nuestro, y la bondad nos dicta que lo hagamos con la mente abierta, con curiosidad y decencia. Cuando contentamos al *yin* y al *yang*, las relaciones sexuales están equilibradas y son maravillosas.

AFRODISÍACOS: LOS ESTIMULANTES DE LOS DIOSES

Ya hemos hablado de los alimentos sexuales: aquellos que mejoran el flujo sanguíneo y el funcionamiento del aparato circulatorio, a veces tan solo en cuestión de unas horas. Ahora vamos a echarle un vistazo a los alimentos y las especias complementarios que ayudan a conseguir unas relaciones sexuales más picantes: los afrodisíacos.

Los afrodisíacos son los fuegos artificiales culinarios de la naturaleza, las especias, los alimentos y las plantas medicinales y aromáticas que nos dan la vitalidad y la excitación necesarias para el sexo. En general, en nuestra cultura se tienen muy en cuenta a los afrodisíacos; tenemos desde listados que mencionan productos como ostras o aceites esenciales, hasta nociones más figurativas sobre qué incita a la pasión. Para algunos, el sentido del humor es el mayor afrodisíaco del mundo; para otros (ejem, los hombres), lo es el rechazo. Un viejo refrán insinúa que el órgano más afrodisíaco para la mujer es el oído (¿Lo pillas? ¡Que la escuchen!). Otro chiste muy conocido afirma que cualquiera que piense que el camino para llegar hasta el corazón de un hombre es a través de su estómago debe de haber suspendido geografía.

Todas estas ideas son muy instructivas, pero yo vengo a hablar del tipo de afrodisíacos que se come.

Suele creerse que los afrodisíacos —definidos en términos generales como sustancias que refuerzan el deseo, el placer o la función sexual— no han demostrado científicamente tener ningún efecto. Y, por tanto, en la cultura popular solemos ver imágenes de pócimas sexuales; trucos baratos con aceite de serpiente; personas a las que, sin que se den cuenta, se les da (una forma un tanto dudosa de seducción) «hierba de cabra en celo» y al momento se transforman en animales insaciables y lujuriosos…

Pero, de hecho, muchos afrodisíacos sí que se han estudiado científicamente. Y, en su conjunto, hay suficientes pruebas como para explicar por qué hemos confiado a lo largo de la historia en ciertos alimentos para levantar pasiones y aumentar el placer sexual. Aunque, repito: no son ni una solución instantánea ni un acelerador que lleve el cuentakilómetros de la lujuria de cero a cien.

Pero tampoco tenemos la culpa de querer que lo sean, ni de nuestro escepticismo sobre su eficacia. Después de todo, el pasado de estos alimentos no ayuda a su credibilidad científica.

La palabra «afrodisíaco» proviene de la mitología. Para ser más específicos, de una historia en la que intervienen unos genitales y la espuma del mar: la de Afrodita, la diosa griega del amor, la belleza y la sensualidad.

El mito comienza cuando el titán Cronos le corta los genitales a su padre, Urano, el dios primordial del cielo, y los arroja a las aguas de Pafos, en la isla de Chipre. Después, de la espuma, surge la sensual Afrodita. Afrodita, como es de esperar de cualquiera que se haya formado literalmente a partir del pene de un dios y de la espuma, es una muchacha bastante… cachonda. Tuvo numerosos amantes en su época y no les hacía ascos ni a los hombres ni a los dioses.

Para que el tema de la credibilidad resulte más interesante aún, lo que en una época se consideraba afrodisíaco se va volviendo algo inusual con el paso los años, como por ejemplo el pene y los testículos de animales, el cuerno de rinoceronte, el extracto de gusano de seda e incluso la placenta humana.

Probablemente, el afrodisíaco más famoso sea lo que se conoce como «mosca española», que, en realidad, es una sustancia, llamada cantaridina, que proviene de un tipo de insecto coleóptero llamado meloido. A lo largo de la historia, han existido miles de testimonios de personas que han usado la mosca española como afrodisíaco. Se rumoreaba que la mujer del emperador romano César Augusto lo usaba para promover la indiscreción sexual entre sus invitados, información que más tarde usaba para chantajearlos. También se usaba comúnmente entre la realeza francesa en el siglo XVII. La hechicera francesa La Voisin lo utilizaba para crear pócimas de amor, y lo mezclaba con sangre de murciélago y topo.

En el siglo XVIII, el Marqués de Sade, escritor francés, criaba la mosca española para usarla en su burdel y para su uso personal. Aunque no le salió muy bien la jugada: fue condenado a muerte por casi matar a dos prostitutas tras darles pastillas de mosca española con sabor a anís como preparación para una orgía.

Madame du Barry, la amante del rey Luis XV, les daba mosca española a las jovencitas para prepararlas para acostarse con el rey, que ya estaba mayor (me dan escalofríos solo de pensarlo).[341]

Como era de esperar, estos intentos por conseguir unas relaciones sexuales alucinantes tenían sus riesgos. De hecho, la mosca española se ha cobrado innumerables vidas a lo largo de los años.

Sin embargo, existe una gran cantidad de afrodisíacos cuya eficacia está respaldada por la ciencia, y muchos de ellos son plantas y especias culinarias que pueden incorporarse fácilmente a la dieta.

Por ejemplo, el azafrán, esa especia tan deliciosa, aromática y potente que se utiliza con frecuencia para dar sabor a los platos del Medio Oriente, India y Grecia —como el arroz—, y que se ha usado durante miles de años en la medicina oriental para condimentar tés y alimentos. Se puede encontrar en perfumes y ungüentos y en forma de tinte amarillo brillante. También mejora el estado de ánimo, y quienes están de bajón suelen rociarlo en la cama o echarlo al té.

Fuera cual fuera el efecto del azafrán, su potencia debió de resultar aterradora, porque, durante una época, a quienes viajaban a Persia les advertían sobre el peligro de consumir platos con azafrán, como el arroz, por creer que podía llegar a drogarles.

En el Antiguo Egipto, Cleopatra usaba media taza de azafrán (que, la verdad, es un montón) en sus baños calientes y antes del sexo para aumentar el placer. Alejandro Magno también se bañaba en agua de azafrán para aliviar los dolores de las batallas.

Existen montones de historias sobre el azafrán en la mitología, como aquella en la que la ninfa convirtió a su pretendiente en la planta de crocus (de la que proviene el azafrán) con un solo estambre enorme para recordarnos que una vez fue un hombre. Todo el mundo, desde diosas hasta monos, ha recogido azafrán en mitos e historias. Hay hasta marineros míticos que se embarcaban en viajes peligrosos para buscar riquezas que solo se concedían con esta especia tan preciada.

El azafrán incluso se tejía en las antiguas alfombras persas reales. Y también se ofrecía a las deidades. Y cuando la peste negra se extendió por toda Europa en el siglo XIV, el azafrán era lo más demandado por sus propiedades medicinales. También se sabía que los piratas les daban más importancia a los cargamentos de azafrán que a los de oro. Y la Guerra del Azafrán (un afrodisíaco más, una guerra más), que duró catorce semanas, comenzó por el robo, por parte de los nobles, de 360 kg de azafrán a los comerciantes suizos.

Resulta que todo este revuelo está justificado. En investigaciones científicas, el azafrán ha demostrado mejorar múltiples aspectos de la función sexual, el deseo y el placer tanto en hombres como en mujeres.

Plantas aromáticas, especias y alimentos que no son ningún invento

A continuación encontraréis un glosario de los productos que de verdad se han estudiado, entre los cuales se incluyen algunos de los afrodisíacos más famosos de la historia, independientemente de su respaldo científico, porque no se puede hablar de afrodisíacos sin mencionarlos. El resto lo podemos dejar para la noche de trivial con los compañeros de trabajo.

Como siempre, primero, una advertencia: cuando se pretende mejorar la potencia sexual, hay que tener cuidado con lo que se desea, porque puede llegar a hacerse realidad. Con los afrodisíacos, al igual que con las sesiones de espiritismo, no se debe tontear. No te conviene abrir un portal demoníaco en casa, y menos aún en el baño. Deberías tenerle el mismo miedo a una erección interminable con Viagra que a los efectos agonizantes de consumir demasiada mosca española (en el caso de esta última, puede hasta causar la muerte).

Dado que la seguridad y la eficacia de los afrodisíacos no se han investigado *demasiado*, y algunos ni se han estudiado en humanos, deberíamos aplicar el mismo sentido común que con cualquier medicamento que esperamos que nos proporcione una resistencia animal.

Para estos productos no existen dosis estandarizadas. Muchos de nosotros pensamos de forma errónea que si un poco es bueno, mucho será mejor, y cuando se trata de los estimulantes de la naturaleza, incluso si tan solo son unas plantas aromáticas o especias, ese pensamiento es un desastre asegurado.

Para los productos más fuertes, lo mejor es consultar a un herbolario experto que pueda adaptar las dosis de manera individual. Así podremos incluirlos en nuestra alimentación sin correr el riesgo de parecer que somos los protagonistas de unos dibujos animados.

Veamos una muestra de una receta afrodisíaca tradicional sacada del *Kamasutra*:

«Mezclar canela y nuez moscada verde en cantidades iguales. Añadir el doble de raíz de jengibre fresca. Añadir nueve granos de pimienta negra, dos o tres clavos y una cucharadita de azafrán. Dejar que la mezcla se infusione durante tres días en 250 g de alcohol a 60 grados. Una vez acabado ese proceso, añadir 25 mg de raíz de ginseng. Consumir tres cucharaditas de este afrodisíaco 30 minutos antes de cada comida».[342]

Afrodisíacos culinarios

Ajo (*Allium sativum*)

Aunque todos sabemos que la finalidad principal del ajo es la de matar a los vampiros, lo cierto es que, tradicionalmente, ese no era su uso original. Ah, y los vampiros no existen.

El uso del ajo, originario de Asia central, se remonta a hace unos 5000 años, en Mesopotamia. Puede que hoy en día se considere un producto de primera necesidad para los cocineros más sofisticados, pero antaño estuvo relacionado con los campesinos y los trabajadores. Los olores han desempeñado siempre un papel importante en el clasismo, y las clases altas de por entonces pensaban que valían demasiado como para que se les asociara con un olor tan penetrante. Pero salieron perdiendo, puesto que el *Kamasutra* no tardó en incorporar el ajo como un producto afrodisíaco.

Y no fue un caso aislado: los novios hebreos lo colgaban sobre las camas matrimoniales para garantizar el coito en la noche de bodas. Y a los hombres santos del hinduismo se les prohibía comer ajo, para no inspirar lujuria en sus mentes limpias.[343]

Curiosamente, todo esto se debe a los antioxidantes, algo que el ajo tiene a raudales. Sabemos que los antioxidantes son geniales para lograr unas relaciones sexuales magníficas. Y también para conseguir unos huevos bien grandes. Al igual que los dátiles, aumentan el peso testicular, en este caso en tan sólo tres meses.[344] A las mujeres también les viene bien, puesto que ha demostrado en estudios que mejora el aparato circulatorio y aumenta la disponibilidad de óxido nítrico.

Unos testículos más grandes. Una vagina más húmeda. Todo gracias al ajo. (Llama a la industria del ajo, que creo que tenemos un nuevo eslogan).

Almendras (*Prunis dulcis*)

La popularidad de las almendras, originarias de Asia, se extendió por Israel, Marruecos, España y Grecia; y, desde entonces, se han ganado la fama mundial. Son tan puras en su contenido nutricional que incluso se mencionan en la Biblia cristiana. En la Antigua Roma, a los recién casados se les daban almendras para promover la fertilidad. Y también han hecho un cameo en la guía sexual definitiva, el *Kamasutra*, que las menciona como afrodisíacas.

La medicina también les ha concedido el reconocimiento que se merecen: las almendras han demostrado ser capaces de revertir algunos efectos de la diabetes,[345] como la disminución significativa de óxido nítrico, testosterona y ciertas hormonas. También aumentan el recuento y la motilidad de los espermatozoides.[346]

Azafrán (*Crocus sativus*)

Si eres como yo, lo primero que se te viene a la cabeza al pensar en el azafrán es «Joder, ¿por qué es tan caro? ¿Acaso es polvo de seda dorada hilada por una araña mitológica?».

No, es solo que cultivarlo resulta muy trabajoso. El azafrán es una especia derivada de los tres estigmas secos del pistilo de la flor de *Crocus sativus*, una especie del género *Crocus* dentro la familia *Iridaceae*. Hay que cosechar muchos de estos estigmas diminutos para conseguir una pequeña cantidad de azafrán. Y esa es la razón por la que el azafrán es una de las especias más caras del mundo.

Pero, al menos, el azafrán es uno de los afrodisíacos que provienen de las plantas más estudiados científicamente, y lo cierto es que da resultados. La crocina, el componente activo del azafrán, ha demostrado en las investigaciones aumentar la libido,[347] la frecuencia de las erecciones y el coito posteyaculatorio, además de mejorar la facilidad de las erecciones.[348] También se descubrió que mejora la excitación y la lubricación, y que disminuye el dolor vaginal en las mujeres que sufren depresión.[349]

Se ha demostrado en estudios clínicos que el azafrán posee propiedades cardioprotectoras, ya que reduce la presión arterial, evita la coagulación, reduce el colesterol, protege contra la aterosclerosis y sirve como vasodilatador, con lo que llega más sangre a los genitales. También lleva más oxígeno a los tejidos,[350] lo cual mejora el rendimiento sexual.[351]

Así que, básicamente, gracias al azafrán, nos hace falta esforzarnos menos para un sexo mejor. Y eso no tiene precio.

Batata (*Ipomoea batatas*)

Rápido, dime qué alimento te hace pensar en la «lujuria corporal». Si no has respondido la batata, tengo noticias para ti.

En 1597, el inglés John Gerard escribió, en su obra *Herball, or Generall Historie of Plantes*, que la batata «incita la lujuria corporal», y era un alimento bastante popular entre la clase alta de la época.

En las investigaciones, podríamos decir que la batata ha impresionado a los jueces por su puntuación en el apartado afrodisíaco, y por su efecto protector de los órganos sexuales en los pacientes masculinos. La batata aumentó considerablemente el deseo sexual, mejoró la salud del esperma y afectó de manera positiva a los niveles de hormonas sexuales, incluida la testosterona, la LH (hormona luteinizante), la FSH (hormona foliculoestimulante) y el estradiol. Además, demostró proteger contra los daños causados por las toxinas ambientales (como el BPA, o bisfenol A, que se encuentra en los plásticos).[352]

Este tubérculo originario de América Latina se ha convertido en un alimento básico en las cocinas de todo el mundo, y también debería serlo en la alimentación de quienes quieren disfrutar del sexo.

Cebolla (*Allium cepa*)

En los tiempos de la Biblia, a la población de Sinaí del Norte le hacía muy feliz vivir allí por la abundancia de higos, manzanas y cebollas. Y eso que la cebolla es un vegetal bastante difamado.

Con la cebolla ocurre lo mismo que con el ajo: mientras más intenso y acre, mejor para el sexo. Existen textos antiguos de la India, Grecia y Egipto que describen la cebolla como un potente afrodisíaco sexual. En la Europa medieval, los recién casados solían seguir la tradición de comer cebolla por la mañana, el día después de su noche de bodas (no antes de la noche de bodas; para eso estaba el ajo).

Y la prueba del poder de la cebolla es que, como también sucedía con el ajo, se trata de otro alimento acre que tenían prohibidos los hombres santos. En el Antiguo Egipto, a los sacerdotes célibes se les prohibía comer cebolla por temor a que les pusiera cachondos perdidos.

Entonces, tiene sentido que, en las investigaciones, la cebolla haya demostrado aumentar la testosterona; pero lo hace de una forma muy específica que hemos mencionado a lo largo de este libro. Al comer cebolla, el premio que nos llevamos es una gran cantidad de óxido nítrico, que dilata los vasos sanguíneos (vaginas más húmedas, erecciones más potentes…). El aumento de hormonas que obtenemos de la cebolla también reduce el estrés oxidativo de las estructuras reproductivas. Y de paso nos mejora la sensibilidad a la insulina[353], que nunca viene mal para la función sexual. (Cabe mencionar que el cebollino chino también forma parte de la familia de la cebolla, y también aumenta la testosterona y la capacidad antioxidante de mejorar la función sexual).

Cebollino chino (*Allium tuberosum*)

Al menos en un estudio, el cebollino chino ha demostrado poseer propiedades que mejoran las relaciones sexuales y estimulan la excitación. No está mal para un humilde cebollino. Otras investigaciones han hallado que aumenta las concentraciones de testosterona.[354] Y, por lo visto, puesto que otros estudios afirman que el cebollino aumenta la viabilidad y el recuento de esperma, sus semillas mejoran significativamente las nuestras. Así que deja de ser un cebollino, y cómete uno.

Chile (*Capsicum annuum*)

El chile es el sueño de cualquier sádico. Es uno de los únicos alimentos que nos producen dolor fisiológico pero también nos dan placer al comerlos. A nosotros, esa sensación consigue que se nos haga la boca agua, pero para la planta, le sirve de protección contra los depredadores, los hongos y otros microbios.

Los incas y los mayas lo usaban como moneda. Se remontan a mucho tiempo atrás: se han encontrado semillas de chile de hace 6000 años en México y Perú. Los aztecas y los mayas lo usaban en la comida, como medicina y para fumigar los hogares. Cristóbal Colón trajo los primeros chiles al resto del mundo, y un cuarto de la población mundial los come ahora a diario.

Se dicen verdaderas locuras sobre su potencia sexual. El *Kamasutra*, por ejemplo, afirma que si un hombre penetra a una mujer después de haberse frotado el pene con una combinación de chiles y pimienta negra mezclada con miel, la mujer quedará sujeta a su voluntad (por lo visto, su voluntad será que la chica salga corriendo y gritando). Pero, a decir verdad, todo esto suena demasiado parecido al lubricante con efecto calor de hoy en día.

Según las investigaciones, puede que haya un motivo no sexual que explique por qué disfrutamos tanto de esta planta que, en realidad, nos produce dolor. La capsaicina, que irónicamente se usa para aliviar el dolor, y que produce la sensación de picor, activa la vía de «recompensa» de dopamina del sistema opioide central del cerebro.[355] Esa combinación de «¡ay!» y «ahhh» explica esa dinámica tan única del chile de dolor y placer. Los chiles también son muy conocidos por su alto contenido de vitaminas, incluidas las vitaminas A, C, K y B6, así como potasio, hierro, magnesio, cobre, manganeso, tiamina, riboflavina, niacina, folato y fósforo (no te preocupes, esto no cae en el examen).

La capsaicina también ha demostrado mejorar significativamente el crecimiento de las células testiculares y aumentar la testosterona.[356] Otros estudios han confirmado que fomenta el funcionamiento del aparato circulatorio y la salud metabólica,[357] que es precisamente lo que dará como resultado la mejoría de la función sexual (y por lo que estamos viendo todo esto).

Aunque, a decir verdad, podemos ahorrarnos el dolor (mejor dejar el sadismo para la cama): yo recomiendo comer el chile en una salsa hecha en casa, o en guacamole, que también tiene lima fresca, ajo y cebolla; y todos estos alimentos, para sorpresa de nadie, aumentan también el efecto afrodisíaco.

Chocolate (*Theobroma cacao*)

Todos relacionamos el chocolate con el sexo —nada más mencionarlo ya sentimos su sabor y su textura aterciopelada, como si nos estuvieran seduciendo por la boca—, pero sienta bien que te recuerden que lo comas. Aunque su historia es más espeluznante de lo que imaginas. En el pasado, los mayas, nativos de Latinoamérica, intercambiaban granos de cacao por sexo. Técnicamente es porque los usaban como moneda, pero creo que todos hemos estado lo bastante cachondos como para llegar a eso.

No es de extrañar que también se considere un regalo de dios. Bueno, del antiguo dios de la sabiduría llamado Quetzalcóatl. Su uso se remonta a miles de años atrás. Los aztecas, siempre tan inteligentes a la hora de crear, combinaban el chocolate con vainilla para potenciar aún más la excitación. Se dice que Moctezuma —¿lo recuerdas del instituto? El gran gobernante azteca al le gustaba mucho, pero mucho, el sacrificio humano— consumía más de cincuenta tazas de chocolate *al día* para satisfacer a todas sus esposas, y creo podemos imaginarnos lo que ocurrió cuando vio que no podía. Por suerte, hoy en día tratamos de mantener el número de esposas al mínimo por persona, así que no es necesario dejarse llevar por el chocolate.

Por extraño que parezca, hay varios estudios que no han conseguido demostrar que el chocolate sea un afrodisíaco efectivo. En 2006 se llevó a cabo un estudio en el que no se logró obtener ni una sola prueba de que el chocolate potenciara la excitación.[358]

Sin embargo, dejando de lado esos estudios, el chocolate sí que posee un arma secreta: la feniletilamina, una sustancia capaz de estimularnos y aumentar la sensación de bienestar. Dado que la estimulación y el bienestar son también palabras que usaríamos para describir el sexo (al menos, el bueno), no resulta difícil entender la relación entre el chocolate y el sexo: el chocolate logra la hazaña tan asombrosa de relajar indirectamente las inhibiciones en relación el sexo. Por tanto, el chocolate nos relaja para poder darle tranquilamente al tema. Y tú que creías que para eso lo que necesitabas era un cubata.

Ciruelas pasas (*Prunus domestica*)

Estoy segura de que esto no te lo esperabas, pero en los burdeles de la Inglaterra del siglo XVI se servían ciruelas pasas para excitar a los clientes (yo también tengo muchas preguntas al respecto).

Sin embargo, no hay pruebas científicas que apoyen el uso de estos frutos como afrodisíacos, por no entrar en el tema de que las ciruelas pasas se recomiendan para el estreñimiento, que parece poco apropiado para nuestros objetivos.

Ahora bien, según yo lo veo, los burdeles son negocios dirigidos por mujeres, y yo apoyo los negocios dirigidos por mujeres, y tú deberías también. Necesitamos más de ellos. Y en este caso, esos negocios necesitaban clientes cachondos, así que decidieron usar ciruelas pasas.

Clavo (*Syzygium aromaticum*)

A los adolescentes góticos les encanta fumárselos en forma de cigarro, y en el pasado ha habido hasta guerras por ellos. Si alguna vez tienes la oportunidad de disfrutar de esta especia tan aromática, sabrás por qué.

Nuestros antepasados usaban el clavo para una gran variedad de fines.

El protocolo de higiene de los emperadores chinos de la dinastía Han, por ejemplo, era tan exagerado que obligaba a cualquiera que se dirigiera a ellos a masticar primero unos cuantos clavos para tener un aliento más fresco.

Aunque no solo sirven para refrescar el aliento; también desatan la violencia. La Guerra de las Especias, o la guerra luso-neerlandesa, tuvo lugar porque las Islas Molucas de Indonesia, también conocidas como las Islas de las Especias, eran el único lugar de la Tierra donde se cultivaban clavos, nuez moscada y macis. Cuando el resto del mundo probó el clavo, todos se volvieron locos por tener acceso a estas especias.

Pero el clavo también puede desatar pasiones sexuales. Y aquí, la investigación nos sirve de ayuda: un estudio halló un aumento significativo del deseo y el rendimiento sexual en tan sólo una hora después de comer clavo.[359] Otra investigación descubrió que aumentaba la testosterona.[360]

Para beneficiarnos de los efectos del clavo, podemos, por ejemplo, ponernos las botas con un postre turco llamado *baklava*, un pastel relleno de clavo, canela, cardamomo y nueces, y luego recubierto con almíbar de miel.

Dátiles (*Phoenix dactylifera*)

Debe de haber una razón por la que, en inglés, se dice igual «dátil» que «cita»: «*date*». Y, para colmo, su pasado también es sexual: se cree que son originarios de un lugar llamado el Creciente Fértil (cerca de Mesopotamia). Y no son para nada recientes: los dátiles son la fruta cultivada más antigua del mundo. Hay pruebas de que los hebreos los usaban ya en el 6000 a. C., quienes los convertían en pan, vino y vinagre.

Están cargados de beneficios nutricionales, como vitaminas, minerales y antioxidantes, y se ha descubierto que la variedad conocida como *ajwa* reduce el daño testicular causado por las toxinas de los alimentos, y mejora así la producción de esperma y la estructura testicular.[361] Los dátiles también son muy útiles para madurar el esperma y mejorar la testosterona[362] y otras hormonas.

En adultos, los dátiles protegen las estructuras reproductivas del estrés oxidativo, y su contenido en minerales mejora el equilibrio hormonal y protege los óvulos de las mujeres.[363] Hasta el polen de la palmera puede mejorar el recuento de espermatozoides, la motilidad, la morfología y la calidad del ADN.

Y, por si te interesa, también aumentan el peso testicular. Has leído bien: si quieres unos huevos bien grandes, come dátiles.

Eneldo (*Anethum graveolens*)

El eneldo va genial para los pepinillos; no sé si me entiendes. Lo dice la Biblia. Bueno, no exactamente, pero sí que lo menciona. Se usaba en Egipto hace 5000 años. Los babilonios lo cultivaban en sus jardines en el año 3000 a. C. Los griegos, pioneros en usar aceites para el consumo y el placer, aromatizaban el vino con eneldo. Los romanos creían que el eneldo hacía que sus gladiadores fueran más valientes (aunque también bebían tónicos de cenizas de huesos).

A los niños les daban semillas de eneldo para calmarles los dolores de estómago provocados por el hambre; los impuestos sobre el eneldo llegaron a pagar las reparaciones del Puente de Londres en el siglo XIV; se creía que el eneldo tenía propiedades mágicas protectoras contra la brujería y las maldiciones, y también se añadía a las pócimas de amor y los afrodisíacos.[364] Hoy en día, la investigación no sólo ha demostrado que es seguro consumirlo, sino que también aumenta el deseo sexual en los hombres.[365]

La próxima vez que estés leyendo una carta y veas que un plato lleva eneldo, piensa en todo esto. Y no es mala idea empezar a añadirlo en los aderezos caseros para las ensaladas. Ya sabes —*guiño*—, para dar sabor y tal.

Fenogreco (*Trigonellae semen*)

Para empezar, el nombre en latín incluye la palabra «semen». Además, esta planta también nos da una sensación calentita y amarga. En el cuerpo humano, se adentra en los canales del hígado y del riñón. Allí, calienta el *yang* del riñón, expulsa el frío y ayuda con la impotencia, la falta de libido y el dolor testicular.

El *Kamasutra* lo menciona particularmente como algo que se recetaba para el aumento de pecho. No es de extrañar, ya que las investigaciones muestran que aumenta el flujo de leche en los pechos de mujeres lactantes en tan solo veinticuatro horas, además de mejorar la libido y numerosos aspectos de la función sexual.

Granada (*Punica granatum*)

Dependiendo de cómo se mire, la granada puede ser un afrodisíaco turbio y confuso o el mejor del universo.

Por ejemplo, cuenta la leyenda que el color rojo de la granada se debe a las gotas de sangre del pene del dios Agdistis, un dios muy lascivo… No es una historia muy atractiva, la verdad. Pero además existe otra versión —también relacionada con el sexo— según la cual Afrodita fue quien plantó el granado, y, como recordarás, Afrodita se pasaba el día con ganas de sexo.

Por tanto, para los antiguos griegos, la granada era el símbolo de la sensualidad de Afrodita y las semillas de color rojo carmesí se asociaban con la fertilidad y el erotismo, dos conceptos bastante más atractivos para nosotros que un pene sangrante.

Pero, volviendo al lado oscuro, Hades, el dios del inframundo, usó semillas de granada para seducir a Perséfone, llevándosela con él al infierno. Aunque ese tampoco es nuestro objetivo.

El judaísmo sí que dio en el clavo: durante miles de años, asociaron las granadas con el matrimonio y la fertilidad, e incluso hacían vino con ellas. En los antiguos jeroglíficos egipcios podemos encontrar dibujos de granados, lo cual indica que al menos los tenían en cuenta. Pero los babilonios fueron, sin duda, los mayores fanáticos de este fruto: llegaron a sacrificar 500 granadas y dátiles en honor a la diosa Ishtar (al fin un sacrificio que no involucraba a humanos).

Como habrás podido suponer, las granadas están cargadas de antioxidantes,[366] lo que significa que ayudan a los tres sistemas implicados en la función sexual: el sistema nervioso, el endocrino y el circulatorio.

La investigación sobre esta fruta demuestra que mejora la disfunción eréctil en los diabéticos al reducir el estrés oxidativo;[367] vamos, que te la pone tan dura como la cáscara de la propia fruta. También protege al aparato circulatorio de los daños,[368] al incrementar el flujo de sangre hacia el pene (pero esta vez para bien, por dentro del cuerpo, no como en el caso de Agdistis).

Las granadas también son bastante polifacéticas: en un estudio realizado con pacientes con agrandamiento de próstata, la granada consiguió reducírselas significativamente.[369] También protege contra el daño de las toxinas ambientales,[370] y el extracto de granada mejora la disfunción eréctil provocada por arterias dañadas.[371]

Así que, a pesar de su reputación contradictoria en la mitología, gracias a la ciencia moderna, podemos al fin confiar en la granada.

Higos (*Ficus carica*)

Los higos se han considerado alimentos afrodisíacos desde el principio de los tiempos. Los sumerios ya registraron el uso culinario de los higos en inscripciones en tablillas de piedra allá por el 2500 a. C. También son importantes para las religiones principales: son símbolos de fertilidad en el budismo, el cristianismo y el islam, y los griegos también los asociaban con la sexualidad.

Es más, algunos historiadores creen que el fruto prohibido del jardín del Edén era en realidad el higo, no la manzana que tentó a Eva. (Es interesante mencionar que en el Génesis, Adán y Eva, avergonzados, usaron hojas de higuera para cubrir su desnudez. Las manzanas no les habrían resultado tan útiles).

En la Antigua Roma, los higos se consideraban un símbolo de los genitales femeninos, y se regalaban tanto a modo de bendición como de maldición (las mujeres han recibido críticas mixtas a lo largo de la historia). Y en el momento en que Buda alcanzó la iluminación, estaba sentado precisamente bajo una higuera.

A pesar de todo este subtexto tan sugerente sobre los higos, no existen pruebas científicas que apoyen el uso de los higos como afrodisíacos.

Aunque sí sabemos que los higos tienen altas cantidades de antioxidantes, flavonoides y polifenoles, que son todos importantes para el sexo. Así que por eso ya valen la pena.

Aunque si todo esto no te convence, también pueden usarse como sustituto —mucho más sano— del azúcar. Se han utilizado para endulzar postres desde hace muchísimo tiempo, así que prueba a mantener esa tradición viva y añádelos a tartas y a mezclas de frutos secos. Y, puesto que no nos avergüenza desnudarnos, en nuestro Edén personal nos vale con ponerlos de aperitivo, en lugar de usarlos para taparnos las vergüenzas.

Hinojo (*Foeniculum vulgare*)

El hinojo, originario de Europa y el Mediterráneo, es otro alimento sexual polifacético. Se colgaba sobre las puertas en la Edad Media para protegerse de los espíritus, en el Antiguo Egipto se usaba como alimento y en China para las mordeduras de serpiente.

Gracias a la vitamina C y los fitoestrógenos, resulta muy beneficioso para la salud de la mujer[372], puesto que, en forma de crema vaginal, aumenta la excitación, la lubricación y el orgasmo, y disminuye el dolor.[373] Alivia numerosas dolencias reproductivas femeninas, como los periodos especialmente molestos, el síndrome premenstrual, la menopausia, la menopausia precoz y el síndrome de ovarios poliquísticos. Y también ayuda con los síntomas de la menopausia como los sofocos, la sequedad vaginal y el picor. A su vez, todo esto no solo mejora la satisfacción sexual, sino que también sirve para lo único mejor que el sexo, dormir.[374] En otro estudio,[375] el hinojo demostró mejorar la salud reproductiva en general.

El aceite de hinojo tiene propiedades antiinflamatorias, antimicrobianas, antioxidantes y antiespasmódicas. También ayuda en la síntesis de las hormonas. Y, lo que es más importante para nosotros, las semillas tienen un alto contenido de nitratos naturales. Y ya sabes qué quiere decir eso: un mayor flujo sanguíneo hacia los genitales. Tampoco deja de lado la función sexual masculina: el hinojo aumenta la concentración total de proteínas en las vesículas seminales y en la próstata.

Hablando del aparato reproductor masculino, ¿te apetece una salchicha italiana? No, en serio, el hinojo es el principal condimento que llevan las salchichas italianas. Por mi parte, yo suelo añadir media taza de semillas de hinojo (para una olla grande) y media cucharadita de nuez moscada a mi salsa de los domingos, lo que le da un sabor parecido al de las salchichas. Pero si las salsas no son lo tuyo, añádele un poco de la parte del bulbo del hinojo a una sopa minestrone.[376]

Jengibre (*Zingiber officinale*)

¿Me crees si te digo que en una época de la historia podías cambiar medio kilo de jengibre por una oveja entera? No te preocupes, que no nos vamos a adentrar en ese tema.

Donde sí vamos a adentrarnos es en el sudeste asiático, de donde proviene esta especia tan sabrosa. El jengibre es tan valioso que lleva comercializándose más de mil años. Es el responsable de la existencia del hombre de jengibre; o, mejor dicho, lo fue la reina Isabel I de Inglaterra, quien se dice que inventó la célebre tradición. Cuando Irlanda se enteró, decidió superar al país vecino dándonos el *ginger ale* en el siglo XIX.

A los chinos, como siempre, no se les escapaba una, y lo utilizaban mucho en la fitoterapia tradicional china por su alto contenido en antioxidantes y minerales. Si alguna vez has tenido náuseas, vómitos o problemas digestivos, el jengibre es tu amigo.

No sólo alivia los problemas estomacales (y puede conseguirte una oveja entera), sino que los estudios han demostrado también que, consumido a unos niveles razonables, aumenta el recuento y la motilidad del esperma.[377] También aumenta los niveles de testosterona.[378]

Personalmente, yo tomo jengibre de todas las maneras posibles, pero recomiendo dos formas fáciles de tomarlo: comer platos indios y beber tónica de jengibre (yo la hago casera). Se hace con jengibre, limón o lima y miel, y luego se rellena con agua mineral. La puedes hacer en casa y dejar a la oveja tranquila.

Jengibre africano (*Siphonochilus aethiopicus*)

Esta raíz aromática se utiliza para dar sabor a los platos africanos. Debido a su capacidad para aumentar el recuento de espermatozoides,[379] tratar la depresión y aumentar la libido,[380] a menudo se le conoce como la Viagra para mujeres. Bonus: También disminuye el daño celular.[381]

Jengibre negro tailandés (*Kaempferia parviflora*)

Este tipo de jengibre no solo mejora la función sexual masculina, sino también el rendimiento en las artes marciales tailandesas. Proviene de Bangladesh, Camboya, Birmania y Tailandia.

En las investigaciones, el jengibre negro tailandés resultó ser todo un tesoro: mejoraba el flujo sanguíneo hacia los genitales, la frecuencia sexual y la facilidad para eyacular.[382] También mejoró la respuesta sexual a los estímulos eróticos.[383] En otros estudios, mejoró el metabolismo energético, lo que, a su vez, aumenta el rendimiento físico y la resistencia muscular.[384]

Si eres de los que adoran la comida, el sexo y las artes marciales, el jengibre negro tailandés no puede faltar en tu lista de la compra.

Nuez moscada (*Myristica fragrans*)

Si no te interesan las ovejas, te gustará saber que, antiguamente, la nuez moscada valía su peso en oro.

La nuez moscada es una especia muy preciada que se ha usado, al menos, durante los últimos 3500 años. En sus comienzos, crecía sólo en las islas volcánicas de Indonesia, que es donde valía oro. En la Edad Media, los europeos más ricos compraban nuez moscada por sus propiedades medicinales (debían de tener suficiente oro). Los romanos la usaban como incienso (porque son romanos).

A los holandeses también les volvía locos: en 1621, obsesionados con la nuez moscada, masacraron a casi todos los nativos de las islas Banda y luego esclavizaron a los 1000 restantes, obligándolos a trabajar en los campos de nuez moscada. Todo por culpa de la avaricia, por querer hacerse con esta especia.

Los americanos estaban igual de obsesionados. La nuez moscada era tan valiosa en los comienzos de la historia americana que había personas que se dedicaban a vender madera en polvo como si fuera nuez moscada. Todo esto empieza a sonar como si la nuez moscada fuera la cocaína de las especias, pero no va por ahí la cosa, ya que en la medicina tradicional china, por ejemplo, la nuez moscada se usa para ayudar con la diarrea, no para causarla.

La nuez moscada fue, por supuesto, otra de las recomendaciones del *Kamasutra*, que, después de ver todo el alboroto que había causado esta especia en el resto del mundo, no podía poner en peligro su reputación en el campo del sexo y no respaldarla como afrodisíaco. La medicina *unani*, que también se practica en la India, y que deriva de los médicos musulmanes medievales de la Grecia bizantina, utiliza esta especia para tratar los trastornos sexuales.

Pero, entonces, ¿cuáles son los efectos de la nuez moscada en el cuerpo humano? Los estudios afirman que quienes toman nuez moscada salen disparados de casa, olvidándose hasta las llaves y la cartera, y van a darle al tema.[385] Los animales que toman una pequeña cantidad de nuez moscada no solo van directos a practicar sexo, sino que también lo hacen mejor (resulta difícil imaginar cómo miden los científicos el rendimiento sexual de los animales, pero bueno), y más a menudo (qué trabajo tan divertido el de los científicos) y con más lujuria (puede que los animales rellenen una encuesta al acabar o algo así).[386]

Llegados a este punto, si todavía no te ha quedado claro que lo que deberías hacer ahora mismo es dejarlo todo e ir a comprar un tarrito de nuez moscada, no creo que pueda ayudarte.

Oreja de madera (*Auricularia polytricha*)

Y tú que pensabas que no tendrías que leer más sobre hongos… Relax, tan solo te voy a contar los beneficios de una de las especies más excepcionales de las 50 000 que existen. La oreja de madera. Y, oye, teniendo en cuenta que «madera» forma parte de su nombre, a lo mejor te la pone como un roble.

Este tipo de hongo se puede encontrar por todo el mundo, y se ha estado usando durante milenios tanto en la alimentación como en la medicina. En la medicina tradicional china, se considera que nutre el *yin* y beneficia el aparato circulatorio y el sistema inmunitario.

Las investigaciones también han mostrado que son potentes afrodisíacos, [387] ya que aumentan el comportamiento sexual y la eyaculación en los ratones macho. También han ayudado a pacientes a superar disfunciones sexuales provocadas por el estrés, y gracias a ellos han mejorado el deseo, la facilidad para llegar al orgasmo y la probabilidad de experimentar deseo sexual tras la eyaculación. Así que podemos alegrarnos por esos ratones y considerar la posibilidad de añadir este tipo de hongo a nuestras sopas para unirnos a la fiesta.

Ostras

Al igual que los higos, las ostras siempre han formado parte de la lista de afrodisíacos, y se remontan al ligón más famoso de los ligones. Se rumorea que, en el siglo XVIII, el famoso Casanova comía asiduamente ostras crudas a la hora del desayuno para aumentar la libido. En sus famosas memorias, cuenta cómo sedujo a más de cien mujeres gracias a las ostras (espero que, al menos, les haya dado las gracias).

Las ostras tienen un alto contenido de zinc, que reduce el cortisol y aumenta la testosterona, además de un alto contenido de magnesio.

Aunque solo existen estudios limitados que muestren que las ostras aumentan la excitación y mejoran la función sexual,[388] creo que, en este tema, podemos fiarnos de Casanova.

Pimienta negra (*Piper nigrum*)

La pimienta negra es un afrodisíaco, y también —redoble de tambor— una fruta. Procede de una planta de hoja perenne nativa de la costa de Malabar, en la India, y hemos estado consumiendo y utilizando esta drupa, empleada en seco, de innumerables formas desde, al menos, el año 2000 a. C.

A los faraones les encantaba: los restos momificados de Ramsés II (1303 a. C. -1213 a. C.) fueron encontrados con granos de pimienta en la nariz. Aunque, a menos que se trate de alguna práctica sexual que desconozca, ese no es nuestro propósito en este libro. Lo que nos interesa es lo siguiente: en investigaciones, la pimienta negra ha demostrado aumentar significativamente el deseo y el rendimiento sexual.[389]

Tamarindo (*Tamarindus indica*)

No hay nada más sexi que un alimento que se puede comer, tomar como medicina y usar para pulir metal. Y todo eso se puede hacer con el tamarindo, un afrodisíaco que además es el sueño de cualquier herrero cachondo. Técnicamente, es un árbol originario del África tropical, con vainas parecidas a legumbres con las que se crea una pasta oscura y espesa que se usa en todo lo mencionado anteriormente.

También se usa mucho en la cocina india, mexicana y malaya. Y en Egipto y en Grecia se consume desde el año 400 a. C.

En América Latina, se usa para hacer agua de tamarindo. En la cocina india, para dar sabor a los *chutneys* y a las salsas. Tienes que probar el pollo a la mantequilla con un chorrito de salsa de tamarindo por encima, que le añade una dulzura un poco picante. También, si haces una salsa barbacoa casera, puedes usar el tamarindo como ingrediente secreto, ya que le da la acidez y la dulzura ideal.

Quizás no es algo que se te venga a la cabeza al pensar en alimentos sexis, pero es efectivo y puedes añadírselo a alimentos que seguramente ya comes de por sí, o que ahora deberías tener ganas de probar. Es rico en calcio, fósforo, hierro, tiamina, niacina y riboflavina. En un estudio, el tamarindo mejoró la motilidad y el recuento de los espermatozoides, además del deseo y la excitación sexual.[390] En otro,[391] dio como resultado pequeñas —pero significantes estadísticamente— mejoras en la eyaculación precoz de los hombres.

Vainilla (*Vanilla planifolia*)

Aunque a la hora de elegir helado, la vainilla pueda considerarse uno de los sabores más sosos, para el sexo es todo lo contrario. ¿Recuerdas que mencionamos que los aztecas mezclaban la vainilla con el chocolate? Pues lo sabemos gracias a Hernán Cortés, quien, en el siglo XVI, llevó grandes cantidades de ambos alimentos a España como *souvenirs* (la parte de los sacrificios humanos se la saltó).

Y, más adelante, en el siglo XIX, los médicos recomendaban tomar vainilla antes del sexo para estimular la excitación. Aunque lo cierto es que no he encontrado ningún estudio que garantice su efectividad, no podemos subestimar su pasado, ni lo mucho que disfrutarán con ella nuestras papilas gustativas en nuestra búsqueda de placer sensual.

Sustancias medicinales

Más abajo he desarrollado una lista de sustancias medicinales cuyo efecto afrodisíaco se ha estudiado científicamente. Considéralo como una guía que utilizar con la ayuda de un experto. Aunque quiero dejar claro que para nada recomiendo autorrecetarse estas sustancias, puesto que sería como automedicarse, sí que recomiendo determinar la dosis terapéutica y segura de las mismas con un profesional cualificado que cuente con una amplia experiencia en el campo de la fitoterapia.

Los expertos no solo pueden orientarnos en cuanto a las sustancias que necesitamos, sino que también tienen más facilidad para reconocer las reacciones adversas, establecer la duración del tratamiento y demás consideraciones. También pueden ayudarnos a gestionar las expectativas, informándonos sobre cuándo podremos empezar a ver resultados y con cuánta antelación deberíamos consumir la sustancia.

Abrojo (*Tribulus omnífera*)

El abrojo se conoce como «*Ci Ji Li*» en la medicina tradicional china y «*gokshura*» en la medicina ayurvédica.

Aunque, en altas dosis, esta sustancia puede ser tóxica, los estudios indican que es seguro consumirla en pequeñas dosis. En las investigaciones, la fruta ha mejorado la potencia de la erección y la eyaculación, y ha aumentado el deseo y la testosterona en hombres jóvenes y mayores.[392] Otros estudios afirman que aumenta la testosterona y mejora las erecciones y el recuento de espermatozoides.[393] En la medicina tradicional iraní se usa en combinación con pelitre (*anacyclus pyrethrum*) para mejorar la fertilidad.[394]

Para la disfunción sexual femenina, en estudios clínicos ha demostrado ser seguro y efectivo. En un estudio, 250 mujeres con disfunción sexual tomaron abrojo a diario durante noventa días. El 88 % de ellas experimentaron mejoras. En varios estudios, el abrojo provocó un aumento estadísticamente significativo del deseo, la excitación, el orgasmo, la satisfacción[395] y la lubricación[396] en las mujeres.

Astrágalo (*Radix astragali*)

A esta planta se la conoce en la medicina tradicional china como *huang qi*, o «chi amarillo», porque su raíz es amarillenta y nutre al chi. En las investigaciones, el astrágalo aumentó el recuento[397] y la motilidad de los espermatozoides.[398]

Bardana (*Arctium lappa L.*)

Esta planta, abundante en flavonoides, saponinas, lignanos y alcaloides, ha demostrado en investigaciones mejorar el comportamiento y el rendimiento sexual.[399]

Bufera o *ashwagandha* (*Withania omnífera*)

¿Quieres el aguante de un caballo en la cama? ¿Y quién no? Esta planta, usada en la medicina tradicional india, llamada ayurveda, se remonta a miles de años atrás. Se clasifica como *vajikarana*, lo que significa que promueve un funcionamiento sexual saludable. El *Kamasutra* también la recomienda como afrodisíaco, puesto que afirma que confiere la fuerza y la resistencia de un caballo y aumenta la fertilidad. Muchas tribus africanas la utilizan para tratar la inflamación y las fiebres.

Las investigaciones[400] indican que es una planta segura y eficaz para mejorar la función sexual en las mujeres[401] y en los hombres.[402] La bufera aumentó la DHEA y la testosterona en pacientes mayores con sobrepeso.[403] Además, aumentó el recuento y la motilidad de los espermatozoides y el volumen del semen en hombres con bajo recuento de espermatozoides.[404]

Chione venosa

El tallo, la corteza y las raíces de esta planta se cosechan en la isla caribeña de Granada. A través de estudios, se halló que la composición química de esta planta la convertía en un afrodisíaco efectivo.[405]

Chuan Xiong (*Ligusticum Chuanxiong*)

Mueve el chi para que mueva la sangre. Ha demostrado en investigaciones aumentar el guanosín monofosfato cíclico (GMPc) y el adenosín monofosfato cíclico (AMPc).[406]

Cordyceps (*Ophiocordyceps sinensis*)

Como recordarás, este es un hongo entomopatógeno, o sea, que mata a su anfitrión; pero en este caso, solo lo mata si el anfitrión es una oruga. A los humanos nos aumenta el rendimiento y la energía, puesto que mejora la forma en que las células usan el oxígeno. Lleva usándose en China, para mejorar las relaciones sexuales, unos 2000 años; también es antiviral y aparece en el *Kamasutra*.

Como se comentó en el capítulo sobre las setas, mejora notablemente la libido y el deseo sexual tanto en hombres como en mujeres, aumenta la testosterona en los hombres y mejora significativamente el recuento y la calidad de los espermatozoides.[407] En un estudio,[408] este tipo de hongos y el hongo *reishi* mejoraron significativamente la resistencia en los atletas, al elevar la testosterona y reducir la hormona del estrés, el cortisol, al hacer ciclismo (después de tres meses de suplementación). Existen más hongos que han demostrado afectar de manera positiva a las hormonas sexuales del cuerpo.[409]

Este tipo de hongos también protege contra el estrés oxidativo,[410] es bueno para el colesterol y disminuye los triglicéridos. Es un vasodilatador natural, lo que aumenta el flujo sanguíneo hacia los órganos sexuales.

Cynomorium coccineum

En la medicina tradicional china llaman a este tallo carnoso «*suo yang*». Las mujeres del campo solían usarla como afrodisíaco, y también como un consolador natural, insertándolo en la vagina, ya que se hincha al absorber las secreciones vaginales.[411]

Damiana (*Turnera diffusa*)

Las hojas de esta planta, que pertenece a la misma familia que la pasiflora, se utilizan en la medicina popular como afrodisíaco, como analgésico y para combatir la ansiedad.[412] Aumenta las ganas de follar en los pacientes masculinos, incluso cuando están agotados sexualmente,[413] después de haberlo dado todo varias veces. Siendo tan buena, quién sabe por qué no aparece en las comedias románticas ni la encontramos en las tiendas, pero tendremos que seguir soñando. Es posible que los efectos de esta planta estén relacionados con sus altos niveles de antioxidantes y sus propiedades inmunológicas y antimicrobianas.[414]

La damiana también ha demostrado tener efectos positivos en la testosterona[415] y también en los estrógenos, el cual forma parte de la excitación masculina y femenina. Es efectiva gracias a que aumenta la disponibilidad del óxido nítrico en el cuerpo.[416]

Pero se conocen casos de convulsiones y síntomas similares a los que produce la rabia cuando se toma en dosis altas, por lo que hay que tener cuidado.

Damianita (*Chrysactinia mexicana*)

Esta planta originaria de México y del suroeste de los Estados Unidos ha demostrado en estudios clínicos estimular la actividad sexual. Aumentó el rendimiento sexual y mejoró el retraso a la hora de eyacular.

Ginseng (*Panax ginseng*)

En Asia, el *ginseng* se ha ganado la reputación de ser un afrodisíaco eficaz. En el 3500 a. C. Ya se usaba para estimular el apetito sexual y en el tratamiento de la disfunción eréctil. Los textos antiguos afirman que «el *ginseng* fortalece el alma, ilumina los ojos, abre el corazón, expulsa el mal, beneficia el entendimiento y, si se toma durante largos periodos de tiempo, vigoriza el cuerpo y prolonga la vida».[417]

Aunque esa cita no deja muy claro si se está hablando de un afrodisíaco o de una secta, te aseguro que se ha demostrado en estudios que esta planta tiene propiedades antioxidantes y provoca erecciones.[418]

Hierba de cabra en celo (*Herba epimedii*)

Ay, madre, ahora empieza lo bueno. En la MTC, esta planta se conoce como «*yin yang huo*» y se usa como tratamiento para la disfunción sexual dados sus efectos vasodilatadores.[419]

Los estudios han demostrado que el nombre de esta planta le hace justicia, puesto que restaura los niveles bajos de testosterona y de las hormonas tiroideas, hasta unos niveles casi normales. Sin embargo, no se descarta la posibilidad de que resulte tóxica, así que quizás debería llamarse «hierba de cabra en cielo potencialmente peligrosa».

Hojas de *ginkgo biloba*

Ha demostrado en investigaciones aumentar la expresión de la sintasa del óxido nítrico y la actividad dopaminérgica.[420]

Maca (*Lepidium meyenii*)

La maca crece en los Andes peruanos y se usa tradicionalmente como afrodisíaco y para aumentar la fertilidad. En las investigaciones, la maca ha mejorado el deseo sexual,[421] la función eréctil y el rendimiento. Disminuyó el tiempo que tardaban los pacientes en tener una erección y aumentó la libido.[422] En otros estudios, también mejoró la función sexual femenina.[423]

La maca es tu amiga.

Mosca española (*Lytta vesicatoria*)

La mosca española, el afrodisíaco que aparece siempre en los dibujos animados, es una sustancia auténtica, y no solo un recurso cutre de la ficción. Es probable que sea el afrodisíaco más mencionado e incomprendido. Pero sus frecuentes apariciones en la ficción y su uso tradicional han provocado una gran confusión y la han convertido en un mito, por lo que es una sustancia con la que hay que tener precaución.

Primero, hay que saber qué es: como ya hemos mencionado antes, proviene de un tipo de insecto coleóptero llamado meloido, que produce una sustancia activa llamada cantaridina. Aunque parece que este afrodisíaco favorece la erección al irritar el tracto urinario

—lo que provoca un flujo sanguíneo excesivo hacia los genitales—, también puede provocar priapismo, una erección dolorosa y persistente que sigue como una piedra hasta después de haber acabado.

Y debemos tener en cuenta que el uso de la mosca española ha provocado un sinfín de muertes a lo largo de la historia,[424] por no mencionar la cantidad de veces que se ha usado directamente como veneno.

Hoy en día todavía se utiliza para fomentar la cría de animales, pero la mayor parte de las publicaciones médicas disponibles describen a la mosca española como poco fiable, además de mencionar el margen tan estrecho entre las dosis efectivas y las tóxicas. El riesgo es mayor que la recompensa: la mayoría de los estudios hallaron que los peligros de esta sustancia superan con creces a los beneficios.[425] Entre las reacciones menores, puede provocar dolor al orinar, heces sanguinolentas y vómitos y, lo que es más grave, daños en los riñones y el hígado, lo que puede causar la muerte. Como para seducir a alguien con todos esos problemas.

Teniendo en cuenta que tenemos montones de opciones, mejor dejamos la mosca española en Hollywood, donde se lo pasan mucho mejor dándosela a los personajes de ficción.

Notoginseng (*Panax pseudoginseng*)

Mueve la sangre. En estudios ha demostrado reducir el estrés oxidativo y aumentar la expresión de la sintasa de óxido nítrico.[426]

Placenta humana (*Hominis placenta*)

A no ser que ya estés puesto en este tema, lo de ingerir placenta puede sonarte un poco extraño, pero ten paciencia. En la medicina tradicional china, esta sustancia se llama «zi he che» y se usa para la infertilidad, la impotencia, la espermatorrea y la libido baja.

Para las mujeres, el embarazo y el parto suponen un reto para el chi y para la sangre, y agotan la esencia. Se cree que la placenta humana aumenta esta esencia, por lo que es una práctica común que una madre cocine y se coma su placenta después del nacimiento (seguro que has oído a más de una famosa hablando de ello).

Pero no solo lo hacen las famosas y las piradas. Yo misma tengo amigas acupunturistas que lo han hecho, por si todavía no pensabas que éramos lo bastante raras.

Polen de palmera datilera (*Phoenix dactylifera*)
Unos huevos más grandes y más esperma. El uso de este producto provoca el aumento del peso de los testículos, el recuento de espermatozoides y su motilidad. Además aumenta la fertilidad. Esta sustancia contiene compuestos flavonoides que mejoran la calidad del esperma.[427]

Rou Cong Rong (*Cistanche*)
Nutre el *yang* del riñón. En los estudios ha demostrado aumentar los niveles de testosterona.[428]

Sapo de caña o sapo gigante (*Rhinella marina*)
En las glándulas de la piel del sapo de caña, también conocido como sapo gigante o sapo marino, se encuentra uno de los afrodisíacos más inusuales. Pero los estudios demuestran que los riesgos de esta sustancia potencialmente tóxica superan a los beneficios.[429]

Semillas de cuscuta o *Tu Is Zi* (*Cuscuta*)
Nutre el *yin*, el *yang* y el *jing* del riñón. Se ha observado en investigaciones que aumenta los niveles de testosterona.[430]

Schisandra chinensis
Esta planta relaja el músculo liso vascular. Los estudios han demostrado que también ayuda a que la Viagra sea más efectiva.[431] Yo te diría que te saltaras la Viagra y fueras directamente a por esto.

Yohimbina (*Pausinystalia johimbe*)
La corteza del árbol conocido como yohimbe es un afrodisíaco común en África occidental, pero puede resultar potencialmente tóxico.

La yohimbina es un extracto derivado de estos árboles, y la FDA (Food and Drug Administration, o Administración de Alimentos y Medicamentos) ha aprobado su consumo. Estimula los ganglios pélvicos y aumenta el suministro de adrenalina a las terminaciones nerviosas. También dilata los vasos sanguíneos, lo que aumenta el flujo sanguíneo hacia los genitales. Por esta razón, también sería útil para las mujeres. En estudios ha resultado eficaz para tratar a hombres con dificultades para alcanzar el orgasmo.[432] Aunque un análisis indicó que los riesgos de esta sustancia superan a los beneficios.[433]

Zoapatle (*Montanoa tomentosa*)

En las investigaciones, esta planta ha demostrado poseer propiedades afrodisíacas: aumentó la libido y mejoró el comportamiento sexual masculino en pacientes sexualmente inactivos.[434]

PARTE IV:
LA PARTE DIVERTIDA:
A PRACTICAR LO QUE HAS APRENDIDO

PLAN DE ACCIÓN PARA UN SEXO ESTUPENDO

Hemos hablado de cómo pensar en el sexo de manera diferente; de cómo los cuerpos experimentan placer; de que la mente es una parte fundamental del proceso; y de cómo la historia de la medicina tradicional china, a través de la acupuntura, la alimentación y la filosofía, forma los fundamentos de este enfoque.

Ahora, solo necesitamos un plan de acción para unirlo todo.

Cómo alimentarse para ponerse cachondo

Para alcanzar la Santísima Trinidad de las buenas relaciones sexuales (una buena comunicación de los nervios que llegan a los genitales, el equilibrio de las hormonas sexuales y un buen flujo sanguíneo), haz lo siguiente:

Limita:

- Las grasas, como la comida frita, muchos productos de bollería, las carnes grasientas y los aceites.
- Los alimentos procesados, como las patatas fritas, la comida rápida y cualquier alimento que venga enlatado o empaquetado y que ya ni siquiera puedas discernir qué era en su estado natural.
- Los alimentos salados, como la comida procesada, la comida rápida y la sal que se añade al cocinar.
- Los azúcares refinados, como los productos de bollería, los dulces, los caramelos y las bebidas y refrescos con azúcares añadidos.

- Los cereales refinados, como el arroz blanco, la pasta y casi todas las clases de pan.
- Alimentos intensos y pesados que reducen el chi, como los lácteos, el cerdo o la carne procesada.

Incrementa:

Los antioxidantes	Las frutas, las verduras —sobre todo las de hoja verde—, las bayas y las setas contienen antioxidantes como: • Polifenoles • Vitamina C • Vitamina A • Vitamina E
Los micronutrientes	• Vitaminas B: se encuentran en frutas y verduras, frutos secos y semillas. • Alimentos ricos en nitratos, entre los que se incluyen las verduras de hoja verde y otras como la remolacha, el apio, el repollo o el rábano. • Alimentos ricos en potasio, como el plátano, la calabaza, la patata, el boniato, el mango, las verduras de hoja verde, las naranjas, el melón, los higos, el kiwi, el aguacate y el brócoli. • Calcio, magnesio, zinc y otros minerales que se encuentran en los frutos secos, la fruta y la verdura, sobre todo en la de hoja verde. • Las brasicáceas, como el brócoli, la coliflor, la col rizada, las coles de Bruselas, la rúcula, el repollo, el rábano y las berzas. • Incluye verduras de hoja verde todos los días, como las espinacas, la rúcula, la lechuga de hoja verde, la lechuga de hoja roja y la romana. • Alimentos ricos en ácidos grasos Omega 3, como el pescado, las semillas de lino y las nueces.
Obtén la luz solar adecuada	Solo necesitas entre 10 y 30 minutos de sol al mediodía.

Practica deporte a diario	Aunque no puedas ir al gimnasio, lo único que necesitas es moverte más en tu propio entorno. • Camina durante el descanso para almorzar. • Sube y baja las escaleras durante 15 minutos. • Usa la bicicleta para ir a comprar o para hacer recados. • Vuélvete loco en la cama.
Haz un ayuno semanal suave (Ver capítulo 1)	

Menú de muestra de 1 semana

	Día 1	Día 2	Día 3
Desayuno	Fruta: intenta comer, al menos, medio plátano, mango o naranja. Si necesitas más comida, añade avena; nada de mantequilla ni grasa.	Tortitas de plátano de tres ingredientes (receta en la página 194).	Fruta: intenta comer, al menos, medio plátano, mango o naranja. Si necesitas más comida, añade avena; nada de mantequilla ni grasa.
Aperitivo	Un puñado de nueces.	Un puñado de anacardos.	Un puñado de almendras.
Almuerzo	Ensalada de espinacas con brócoli, apio, cebolla y tomate. Alíñala con vinagreta (receta en la página 197).	Ensalada de lechuga romana con col lombarda rallada, pepino, zanahoria y nueces de pecán tostadas. Alíñalo con salsa ranchera (receta en la página 199).	Ensalada de verdura de hoja verde con pimiento rojo, coliflor, perejil, aguacate y brotes. Alíñala con crema balsámica (receta en la página 198).
	Patata al horno con pimienta y una pizca de sal.	Un mango troceado.	Verduras al vapor, las que tú quieras.
Cena	Salmón salvaje salteado (receta en la página 206). Espárragos al vapor, calabaza asada con especias (receta en la página 210).	Burrito en un bol con un sofrito de setas (receta en la página 204), con guacamole y salsa mexicana caseros por encima (receta en la página 214).	Lentejas al curry con cebolla, zanahoria, coliflor, patata y tomate, servidas con patata o boniato.
Aperitivo	Rodajas de manzana con canela.	Bayas con yogur de coco y nueces de pecán tostadas.	Humus con zanahorias y apio.

Día 4	Día 5	Día 6	Día 7
Batido verde para llevar (receta en la página 193).	Fruta: intenta comer, al menos, medio plátano, mango o naranja. Si necesitas más comida, añade avena; nada de mantequilla ni grasa.	Fruta y granola de Emily (receta en la página 195).	Fruta: intenta comer, al menos, medio plátano, mango o naranja. Si necesitas más comida, añade avena; nada de mantequilla ni grasa.
Un puñado de nueces de pecán.	Un puñado de frutos secos variados.	Un puñado de pistachos.	Un puñado de pipas de girasol.
Ensalada de rúcula, mix de hojas verdes, cebolla roja, las verduras que quieras y remolacha al vapor. Alíñala con vinagreta (receta en la página 197).	Ensalada de hojas verdes con coles de bruselas al vapor, zanahorias moradas y verduras de tu elección. Alíñala con salsa ranchera (receta en la página 199).	Ensalada verde mixta con col rizada, verduras a elegir, espárragos al vapor y aguacate. Alíñala con crema balsámica (receta en la página 198).	Lechuga mantecosa con rábanos, rodajas de champiñones y col lombarda. Alíñala con vinagreta (receta en la página 197).
Rodajas de melón cantalupo.	Boniato al horno con pimienta y una pizca de sal.	Un kiwi troceado con higos.	Calabacin a la sartén con pimienta, tomillo y una pizca de sal.
Setas con salsa makhani (receta en la página 202).	Sopa toscana de col rizada (receta en la página 209) con bacalao al vapor.	Espaguetis al pesto (receta en la página 201), con crema de calabaza (receta en la página 208).	Legumbres y arroz (del tipo que quieras), servidos con plátano verde y ensalada de repollo (receta en la página 200).
Mangonada (receta en la página 220).	Helado vegano rosa (receta en la página 216).	Rodajas de pera con canela.	Rodajas de naranja.

Qué comer antes de una cita

Algunos alimentos tienen un efecto inmediato en los vasos sanguíneos, para bien y para mal.

Evitar el mismo día

- Alimentos con alto contenido de grasa.
- Sal.

Comer el mismo día (y todos los días)

A través de estudios se ha demostrado que los alimentos ricos en potasio, nitratos y flavonoides tienen un efecto positivo inmediato (a las dos horas) en los vasos sanguíneos. No se ha estudiado mucho sobre la magnitud de este efecto y, por lo general, es bastante sutil, pero lo bastante significativo como para que se pueda medir.

Para tener unas mejores relaciones sexuales, la mejor estrategia a seguir es alimentarse de forma saludable a largo plazo. Puedes combinar estos alimentos con algunos de los alimentos afrodisíacos, y especias, de los que hemos hablado. A continuación te presento algunas pautas para crear un menú para una noche de sexo apasionado.

Menú para una cita nocturna

Qué comer	Por qué
Una gran ensalada orgánica con verduras de hoja verde	
Verduras de hoja verde, como las espinacas, la lechuga de hoja verde, la romana, el perejil, el cilantro...	Después de comer verduras ricas en nitratos, los niveles de óxido nítrico aumentan en el cuerpo, llegando a su punto máximo unas dos horas después de la ingesta. El óxido nítrico dilata los vasos sanguíneos, lo que afecta a la excitación y al placer sexual. Las verduras de hoja verde también hacen que los vasos sanguíneos sean más flexibles, lo que mejora aún más el suministro de sangre, rica en oxígeno, al clítoris, la vagina y el pene.
Remolacha, apio, rábano, col lombarda, hinojo.	Estas verduras también son ricas en nitratos (como hemos visto antes).

La cebolla, la col rizada, el brócoli y, una vez más, el apio.	Ricos en flavonoides. Este tipo de alimentos hacen que los vasos sanguíneos sean más elásticos poco después de comerlos.
Verduras crucíferas, como el brócoli, la coliflor, la col, la col rizada, las coles de Bruselas y la rúcula.	Las brasicáceas contienen muchos fitonutrientes que han demostrado beneficios en la función sexual en hombres y mujeres.
Alimentos ricos en potasio	
Patata, boniato, calabacín, narajna y plátano.	Los alimentos ricos en potasio hacen que los vasos sanguíneos sean más flexibles y aumentan la liberación de óxido nítrico poco después de su ingesta. El efecto dura varias horas.
Manzanas, bayas y cítricos.	Los alimentos ricos en flavonoides hacen que los vasos sanguíneos sean más elásticos poco después de comerlos.
Omega 3	
Pescado: 85-100 g de salmón salvaje.	Los omega 3 mejoran el funcionamiento del aparato circulatorio, lo que aumenta el flujo sanguíneo y, a su vez, el placer.
Frutos secos: Un puñadito de nueces.	See above.
Polifenoles	
Cerezas, cebolla, manzana, bayas, col rizada, puerro, brócoli, arándanos, perejil, cítricos y apio.	Mejora significativamente el funcionamiento del aparato circulatorio en cuestión de horas.
Alimentos afrodisíacos:	
Clavo, azafrán, nuez moscada, cebolla, chiles, dátiles, eneldo, hinojo, fenogreco, ajo, jengibre, tamarindo, hongos oreja de Judas. Ver el capítulo 13 para más alimentos.	Todos estos alimentos afrodisíacos han demostrado, a través de la investigación, tener la capacidad de mejorar la función sexual o el placer. Algunos, como el clavo, mejoran el deseo y el rendimiento en tan solo una hora después de ingerirlos.

Qué evitar	Por qué
Alimentos grasos	Los alimentos grasos endurecen los vasos sanguíneos en cuestión de horas. Cuanto más flexibles sean los vasos, más sangre podrán llevar al clítoris, a la vagina y al pene. Y más sangre significa más placer y un mayor rendimiento.

Alimentos salados	Las investigaciones han demostrado que los vasos sanguíneos se vuelven más rígidos treinta minutos después de haber comido platos salados, lo cual reduce la liberación de óxido nítrico.

Y no te olvides de centrarte en tu pareja

Cualquier plan para disfrutar de unas buenas relaciones sexuales debe incluir acciones que vayan más allá de nuestro propio egoísmo y que le transmitan cariño a tu pareja. El cariño puede tomar diferentes formas, pero en la cama, significa dedicar el tiempo y el esfuerzo necesario para aprender a cuidar de tu pareja sexualmente. Cuando consideras a tu pareja como un igual, te das cuenta que debes centrarte en su placer sexual tanto como en el tuyo. Cuando el *yin* y el *yang* están satisfechos, el sexo es armonioso y delicioso.

Actividad en pareja

Esta es una actividad diseñada para comunicarle tus necesidades sexuales a tu pareja, y también para ayudarte a ser más atento y amable en la cama, alguien que no solo se preocupe por su propio placer. Sí, la verdad es que al principio puede parecer un poco cursi, pero te aseguro que el polvo será estupendo.

1. ¿Qué puedo hacer por mi pareja en la cama?

_____

_____

_____

2. ¿Qué puedo hacer por mi pareja fuera de la cama?

_____

_____

_____

3. Intento que mi pareja sienta menos / el mismo / más placer que yo en la cama. ¿Y fuera de ella?

_____

_____

_____

4. ¿Cómo me gustaría que me cuidara mi pareja?

_____

_____

5. ¿Cómo me gusta que me toque mi pareja?

_____

_____

_____

6. ¿Qué me gustaría que me hiciera más?

_____

_____

_____

7. No termina de gustarme que mi pareja...

_____

_____

_____

8. Cuando mi pareja me toca o estimula sexualmente, la presión que ejerce y la estimulación son (rodea todas las que sean ciertas):

Suele ser demasiado suave   Suele ser demasiado bruto   Suele hacerlo bien   Siempre lo hace bien

9. ¿Qué nueva actividad me gustaría que mi pareja incoporara en la cama?

_____

_____

_____

10. Me pondría muy cachondo/a que mi pareja...

_____

_____

_____

Planificador diario de La alimentación del sexo

Aquí tienes una herramienta de organización para no hacer trampas con la alimentación del sexo:

Fecha:_____

Desayuno		¿He incluido la cantidad suficiente de los siguientes alimentos?
		Antioxidantes
_____		Setas y hongos
_____		Fruta
Almuerzo		Hortalizas
		Verduras de hoja verde
_____		Brasicáceas
_____		Alimentos ricos en potasio
Cena		Omega 3
		Frutos secos
_____		¿Luz solar?
_____		Hidratación
Aperitivos		
_____		
_____		

Deporte

      Actividad: _____   Duración: _____

      Actividad: _____   Duración: _____

      Actividad: _____   Duración: _____

Actos de generosidad hacia mi pareja

_____

_____

¿Hoy he follado? Notas:

_____

_____

Recetas

Aquí te dejo algunas recetas geniales de Emily Daniels, de Wholesome Hedonista. http://www.wholesomehedonista.com. Emily es un genio en la cocina, y es capaz de preparar platos irresistibles adaptados a distintas pautas alimentarias.

El batido del sexo

Este batido es ideal para tomarlo antes de mantener relaciones sexuales, puesto que lleva plátano, rico en potasio; arándanos, ricos en polifenoles; y espinacas, ricas en nitratos. Además de tres afrodisíacos: jengibre, maca y azafrán. Además de estar buenísimo, ayuda a que la sangre fluya por los vasos sanguíneos hacia los genitales.

Tiempo de preparación	Tiempo de cocción
5 min	0
Comida	Desayuno o aperitivo
Raciones	2

Ingredientes

1 ½ taza (150g) de arándanos congelados
1 taza (30g) de espinacas (bien cargada)
1 plátano
1 cucharada de jengibre picado o rallado
1 cucharada de maca en polvo
Una pizca de azafrán
½ o 1 taza (120-240 ml) de agua, depende de la consistencia deseada

Instrucciones

1. Bate todos los ingredientes en una batidora o procesadora de alimentos hasta obtener una mezcla sin grumos.

Batido verde para llevar

Este batido está cargado de nutrientes buenos para el sexo. El mango y el plátano contienen antioxidantes y potasio, mientas que las espinacas contienen nitrato, que ayuda a que la sangre fluya con facilidad por los vasos sanguíneos de los genitales para que el sexo también fluya.

Tiempo de preparación	Tiempo de cocción
5 min	0
Comida	Desayuno o aperitivo
Raciones	1

Ingredientes

Una taza (30g) de espinacas
Media taza (50g) de mango congelado
Medio plátano
Media lima exprimida
Media taza (120ml) de leche vegetal o agua
Un trozo de jengibre

Instrucciones

1. Mezcla todos los ingredientes con una batidora o con procesador de alimentos hasta obtener una textura suave.

Receta de Emily Daniels en Wholesome Hedonista. Si quieres ver el vídeo completo, visita: https://www.instagram.com/p/CBTN48rJN0O/

Tortitas de plátano de tres ingredientes

Estas tortitas son muy fáciles de preparar, están riquísimas y son estupendas para el sexo. Tienen mucho potasio y ayudan a fortalecer los vasos sanguíneos que van hasta los genitales.

Tiempo de preparación	Tiempo de cocción
10 min	8 min
Comida	Desayuno o aperitivo
Raciones	1

Ingredientes

3/4 (68g) tazas de avena
1 1/2 plátano maduro
1/3 taza (80ml) de leche de almendras
Sirope de arce

Toppings (opcional)

Plátano
Nueces de pecán
Canela, nuez moscada, clavo

Instrucciones

1. Pasa la avena por un procesador de alimentos hasta obtener una harina fina.
2. Añade los plátanos, la leche de almendras, un pellizco de sal y, si quieres, canela. Mézclalo hasta conseguir una textura suave.
3. Vierte la masa en una sartén antiadherente ligeramente engrasada y cocínala hasta que aparezcan burbujas por todas partes, sobre todo en el centro.
4. Añádele tus *toppings* preferidos.

Receta de Emily Daniels en Wholesome Hedonista. Si quieres ver el vídeo completo, visita: https://www.instagram.com/p/CAqTLGPpF-k/

Granola de Emily

Lo mejor de esta granola crujiente es que no tiene ni aceite ni cereales. Lo que sí tiene es una combinación de especias conocida en Estados Unidos como «*pumpkin pie spice*» (especias de tarta de calabaza), que incluye afrodisíacos como clavo y nuez moscada. Además, tiene nueces, que también vienen bien para el sexo por su alto contenido en antioxidantes y omega 3.

Tiempo de preparación	Tiempo de cocción
20 min	20 min
Comida	Desayuno
Raciones	6

Ingredientes

1 taza (100g) de nueces
1/2 taza (60g) de almendras laminadas crudas
1/2 taza (65g) de pipas de calabaza crudas
3 cucharadas de semillas de cáñamo crudas
1/2 taza (90g) de dátiles cortados
1/2 taza (46g) de coco laminado
1/4 cucharadita de clavo en polvo
1/2 cucharadita de nuez moscada en polvo
1/2 taza (170ml) de sirope de arce puro
1/2 taza (120g/ml) de mantequilla de almendras con sal
1 cucharadita de extracto de vainilla

Instrucciones

1. Precalienta el horno a 180 °C y coloca la rejilla a media altura.
2. Mezcla todos los ingredientes en un recipiente grande hasta conseguir una masa bien combinada.

3. Extiende una capa fina sobre papel de hornear en la bandeja del horno.
4. Hornea entre 15 y 20 minutos y remueve un par de veces. Cuanto más tiempo permanezca en el horno, más crujiente estará. Si lo guardas en una fiambrera hermética, te durará unas cuantas semanas.
5. Sírvela con fruta fresca, como bayas o plátano.

Receta de Emily Daniels en Wholesome Hedonista. Si quieres ver el vídeo completo, visita: https://www.instagram.com/p/B5LFApWFrQk/

¡La mejor vinagreta sin aceite del mundo!

Este es un aliño sabrosísimo que le vendrá genial a tus ensaladas (y a tu vida sexual).

Tiempo de preparación	Tiempo de cocción
15 min	0

Comida	Almuerzo o cena
Raciones	6

Ingredientes

1 cebolla pequeña o mediana cortada muy fina
El zumo de 2 o 3 limones
2 dientes de ajo picados
1 buen puñado de tus hierbas aromáticas preferidas (eneldo, albahaca, etc.)
1/4 o 1/2 cucharadita de pimienta negra (a mí me gusta echarle mucha)
1 pizca de sal. Si le echas más, sabrá más, pero para el sexo es mejor echar
    poco
Un chorrito de aceite de oliva (si quieres; si no, también estará
    buenísima)
Verduras de hoja verde orgánicas y las hortalizas que quieras. Asegúrate de
    incluir brasicáceas, como el brócoli o la coliflor.

Instrucciones

1. Corta la cebolla y las hierbas aromáticas en trozos pequeños.
2. Exprime los limones o las limas.
3. Mezcla los ingredientes. Puedes añadir un poco de aceite de oliva, pero también está bueno si lo omites. Cuanto menos eches, mejor.
4. Sírvelo sobre una ensalada verde.

Crema balsámica sin aceite

La verdura de hoja verde es, probablemente, el mejor alimento que existe para el sexo. Aliñarla con distintos aderezos es algo esencial. Esta crema balsámica es de otro mundo (como el sexo que estás a punto de tener).

Tiempo de preparación	Tiempo de cocción
20 min	0
Comida	Almuerzo o cena
Raciones	6

Ingredientes

3/4 de taza (115g) de anacardos crudos
2/3 de taza (150ml) de vinagre balsámico
1 diente de ajo
1 cucharadita de mostaza (de Dijon o normal)
1/2 cucharadita de sal
Pimienta fresca
Entre 2 y 4 dátiles reblandecidos en agua
1/4 de taza (60ml) de agua para diluir (opcional)

Instrucciones

1. Pon los anacardos en agua durante 3 horas.
2. Seca los anacardos.
3. Mezcla todos los ingredientes en una batidora hasta conseguir una textura cremosa. Añade agua para diluir la salsa si lo necesitas.

Salsa ranchera a base de frutos secos

Esta salsa ranchera está cargada de hierbas aromáticas, que son muy buenas para las relaciones sexuales. No tiene lactosa, puesto que está hecha a base de anacardos, ricos en minerales.

Tiempo de preparación	Tiempo de cocción
20 min	0

Comida	Almuerzo o cena
Raciones	6

Ingredientes

1 taza (150g) de anacardos crudos
2 o 3 dientes de ajo
2 dátiles blandos sin hueso
El zumo de medio limón o lima
1/2 cucharadita de pimienta
Sal al gusto (para el sexo, siempre mejor echar poca sal)
Un puñado de perejil fresco
Un puñado de perejil fresco
Un puñado de eneldo fresco

Instrucciones

1. Mezcla los anacardos, los dientes de ajo, el zumo de limón, la pimienta y la sal con una batidora o un procesador de alimentos. Añade un poco de agua si quieres que el aliño tenga una textura más cremosa.
2. Añade las hierbas aromáticas cortadas.
3. Aliña las verduras de hoja verde y las hortalizas que más te gusten. Para unas buenas relaciones sexuales, asegúrate de incluir brasicáceas como brócoli o coliflor.

Ensalada nicaragüense de col

Esta deliciosa ensalada no contiene aceite. Además, las brasicáceas son muy buenas para el sexo. A mí me gusta hacer legumbres con arroz y cubrirlo todo con un buen puñado de esta ensalada para añadirle un toque ácido. Así es como se cocina en Nicaragua.

Tiempo de preparación	Tiempo de cocción
25 min	0
Comida	Almuerzo o cena
Raciones	6

Ingredientes

4 tazas (280g) de repollo rallado muy fino
1 taza (110g) de zanahoria rallada muy fina
El zumo de 2 limas
1 cucharada de vinagre
2 jalapeños o cualquier otro pimiento picante cortado muy pequeño
Sal al gusto (para el sexo, siempre mejor echar poca sal)

Instrucciones

1. Mezcla los jalapeños cortados, la sal y el zumo de lima en un plato pequeño. Déjalo reposar durante 15 minutos.
2. Ralla el repollo y la zanahoria.
3. Mezcla el repollo y la zanahoria con la salsa de lima, sal y jalapeños.
4. Sírvela, por ejemplo, encima de un plato de judías y arroz.

Espaguetis al pesto

Las espinacas, la albahaca, las nueces, el ajo y el aguacate te servirán para preparar este plato delicioso que te volverá loco (en la mesa y en la cama).

Tiempo de preparación	Tiempo de cocción
20 min	20 min
Comida	Desayuno o aperitivo
Raciones	1

Ingredientes

1 taza (30g) de albahaca
1 taza (30g) de espinacas
3 cucharaditas de nueces crudas
1 1/2 cucharadas de zumo de limón recién exprimido
2 dientes de ajo
Medio aguacate maduro
1/4 de taza (60ml) de agua (echa más si hace falta)
Sal al gusto (para el sexo, siempre mejor echar poca sal)
1/4 de cucharadita de pimienta
Los espaguetis que más te gusten (de algas kelp, de arroz, de trigo sarraceno...)

Instrucciones

1. Hierve los espaguetis siguiendo las instrucciones.
2. Mezcla todos los demás ingredientes en una batidora o un procesador de alimentos.
3. Sirve el pesto sobre los espaguetis.
4. Añádele lo que más te apetezca por encima (tómate fresco, piñones o copos de chile).

Receta de Emily Daniels en Wholesome Hedonista. Si quieres ver el vídeo completo, visita: https://www.instagram.com/p/B9kNRDYJeoT/

Setas con salsa *makhani*

Este plato indio especiado y aromático, también conocido como pollo a la mantequilla (aquí lo haremos con setas), te dará ganas de comerte unas buenas pechugas... No sé si me entiendes. Esta versión, sin lactosa y endulzada con dátiles, es una excelente manera de disfrutar de alimentos saludables para el sexo. Las setas son ricas en antioxidantes y buenas para los nervios de los genitales. Las especias, como la pimienta negra, el clavo, la nuez moscada (incluida en el *garam masala*), las hojas de fenogreco, el ajo y el jengibre son afrodisíacas.

Tiempo de preparación	Tiempo de cocción
20 min	20 min
Comida	Cena
Raciones	6

Ingredientes

2 libras (900g) de setas (de ostra o melena de león) o champiñones
2 cucharadas de aceite de oliva
1 cebolla grande cortada muy fina
2 cucharaditas de ajo troceado
2 cucharaditas de jengibre, rallado o en tiras muy finas
3 tazas (450g) de tomates cherry
1 cucharadita de chili en polvo
1 1/2 cucharadita de cilantro en polvo
1 1/2 cucharadita de comino en polvo
10 dátiles
1 cuchara de concentrado de tómate
3/4 de taza (170ml) de leche de coco en lata
1/2 cucharadita de *garam masala*
1/2 cucharadita de hojas de fenogreco
2 cucharaditas de sal, o al gusto
Pimienta negra al gusto

Instrucciones

1. Calienta el aceite de oliva en una sartén grande a fuego medio. Echa las cebollas y saltéalas hasta que se doren. Añade el jengibre y el ajo, remuévelo y déjalo cocinar unos 30 segundos.

2. Después, añade los tomates, los dátiles, el chili en polvo, el cilantro, el comino y 1/4 de taza de agua. Cocínalo durante 5 o 10 minutos y aplasta los tomates a medida que se vayan calentando para que suelten el jugo. Añade el concentrado de tomate.

3. Pasa la mezcla por la batidora hasta que obtengas una textura suave (es posible que tengas que echarle más agua para que se mezcle con más facilidad).

4. Saltea las setas en una cucharadita de aceite de oliva hasta que se doren. Añade la salsa y espera a que se caliente. Cuando empiece a hervir, añade la leche de coco y el *garam masala*.

5. Sírvelo sobre patatas, arroz integral o arroz de coliflor y espolvorea un poco de cilantro y hojas de fenogreco secas por encima.

Receta de Emily Daniels en Wholesome Hedonista. Si quieres ver el vídeo completo, visita: https://www.instagram.com/p/B764Ggzp7Aw/

Sofrito de setas estilo Chipotle

Si alguna vez has ido a Chipotle, la cadena estadounidense de comida rápida mexicana, y has pedido un burrito en bol, sabrás qué es. Pero en vez de tofu, en esta receta usamos setas desmenuzadas, y le añadimos ajo, que, como hemos visto, es buenísimo para la función sexual.

Tiempo de preparación	Tiempo de cocción
20 min	20 min
Comida	Almuerzo o cena
Raciones	6

Ingredientes

1.5 libras (700 g) de setas (de ostra o melena de león) o champiñones
1 chile poblano asado
1-3 (dependiendo de lo picante que te guste) chiles chipotle enlatados en adobo
2 cucharadas de la salsa de adobo que hemos reservado
2-3 dientes de ajo
2 cucharadas de zumo de lima recién exprimido (1 lima, aprox.)
1 1/2 cucharada de sirope de arce puro
1/2 taza (130ml) de salsa mexicana (o, mejor aún, usa la receta de salsa casera de este libro)
1/2 jalapeño picado muy fino
1/4 taza (5g) de cilantro
1 cucharadita de sal y pimienta al gusto
1 cucharada de aceite de oliva (opcional)
1 cucharada de aceite de oliva (opcional)

Instrucciones

1. Introduce todos los ingredientes, excepto las setas, el aguacate y el aceite en un procesador de alimentos. Bátelo a velocidad alta hasta obtener una textura suave. Reserva esta salsa para luego.

2. Desmenuza las setas con un rallador de queso o con la función adecuada del procesador de alimentos.
3. En una sartén antiadherente grande, calienta el aceite (puedes saltarte este paso si quieres evitar el aceite). Cocina las setas hasta que suelten parte del agua.
4. Añade la salsa del sofrito y cocínalo todo unos diez minutos.
5. Sírvelo sobre una guarnición de arroz o arroz de coliflor y decóralo con un poco de cilantro, aguacate y el jugo de la lima.

Receta de Emily Daniels en Wholesome Hedonista. Si quieres ver el vídeo completo, visita: https://www.instagram.com/p/B8RyMdbpONq/

Salmón salvaje salteado con hierbas

Si quieres incorporar pescado en tu dieta por su aporte de ácidos grasos omega 3, tienes que probar esta estupenda y sencilla receta de salmón salvaje. Los omegas hacen que las descargas de los nervios hacia y desde los genitales sean más rápidas y potentes. También mejoran la salud de los vasos sanguíneos, encargados de llevar la sangre a donde más la necesitamos durante el sexo.

Tiempo de preparación	Tiempo de cocción
5 min	10 min
Comida	Almuerzo o cena
Raciones	2

Ingredientes

2 filetes de salmón, lavados y secados con papel de cocina.
1 cucharadita de mantequilla o aceite de coco
Unas cuantas ramitas de cualquier hierba fresca que te guste. ¡El tomillo le queda genial!
Sal y pimienta al gusto (mientras menos sal, mejor para el placer sexual)
1 cucharadita de salsa de soja (puedes omitirlo si no quieres tanta sal)

Instrucciones

1. Saca el salmón de la nevera 20 minutos antes de cocinarlo. Asegúrate de secarlo con el papel, así quedará más jugoso. Si tienes tiempo, deja que madure en seco durante toda la noche, en la nevera y sin tapar, con un poco de sal y pimienta.
2. Calienta el aceite de coco o la mantequilla en una sartén antiadherente a fuego medio, medio alto.
3. Cuando el aceite esté caliente, coloca el salmón con la piel hacia abajo en la sartén. Añade las hierbas frescas a la sartén para que le den sabor. Cocínalo hasta que la parte de abajo coja un color más claro, lo cual suele tardar unos pocos minutos. Luego dale la vuelta.

4. Añade una cucharadita de salsa de soja a la sartén y cocínalo dos minutos más, hasta que se forme una capa caramelizada en el salmón. Puedes omitir la salsa de soja para no tomar tanta sal.

5. Sírvelo con las verduras que prefieras, como, por ejemplo, con boniato y espárragos.

Calabaza al horno con especias

Esta calabaza tan sabrosa y saciante está cargada de potasio y antioxidantes, ambos buenos para el sexo. Además, esta receta contiene especias
afrodisíacas, como el clavo y la nuez moscada, para darle un toque dulce
y sensual.

Tiempo de preparación	Tiempo de cocción
10 min	50-75 min
Comida	Cena
Raciones	2-4

Ingredientes

1 calabaza (de tipo bellota o de cualquier otra clase)
Una pizca de canela
Una piza de nuez moscada
Una pizquita de clavo molido
Pimienta al gusto

Instrucciones

1. Precalienta el horno a 180 °C. Parte la calabaza en dos, quítale las
   pipas y colócala sobre la bandeja del horno.
2. Espolvorea las especias sobre la calabaza y añade algunas cucharadas
   de agua en el hueco de la calabaza donde estaban las pipas.
3. Hornéalo a 180 °C durante 50 minutos. Comprueba que la calabaza
   haya quedado tierna.
4. ¡A disfrutar!

Sopa toscana de col rizada y patata

Esta deliciosa receta es buenísima para la salud sexual porque contiene los nitratos de la col rizada. También cuenta con el potasio de las patatas para volver más flexibles las arterias (y, en general, ser más flexible en la cama). Y además lleva especias afrodisíacas, como el hinojo, la nuez moscada y el ajo.

Tiempo de preparación	Tiempo de cocción
20 min	20 min
Comida	Almuerzo o cena
Raciones	4-6

Ingredientes

2 patatas grandes
1 manojo de col rizada
32oz (1 litro) de caldo bajo en sodio
Medio galón (2 litros) de leche de coco en brik
1 buen puñado de perejil fresco picado
1 cucharada de aceite de oliva
1 cebolla picada
2 cucharadas de semillas de hinojo
3/4 de cucharadita de nuez moscada
1 cucharadita de pimienta negra
Sal al gusto (cuanto menos, mejor para el sexo)

Instrucciones

1. Calienta el aceite de oliva en una olla grande. Añade la cebolla, el hinojo y la nuez moscada y mantenlo en el fuego hasta que la cebolla se dore y las especias empiecen a soltar su aroma.
2. Añade el resto de los ingredientes, salvo la leche de coco. Deja que hierva y después ponlo a fuego lento para que se cuezan las patatas.
3. Añade la leche de coco y calienta la comida.
4. Sírvela con tu ensalada preferida.

Crema de calabaza con especias

Esta crema de calabaza cremosa y buenísima para el sexo contiene muy poca grasa, con lo que ayuda al flujo sanguíneo de los genitales. La calabaza es una magnífica fuente de potasio, el cual ha demostrado efectos positivos casi inmediatos en el aparato circulatorio. Además, esta receta está repleta de afrodisíacos naturales, como la nuez moscada y el ajo, buenísimos para el sexo.

Tiempo de preparación	Tiempo de cocción
20 min	20 min
Comida	Almuerzo o cena
Raciones	6

Ingredientes

1 calabaza grande
2 cucharadas de mantequilla o aceite de coco
1 cebolla mediana cortada
3 dientes de ajo picados
2 cucharaditas de canela (o más, al gusto)
1 cucharadita de cardamomo (o más, al gusto)
Una pizquita de nuez moscada
4 tazas (950ml) de caldo de verduras bajo en sodio
4 cucharadas de sirope de arce puro
Sal al gusto (para el sexo, cuanto menos, mejor)

Instrucciones

1. Precalienta el horno a 200 °C. Corta la calabaza por la mitad, a lo largo, y quítale las pipas. Coloca ambas mitades, con la piel hacia fuera, en un papel de horno sobre la bandeja del horno. Hornéala durante una hora aproximadamente.

2. Mientras se enfría la calabaza, derrite dos cucharadas de mantequilla o de aceite de coco en una olla grande a fuego medio. Una vez derretida, añade la cebolla y cocínala hasta que se dore, o sea, unos ocho minutos.

3. Después, añade el ajo, la canela, el cardamomo y la nuez moscada. Cocínalos durante uno o dos minutos, hasta que desprendan su aroma.

4. Añade el caldo de verduras.

5. Saca la pulpa de la calabaza asada con una cuchara y añádela a la olla. Cocínalo todo durante cinco o diez minutos más para que los sabores se fusionen. Después, transfiérelo a una batidora potente y bátelo todo hasta obtener una textura suave. O usa una batidora de mano directamente en la olla.

6. Con el fuego apagado, añádele el sirope de arce, la sal y cualquier especia adicional.

7. Puedes echarle lo que te apetezca por encima, como un chorrito de leche de coco, cardamomo, canela, semillas tostadas, alguna salsa picante o copos de chile, si quieres un toque picante.

Receta de Emily Daniels en Wholesome Hedonista. Para ver el vídeo completo, visita: https://www.instagram.com/p/B-piis-pkwf/

Salsa de los domingos

Además de estar buenísima, esta salsa está hecha con muchas verduras ricas en antioxidantes, por lo que es genial para nuestra salud sexual. Antes solía hacerla con carne, pero me he dado cuenta de que, en realidad, no hace falta. El hinojo, la nuez moscada y el perejil le dan un sabor delicioso que recuerda al de las salchichas italianas, y al evitar la grasa de la carne, seguirás sintiéndote ligero y ágil en la cama.

Tiempo de preparación	Tiempo de cocción
30 min	20 min (2 horas si usas tomates crudos)
Comida	Cena
Raciones	4-6

Ingredientes

6 tomates grandes, mejor si son locales y de temporada.
También puedes usar dos latas de tomate de 1 l, si lo prefieres
8 oz/200 g de champiñones o setas cortados (de ostra o melena de león)
1 taza (65g) de col rizada cortada
1 cebolla
1/4 de taza (25g) de semillas de hinojo
3/4 de cucharadita de nuez moscada en polvo
2 jalapeños cortados muy finos (o más si te gusta el picante)
2 dientes de ajo
Un puñado de perejil fresco cortado
1/4 de taza (9g) de albahaca fresca cortada
1 cucharadita de orégano fresco cortado
Sal y pimienta al gusto (cuanto menos sal, mejor para el sexo)
Un chorrito de aceite de oliva (cuanto menos, mejor para el sexo)

Instrucciones

1. Corta los tomates y cocínalos hasta que cojan una consistencia de salsa. O usa tomate en lata.
2. Añade la col rizada y que cueza todo a fuego lento.
3. En una sartén antiadherente, calienta el aceite de oliva y añade el hinojo, la nuez moscada y el ajo. Cocínalo todo un minuto, hasta que empiece a oler bien. Añade las cebollas y cocínalas hasta que estén traslúcidas. Pasa todo a la olla.
4. Añade el resto de los ingredientes y que hierva a fuego lento durante quince minutos.
5. Sírvelo sobre un plato de pasta. Mi favorita es la pasta de arroz integral.

La mejor receta de guacamole y salsa mexicana del mundo

Puedes usar la base para hacer salsa mexicana, guacamole o las dos cosas. Este delicioso aperitivo está cargado de antioxidantes, vitamina C y E y, en el caso del guacamole, ácidos grasos poliinsaturados.

Tiempo de preparación	Tiempo de cocción
20 min	0
Comida	Desayuno o aperitivo
Raciones	6

Ingredientes

Base:

3 dientes de ajo
1 manojo de cebolleta
2 jalapeños
El zumo de 2 limas
1 puñado de cilantro
Una pizca de sal al gusto

Para el guacamole:

Añadir dos aguacates

O para la salsa:

Añadir 2 tomates
1/2 cucharadita de comino
1 cucharada de concentrado de tomate
1 cucharadita de sirope de arce o miel

Instrucciones

1. Mezcla todos los ingredientes de la base en un procesador de alimentos hasta que queden en trozos pequeños.
2. Para el guacamole, añade los dos aguacates y mézclalo todo en el procesador hasta conseguir una textura suave.
3. Para la salsa, omite el aguacate y añade los tomates, el comino, el concentrado de tomate y el sirope de arce y pulsa el procesador poco a poco para que queden trozos pequeños.
4. Sírvelo con nachos o sobre un burrito en bol, o sobre arroz y legumbres.

Receta de Emily Daniels en Wholesome Hedonista. Para el vídeo completo, visita: https://www.instagram.com/p/B942WLgp9Cs/

Helado vegano rosa

Este increíble helado sin lactosa solo contiene fruta. Al ser rico en potasio y antioxidantes, ayuda a los vasos sanguíneos y a los nervios que van hacia y desde los genitales. Un postre dulce para una dulce noche de pasión.

Tiempo de preparación	Tiempo de cocción
20 min	0
Comida	Postre
Raciones	3-4

Ingredientes

5 plátanos cortados congelados
1/2 taza (115g) de pitaya (fruta del dragón) congelada. (También puedes sustituirla por arándanos o frambuesas)
Un chorrito de leche de almendras o agua (solo si lo necesitas para la consistencia adecuada)

Instrucciones

1. Bátelo todo en una batidora de alta potencia hasta que quede cremoso.
2. Añade todos los *toppings* que quieras, como almendras en láminas o coco tostado.
3. Si quieres un color más estridente, añade un poco de espirulina azul.

Receta de Emily Daniels en Wholesome Hedonista. Para ver el vídeo completo, visita: https://www.instagram.com/p/B7oKBQBpkFI/

El zumo del sexo

El nombre de esta bebida no podría ser más apropiado, puesto que te permitirá exprimir al máximo la experiencia sexual, gracias a las remolachas y su gran contenido de nitratos, que aumentan el óxido nítrico para que la sangre y el sexo fluyan a la perfección. Además, los afrodisíacos incluidos, el jengibre y el chile, le darán el toque picante ideal tanto al zumo como a la noche.

Tiempo de preparación	Tiempo de cocción
5 min	0

Comida	Desayuno o aperitivo
Raciones	1

Ingredientes

Unas cuantas remolachas crudas (también puedes usar granadas o bulbos de hinojo, si no te gustan las remolachas)
1 pimiento picante a tu elección, como poblano o jalapeño
Un trozo de jengibre

Instrucciones

1. Bate todos los ingredientes y ¡a disfrutar! Si no te gustan las remolachas, puedes sustituirlas por granadas o bulbos de hinojo, y también puedes añadir una pizca de clavo en polvo, azafrán o nuez moscada.

Chai latte de chaga con hielo

¿Sabías que el hongo chaga tiene más antioxidantes por gramo que el *açaí*, las granadas y los arándanos combinados? Y se usaba durante la Segunda Guerra Mundial como sustituto del café por su delicado sabor a vainilla. Esta deliciosa bebida fría combina los hongos, que aceleran la conducción nerviosa desde y hacia los genitales, con especias afrodisíacas, como el hinojo y la nuez moscada. ¡Que fluya todo!

Tiempo de preparación	Tiempo de cocción
40 min (incluida la cocción del hongo)	20 min
Comida	Bebida
Raciones	2

Ingredientes

4-5 trozos grandes de hongo chaga
2 tazas (475ml) de agua
2 tazas (475ml) de leche de almendras
Una pizca de cardamomo
Una pizca de canela
Una pizca de nuez moscada
Una pizca de hinojo o de jengibre
1/4 cucharadita de vainilla
2-3 cucharadas de miel o de sirope de arce
Hielo para dos vasos

Instrucciones

1. Hierve el chaga hasta que el agua se vuelva marrón, del color de un *expresso*. Tarda unos 25 minutos. Después puedes sacar los pedazos de chaga, secarlos y reusarlos. Con cada uso hay que cocerlos durante más tiempo. También puedes usar más cantidad para hacer una olla grande y guardarla en la nevera.

2. Añade las especias y la miel. Remueve.
3. Sírvelo sobre el hielo y llena 1/3 del vaso. Añade leche de almendras hasta el borde.
4. Disfruta de esta bebida deliciosa. Puedes ajustar las especias y el dulzor a tu gusto.

Receta de Emily Daniels en Wholesome Hedonista. Para ver el vídeo completo, visita: https://www.instagram.com/p/B9U8cv-JVVL/

Mangonada

Esta bebida mexicana tradicional contiene mango, rico en antioxidantes y potasio, por lo que es buena para la salud de los nervios y de las arterias del pene y del clítoris, y, por tanto, para el sexo. Es una bebida deliciosa, refrescante, dulce y ¡un poco picante! Disfrútala en un día caluroso o dale más sabor a tus mañanas con este batido. Es dulce de por sí, gracias a la fruta, y no tiene casi nada de grasa.

Tiempo de preparación	Tiempo de cocción
10 min	20 min
Comida	Bebida
Raciones	2

Ingredientes

Base del batido de mango:

4 tazas (675g) de pedazos de mango fresco o congelado
2 tazas (475ml) de zumo de naranja (ajustar para la consistencia adecuada)
Zumo de lima fresco

Salsa chamoy:

1/2 taza (95g) de albaricoque seco
1/2 albaricoque pequeño
1/2 chile ancho
1 cucharada de sirope de arce
4 cucharaditas de chile en polvo
El zumo de 1 lima
3/4 de taza (180ml) de agua
Una pizquita de sal

Instrucciones

1. Bate los ingredientes del batido de mango en una batidora hasta conseguir una textura suave.
2. Para hacer la salsa chamoy, remoja el albaricoque y el chile seco en agua durante unos diez minutos, para batir mejor.
3. Bate todos los ingredientes de la salsa chamoy hasta obtener una textura suave. Puede que te haga falta más líquido.
4. Recubre el borde de un vaso con el jugo de la lima y sumérgelo en una base de chile en polvo para que se quede pegado a todo el borde.
5. Rocía la parte interior del vaso con la salsa chamoy, y luego sirve el batido de mango.
6. Añade un poco más de salsa por encima y ¡a disfrutar! Esta bebida se suele servir con una pajita (también llamada palito o paleta) de tamarindo, que puedes encontrar en tiendas mexicanas o puedes hacerla tú mismo con alguna receta de internet, pero es opcional.

Receta de Emily Daniels en Wholesome Hedonista. Para ver el vídeo completo, visita: https://www.instagram.com/p/B4xcl2UlEEI/

Bonus: Consejos para satisfacer a tu pareja

Esta es una historia de dos orgasmos.

En el sexo, la mujer de Steven era quien llevaba las riendas. Entendía que él lo necesitaba, y ella se lo racionaba, como si de un premio se tratara, cuando se comportaba bien. De soltero, a Steven le encantaba que sus amantes le practicaran sexo oral, pero sobre todo le gustaba que se la chuparan quienes parecían tener ganas de verdad.

En cambio, con su mujer, bueno..., ella era más de sonreír y aguantarse. Le daba miedo compartir sus deseos sexuales porque a ella no solían parecerles bien. Tampoco ayudaba el hecho de que ella admitiera, sin pelos en la lengua, que el semen le parecía asqueroso, y que, cuando él eyaculaba, ella actuara molesta, dijera «puaj», y se limpiara de inmediato. Amaba a su esposa, pero, en ese tema, no se sentía demasiado atendido.

A Rita, en cambio, le encantaba bajar al pilón casi siempre que mantenía relaciones íntimas con su pareja, pero él nunca parecía pillar las señales que le lanzaba, y solo bajaba en ocasiones muy contadas. Cuando sí que le practicaba sexo oral, no sentía casi placer. A él no parecía gustarle el olor y el sabor de los genitales femeninos, y eso hacía que ella se cohibiera durante el acto.

Como él no se centraba en estimular el clítoris, Rita necesitaba echar mano del vibrador para llegar al orgasmo, y él se quejaba de que el ruido le cortaba el rollo. Por culpa de todo esto, tuvo muy pocos orgasmos con su pareja. Ella lo quería, pero sus sentimientos se iban desvaneciendo al darse cuenta de que él se mostraba indiferente ante sus necesidades.

Las historias de Steven y Rita sirven para ilustrar algo muy importante: todos queremos que nuestra pareja nos adore, ¿y qué mejor manera de demostrarlo que dándole un lametón en las partes más íntimas del cuerpo? Practicad sexo oral. Hacedlo a menudo, hacedlo con libertad. Hacedlo con entusiasmo. Hacedlo como locos. Hacedlo como si no hubiera un mañana. Hacedlo el uno por el otro. Hacedlo por vuestro país.

Bajar para que se te levante (y correrte)

Ahora en serio, esto es completamente cierto: si queremos ser buenos amantes, debemos saber practicar sexo oral. Porque cuando nuestra pareja nos lo hace, nos hace sentir queridos y especiales. Y, lo mejor de todo: sentirse adorado ayuda a disminuir la inhibición y nos relaja para disfrutar y participar plenamente en las relaciones sexuales. Por lo que estaremos inmensamente agradecidos con nuestras parejas, y más cerca, además.

Es increíble la cantidad de relaciones que son unilaterales en este aspecto; son relaciones en las que un miembro de la pareja se encarga del trabajo duro, mientras que el otro se sienta a disfrutar del meneo. Aunque lo más frecuente es que, en parejas heterosexuales, el acto sexual comience y termine con el orgasmo masculino, y es muy probable que deje a la mujer en la estacada, ya hemos comentado que la unilateralidad puede venir de cualquiera de las partes de la relación, y se puede dar en relaciones de cualquier orientación.

Es por ello que, como buenos amantes, tenemos la obligación de desafiar ese lado egoísta, esa parte codiciosa que poseemos y que quiere acaparar todo el placer. A quienes solo se preocupan por el placer propio les iría mejor con trabajadores sexuales, que al menos recibirán una compensación por atenderles sin esperar placer a cambio.

Para quienes estén interesados en mantener relaciones con su pareja, sin dinero de por medio, dedicar el tiempo necesario a aprender a darle placer a su pareja es algo básico. Un acto básico de bondad. Se trata de ofrecernos a nuestras parejas y cuidar de sus necesidades. Y, como en cualquier acto de bondad, las recompensas son mucho más dulces cuando damos que cuando recibimos.

Soy consciente de que hay mucha gente comprometida con el placer de su pareja, pero que se topan con obstáculos en el camino. Vergüenza, estigma o ignorancia. Hay quienes no sabrían distinguir entre un agujero en la pared y el culo de sus parejas.

La gente a menudo se queja de que su pareja no sabe qué demonios está haciendo ahí abajo. Pero —y voy a decirlo de la forma más suave posible— eso es pura pereza. Darle placer a la pareja es solo cuestión de preocuparse por aprender y no dejar que el ego se interponga en el camino del aprendizaje.

Aprender a complacer un cuerpo femenino puede ser especialmente difícil, y muchas parejas no hacen el esfuerzo, o asumen que la responsabilidad no es suya, pero algunos hombres también pueden ser complicados. Dada la gran cantidad de información que abunda en internet sobre este tema, no hay excusas que valgan.

Investigar y leer para incorporar nuevas técnicas en la cama es maravilloso porque crea una oportunidad de comunicarse con nuestra pareja y compartir opiniones y necesidades, lo cual es esencial. Unas preguntas tan sencillas como «¿Te gusta?» o «¿Cómo te sentirías mejor?» son herramientas poderosas para mantener unas relaciones satisfactorias para ambos.

Afortunadamente, solo se necesita un poco de práctica, y aquí hay suficiente información para complacer hasta a los penes y a las vaginas más exigentes.

Una ventaja para el pene

El funcionamiento del pene parece algo bastante sencillo. Está claro que a veces sube y baja cuando quiere, pero resulta relativamente fácil de dominar si se aborda del modo correcto. En pocas palabras, el pene necesita que lo adoren.

Y para ello, con el entusiasmo tenemos ganada más de la mitad de la batalla. Aquellos que mejor practican el sexo oral son, por lo general, quienes disfrutan haciéndolo. Cualquiera que diga «Bueno, no me gusta hacerlo, así que nunca se me dará bien» debe recordar que no se trata de algo sobre lo que no tenga control. Está en tus manos decidir cómo percibes el sexo oral, al igual que tienes la opción de decidir cómo percibes otras cosas que pueden resultarnos poco conocidas.

Y, aunque no conozco a tu pareja, sí sé una cosa: lo más seguro es que le encantaría que le practicaras sexo oral como si lo que más quisieras en la vida fuera meterte su miembro en la boca. Resulta muy excitante. De modo que, si te ayuda, intenta recordarlo como si fuera un mantra antes de ponerte al lío. Al fin y al cabo, aquí lo importante es complacer a tu pareja. Ir con la mentalidad de que tú tienes la llave para liberar su placer puede resultar poderoso y excitante.

Es cierto que algunos hombres pueden mostrarse aprensivos con el sexo oral, ya sea porque les preocupa que a su pareja no le guste el sabor, el olor, la vellosidad o el tamaño. También les preocupa que, si llegan al orgasmo durante la mamada, no podrán complacer a su pareja con la penetración. Y nadie quiere ser una decepción.

Pero las ganas que le eches siguen teniendo un papel muy importante. La peor sensación del mundo es que te haga una mamada alguien que está esperando pacientemente (o no tan pacientemente) a que termines para pasar a otra cosa. Cuando practiques sexo oral, olvídate de otros actos. Es un fin en sí mismo. Pasa del resto, aclara la mente y concéntrate en ese único asunto.

Asegúrate de expresar el placer que sientes al probar a tu pareja y no tengas miedo de verbalizarlo. Tu placer es su placer, y eso alivia cualquier preocupación que él tenga sobre si eres o no feliz con su cosita en la boca.

Cabe destacar que las parejas de hombres cis gais tienden a entender con más facilidad la importancia de amar el pene de su pareja, más que nada porque ellos también lo tienen. En cambio, las mujeres heterosexuales suelen hacer que su pareja se sienta mal por tenerlo. No lo hagáis. A los hombres también les reconcomen las inseguridades por sus genitales. Como suelen ver más porno que las mujeres, viven engañados y creen que lo que las mujeres quieren es una buena tranca. También ignoran que, por cada doce miembros que puede haber visto una mujer, los hombres comparan sus penes medianos con la imagen acumulada de cientos de pollas monstruosas.

El pene huele, y no pasa nada

Un apunte sobre el olor de los hombres: el pene y los testículos tienen un olor masculino natural, incluso los de quienes llevan la higiene a rajatabla y se lavan justo antes de mantener relaciones. Tu pareja espera que te guste su olor. La experiencia sexual de las mujeres mejora cuando están con una pareja a la que le guste su vagina y su olor. Pues lo mismo les sucede a los hombres.

El hecho de que a tu pareja le guste de verdad el aspecto, la sensación, el olor y el sabor del pene mejora muchísimo la experiencia del sexo. Puede aumentar la excitación sexual y la confianza, y también aliviar un poco la ansiedad e inseguridad que es normal sentir durante el acto. Es importante aprender a apreciar el pene, y también aprender su anatomía.

Cómo hacer una buena mamada

Empieza despacio. Dale un anticipo de lo que está por venir. Tócalo y acarícialo por encima de los pantalones o de la ropa interior. Cuando esté desnudo, tómate tu tiempo para admirar su aspecto. Bésale el pecho, el abdomen, los muslos. Frota la cara con suavidad contra su pene, o roza con tus labios el área inguinal; si quieres usa la lengua. Tómate tu tiempo y deja que vuestra excitación se desarrolle con naturalidad. La anticipación aumenta la excitación de la mamada.

Besa el glande y, lentamente, lame el frenillo, en la parte inferior. Esta zona del pene está llena de nervios, por lo que es muy placentera.

La forma más común de hacer mamadas es chupar y lamer con suavidad el glande y parte del eje —también llamado tronco o cuerpo— mientras se acaricia el resto con la mano. Esta técnica funciona bastante bien. Puedes acariciar

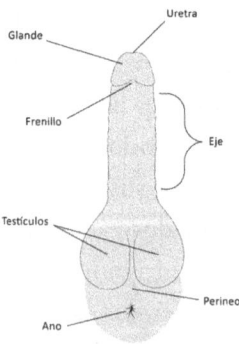

Vista inferior de los genitales masculinos

hacia arriba y hacia abajo, o hacer una O con la mano y rotar suavemente hacia atrás y adelante mientras te metes

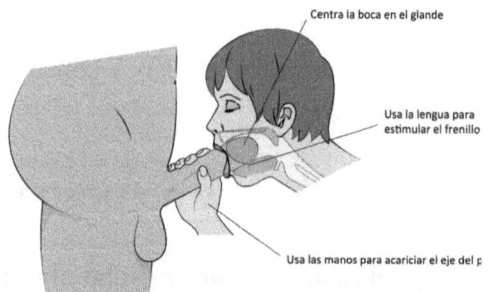

Centra la boca en el glande
Usa la lengua para estimular el frenillo
Usa las manos para acariciar el eje del p
Centra la estimulación en el glande del pene

y sacas el pene de la boca. Básicamente, si puedes darte golpecitos en la cabeza y frotarte la barriga al mismo tiempo, no tendrás ningún problema.

Para aumentar el placer, o si quieres ir sin manos, puedes estimular la cabeza, el frenillo y el eje al mismo tiempo solo con la boca. Con el pene dentro de la parte posterior de la boca, aprieta con suavidad el glande entre la base de la lengua y el paladar, hacia el paladar blando, mientras con los labios aplicas presión en el eje del pene. Haz que entre y salga de la boca con delicadeza mientras usas la lengua para masajear el frenillo y el eje. Esta clase de mamadas permiten estimular muy bien el glande y el frenillo mientras se acaricia el eje con los labios. Y puede resultarle muy placentero. Pero ten en cuenta que, con esta técnica, es posible que termine en un visto y no visto.

Algunos truquitos

- A muchos chicos les gusta la estimulación visual. Les excita verte el cuerpo y ver cómo el pene entra y sale de tu boca. A muchos también les gusta que mantengas el contacto visual mientras les haces la mamada.
- Recuerda que el glande es la parte más sensible del pene. Aplica menos presión en él y más en el eje. En general, los hombres prefieren que se mantenga algún tipo de succión o contacto con el glande en todo momento.
- La lengua desempeña un papel muy importante en las mamadas. Recuerda que tiene tanto una punta con la que concentrarse en una zona en particular como una parte plana y amplia. Ambas sirven para dar placer. Puedes usarla para masajear el pene mientras te lo metes y te lo sacas de la boca. También puedes usarla para darle golpecitos al frenillo o lamer los lados del glande y el eje.
- Presta atención a sus sensaciones para saber cuánta presión debes ejercer. Si necesitas ayuda, que no te dé apuro pedirla.
- Tira con suavidad, acaricia, lame o chupa los testículos, si le va ese rollo. También es bastante placentero lamer el perineo (el área entre el ano y el escroto), o acariciar la base del pene.
- A algunos chicos les gusta que pases de vez en cuando del pene a los testículos, y también al perineo, con la boca y la lengua. Otros

prefieren que, una vez llegues a la parte buena, te quedes ahí.

- A muchos chicos les gusta que les masajees el perineo o les introduzcas un dedo en el ano mientras le haces la mamada. Esto estimula la próstata, el punto G. Aunque mejor pregúntales primero.

- Puedes apretar los labios y empujar suavemente el glande a través de ellos. Da la sensación de penetrar un agujero apretado.

- La velocidad no siempre es tu aliada. Hacerlo lento y sensualmente también es bueno. No seas impaciente. Aunque esté tardando más de lo que crees que debería, eso no significa que no lo estés haciendo bien.

- Si tienes el reflejo faríngeo delicado, tómatelo con calma. Cuanto más tiempo pases con su pene en la parte posterior de la garganta, respirando con normalidad, más relajada estarás y menos intenso será el reflejo. También puedes practicar la desensibilización cuando te cepilles los dientes. El reflejo disminuirá si coges el hábito de cepillarte la parte posterior de la lengua. Si llevártelo a la parte profunda de la boca no funciona, puedes concentrarte en usar más las manos para acariciar el eje y moverlas sobre el glande mientras dejas solo la punta del pene en la boca.

- Evita raspar el pene con los dientes. Puede provocar dolor y lesiones.

- El prepucio (si tiene) puede ser un lugar de mucho placer. Seguro que le gusta si lo estimulas con la boca y la lengua.

- Si te cansas, puedes deslizar la mano por el eje y el glande del pene. También puedes lamer el glande, sobre todo el frenillo, mientras estimulas el eje con las manos; la mandíbula descansa pero la diversión sigue con la lengua. Es como hacerle una buena paja con una pizca de boca y lengua.

- La mayoría de los chicos que trato en consulta dicen que les resulta muy excitante que su pareja se trague el semen. Pero la verdad es que no hace falta. A algunos hombres también les gusta terminar en la cara de su pareja o en otras partes del cuerpo.

- La queja más común de las mamadas es el dolor: cuando la pareja se la chupa demasiado fuerte, como si fuera una aspiradora, o cuando le aprietan los testículos con mucha fuerza, o cuando los dientes se meten de por medio.

¿Tan difícil es conseguir un orgasmo femenino?

Aunque todo el mundo quiera llegar siempre al orgasmo, hay que tener en cuenta que las mujeres heterosexuales son las que menos tienen.[435] Es una pena, pero tiene una explicación muy sencilla: los hombres pueden alcanzar el clímax con la penetración, con una paja o con una mamada; o sea, que con el «metesaca» o el «subeybaja» se apañan.

En cambio, las mujeres necesitan estimulación en el clítoris, penetración o ambas. Sí, algunas mujeres pueden tener un orgasmo solo por la penetración y los estudios sugieren que esto está relacionado con la distancia que hay entre el clítoris y la abertura vaginal (hablaremos de esto más adelante). Las lesbianas tienden a ser más hábiles a la hora de satisfacer a las mujeres puesto que ya conocen lo que se traen entre manos.

Pero antes de sacar la regla, mejor dedícate a prestar atención a lo que diga la mujer: ella sabrá mejor que nadie qué es lo que necesita.

Lo más importante que puedes sacar de esto es la refutación de un mito o malentendido que circula entre nosotros desde hace mucho tiempo: el de que a las mujeres, por lo que sea, no les importa no correrse. Que no lo necesitan tanto como los hombres.

La realidad es que han tenido que acostumbrarse a correrse con menor frecuencia, pero no tendría por qué ser así. Este mito se perpetúa de muchas maneras, y a veces son las mismas mujeres quienes lo hacen (también hablaremos de esto). Pero, incluso hace poco, encontré un artículo en una revista para hombres que les explicaba a las mujeres que los hombres sentían mucha inseguridad por no saber si serían capaces de hacer que una mujer tuviera un orgasmo. Y los hombres tienen que saber, continuaba el autor, que lo más atractivo para las mujeres es el sexo, no el orgasmo.

¿Qué aconsejaba? Que las mujeres tranquilizaran a sus parejas. Y añadía que «Con solo decirles [a los hombres] que vuestro objetivo no es tener el orgasmo de vuestra vida, hará que todos los involucrados se lo pasen mejor». Y yo me pregunto si ese «todos» también incluía a las mujeres.

Todos podemos comprender que las citas y el sexo pueden dar bastante miedo, y que sacan a relucir nuestras mayores inseguridades y la sensación de insuficiencia. Dicho esto, también te puedo garantizar que a este tío se le va la olla. Las mujeres quieren orgasmos. Quieren muchos orgasmos, y quieren que sean intensos.

La cuestión es que, si lo comparamos con el estándar masculino, las mujeres son un poco más difíciles de complacer que los hombres. Pero eso no significa que necesiten un algoritmo complejo para correrse o que sea imposible. Ni siquiera difícil.

Lo único que significa es que hay que averiguar ante qué estímulos responde la mujer. Y hay que currárselo. ¡«Esfuerzo» es la palabra clave! Se supone que los hombres llegan al clímax casi sin ningún esfuerzo, de modo que hemos llegado a la conclusión de que cualquier esfuerzo es difícil. ¡Y no lo es! Solo hay que *esforzarse* un poco.

La mayoría de las mujeres también serán muy pacientes contigo si lo intentas. Al fin y al cabo, quieren correrse, igual que tú. Si tu pareja femenina no llega al clímax, cabe la posibilidad de que no tenga nada que ver contigo o con lo que estás haciendo. Pero también cabe la posibilidad de que sí.

Póngame lo mismo que a ella

Dicho esto, tenemos que hablar de los orgasmos falsos. Lo quieras o no, muchas, muchas mujeres fingen los orgasmos. (¡Algunos hombres también lo hacen!). A menudo, los hombres no terminan de creérselo. ¡¿Por qué iba a fingir una de las mejores experiencias del mundo?! Pues por lo que ocurre cuando no lo hacen. (O sea, nada, lo cual quiere decir que no hay orgasmo; o peor, decepción masculina, frustración o incluso ira).

Para entender por qué las mujeres fingen, hay que entender la experiencia sexual femenina desde su perspectiva. Una vez se han dado cuenta de que el clímax no va a llegar, sienten que es lo que se espera de ellas para terminar con el polvo.

También se hace con buenas intenciones. Quieren que la pareja no se sienta mal y que se lleve la satisfacción de haber cumplido sus deseos. No quieren herir los sentimientos de su pareja. He oído a mujeres decir: «Bueno, no voy a correrme nunca, así que, ¿para qué voy a hacer que se sienta mal?».

Sé que todos lidiamos con inseguridades, y yo tampoco querría hacer sentir mal a nadie, pero si alguien desea complacer a una mujer sin dedicar el tiempo necesario a aprender sobre anatomía femenina y cómo estimularla, entonces es que no se lo ha ganado.

Seamos claros, hay mujeres que sienten que no pueden tener un orgasmo con su pareja. Es algo que lleva demasiado tiempo, y son felices (léase: se resignan) simplemente compartiendo la intimidad y renunciando a ese clímax. Es posible que esto sea cierto en un pequeño porcentaje de mujeres, pero también lo es que, en la mayoría de los casos, ni la mujer ni su pareja tienen los conocimientos adecuados. Según la ciencia, la mayoría de las mujeres (al menos el 80 %) puede y tiene orgasmos con sus parejas.

Mientras que los hombres tardan un promedio de seis minutos en alcanzar el orgasmo, las mujeres tardan mucho más. Un estudio[436] descubrió que *después* de que una mujer se excite, tarda un promedio de catorce minutos en llegar al clímax cuando está con una pareja, y hay muchas mujeres a las que les cuesta aún más. Por otro lado, cuando se masturbaban, tardan un promedio de ocho minutos.

Esto quiere decir que el tiempo que hay que dedicar para aumentar la excitación de una mujer y llegar al clímax podría fácilmente superar los treinta minutos y llegar hasta a una hora. Está claro que las experiencias son muy diferentes entre distintos individuos. Asimismo, cuanto más se aprende sobre el cuerpo femenino, y cuanto más excitada está la mujer, más relajada se siente y más rápido se corre. Pero la rapidez no tiene por qué ser nuestro objetivo en este caso. Ir poco a poco aumentando el placer también es válido y adecuado en el sexo; los polvos rápidos son geniales, pero hacer el amor sin prisa también es muy satisfactorio.

Si una mujer te dice que no te preocupes por que tenga orgasmos, que disfruta de la intimidad, ten en cuenta que hay dos posibles supuestos, y el segundo es el más probable.

Supuesto número uno: por razones fisiológicas, o psicológicas, no puede llegar al orgasmo (véase la sección sobre Trastorno orgásmico femenino).

Supuesto número dos: las experiencias que ha tenido contigo y con otras parejas le han demostrado que los demás no saben cómo tocarla de forma placentera para llegar al orgasmo.

El primer supuesto necesita un poco más de investigación, pero el segundo es el más frecuente para muchas mujeres, y se puede solucionar sin salir de casa. Además de estar condicionada a no esperar llegar al orgasmo por culpa de sus parejas, o tuya, es bastante probable que ya haya estado dándole vueltas al porqué.

Lo más seguro es que piense que no estás interesado en pasar cuarenta y cinco minutos dándole placer solo para averiguarlo. Aunque hemos hecho grandes progresos, a las mujeres les han enseñado que sus deseos y necesidades no son tan importantes como los de los hombres. Que esperar o exigir placer que se centre solo en ellas es un acto egoísta.

También hay que tener en cuenta que la mayoría de las mujeres han tenido experiencias con parejas que muestran de forma muy evidente que no tienen tiempo de complacerlas, ya que solo se centran en su propio placer. Expresan frustración, hacen chistes sobre calambres en la mandíbula o, directamente, se quejan. Y lo que es aún peor: algunos hombres acusan a esas mujeres de no quererlos o incluso de ser infieles.

Y al final es posible que la mujer crea que su pareja no va a saber estimularla adecuadamente en la cama y que ni siquiera sepa cómo abordar el tema o cómo empezar.

El porno: estimulante pero no siempre revelador

El porno, aunque no está mal para poner en marcha los fluidos, o para que aprendas posiciones o acrobacias sexuales nuevas, no siempre es tan útil. Aunque, poco a poco, ha comenzado a mostrar representaciones más realistas del placer femenino, todavía cuesta encontrar ese tipo de porno, y gran parte de él se basa en numeritos cutres que sugieren que el orgasmo femenino aparece sin esfuerzo nada más ver un pene.

Y, sin embargo, puede que la mujer que tienes delante no te lo ponga tan fácil. Una vez más, hay que preguntar sobre las necesidades y preferencias particulares de cada mujer. De hecho, muchas mujeres no se dan ni cuenta de que pueden llegar al orgasmo con su pareja, y ni siquiera conocen técnicas específicas para guiar a su pareja.

Saber cómo complacer a una mujer requiere bastante formación; no basta con una búsqueda rápida en internet. Así tendrás una especie de caja de herramientas, con distintos trucos para probar con cada pareja. De esta manera, sabrás cómo usar los dedos (vaginal o analmente), cómo lamer el clítoris, cuáles son las diferencias entre el prepucio del clítoris y la parte interior, que es más sensible... Y también sabrás que a cada persona le gusta una presión y una velocidad distintas.

Los chicos quieren que su pareja llegue al orgasmo, y se sienten torpes si no lo consiguen. Le pasa hasta a los peores amantes. Pero lo que las mujeres no logran comprender es lo siguiente: si los hombres se sienten tan inseguros a la hora de hacer que sus parejas tengan orgasmos, ¿por qué casi ninguno de ellos le dedica el tiempo necesario para aprender?

Cuando pienso en mi experiencia personal, me doy cuenta de que muchos de mis novios tenían esta misma inseguridad, y que yo hacía lo mismo que hace la mayoría de mujeres: asegurarles que lo habían hecho muy bien y que había disfrutado.

Y me pasaba porque no sabía cómo hacerlo mejor. Lo que debí haber hecho fue pedirles que, por favor, leyeran algún libro sobre el tema, o mejor aún, un par de libros, y que hablaran con algunas lesbianas para que les dieran consejos. También debería haber sido capaz de expresar mejor qué es lo que me hubiera gustado.

No eran hombres especialmente egoístas ni pasotas. Querían ser buenos amantes, se esforzaban, pero no se sabían la teoría. Empleaban muy pocas de las técnicas que realmente funcionan con las mujeres. Hablaremos de ellas más adelante.

Para ser un buen amante hay que dominar muchas técnicas distintas para que la pareja tenga un montón de orgasmos. Y en el caso de que, por lo que sea, no los tenga, al menos sentirá más placer. Además, así podrán seguir explorando opciones, impulsados por el deseo de desbloquear el placer de la mujer y mejorar la experiencia de ambos.

La polla no es una varita mágica

¿Recuerdas que dije que algunas mujeres solo pueden llegar al orgasmo con el coito? Según un estudio a gran escala,[437] esto solo se aplica aproximadamente al 18 % de los casos. La mayoría de las mujeres, prácticamente un 70 %, necesita estimulación en el clítoris para poder terminar el trabajito.[438]

Así que puedes pasarte la vida buscando (regla en mano) a esa mujer, pero nunca podrás estar seguro de que no esté fingiendo, a menos que hables con ella sobre sus necesidades y preferencias específicas.

O sea, que no te sientas insultado si no eres capaz de rematar el trabajo solo con el pene. Existe un motivo: la distancia entre el meato urinario y el clítoris. La comunidad médica la llama CUMD (siglas en inglés de «*clitoral*

urethral meatus distance», o «distancia entre el meato urinario y el clítoris»).
Algunas mujeres tienen una distancia mucho más corta entre la vagina y
el clítoris, y por esta razón, el clítoris se estimula con el movimiento del
coito, con la presión de tu cuerpo contra el de ella, y con la forma en que
te posicionas en su interior.

Estoy seguro de que la mayoría de las mujeres estarían encantadas de
encontrarse en esta situación, pero, por desgracia, esto solo se da, aproximadamente, en el 25 %[439] de las mujeres. El resto de nosotras tenemos el
clítoris demasiado lejos como para que se estimule, de modo que el pobre
se queda fuera del «metesaca» de toda la vida.

Pero, a medida que tenga más orgasmos, la mujer estará en mayor
sintonía con su cuerpo, y, por tanto, será más probable que te ayude a
llegar al orgasmo juntos. Según los estudios,[440] las mujeres que tienen
más orgasmos tienen algunas cosas en común. Reciben más sexo oral,
sus polvos duran más, están más satisfechas en sus relaciones y no tienen
miedo de expresar lo que quieren en la cama. También parecen tener una
actitud más positiva y juguetona con sus parejas y en cuanto al sexo en
general. Es más probable que elogien a su pareja por algo que ha hecho en
la cama o que, más tarde, a lo largo del día, le envíen un mensaje burlán-
dose de algo sexual. Están más abiertas a probar nuevas posiciones y decir
guarrerías en la cama.

Fisiología del orgasmo femenino

No alcanzamos a comprender del todo la fisiología del orgasmo femenino,
pero hay algunas cosas que sí sabemos:

1. Las mujeres se excitan cuando piensan en algo sexual o si se produce
   una estimulación física en los pechos, el clítoris, la vagina u otras
   zonas erógenas.
2. El clítoris es la zona con más nervios del cuerpo humano femenino.
   La sangre engorda el clítoris al igual que el pene.
3. La estimulación del clítoris estimula las terminaciones nerviosas que
   envían señales al cerebro.
4. El cerebro procesa estas señales y las traduce en placer sexual, lo que
   culmina en un flujo de dopamina y placer intenso.

Trastorno orgásmico femenino

La falta de libido es la disfunción sexual femenina más común, pero, como ya he comentado, también puede afectar a los hombres, y los motivos por los que puede suceder son complejos. La segunda queja sexual más común de las mujeres es el trastorno orgásmico femenino (FOD, de acuerdo con sus siglas en inglés). El FOD es una enfermedad que se caracteriza por la incapacidad o dificultad para alcanzar el orgasmo pese a la adecuada estimulación de los genitales. Un total de 40 % de las mujeres admiten tener dificultades para alcanzar el orgasmo, y el 20 % afirma ser totalmente incapaz de lograrlo.

Esto se puede deber a enfermedades subyacentes como la obesidad, la diabetes y las enfermedades cardiovasculares. También hay razones emocionales y psicológicas, como los problemas interpersonales, problemas en la relación, la autoestima o los problemas corporales.

Varios expertos internacionales en urología y medicina sexual colaboraron para crear el *Disorders of Orgasm in Women Committee* (Comité de trastornos del orgasmo en la mujer)[441] para dar con un tratamiento eficaz basado en pruebas científicas para las mujeres con este tipo de problemas. Sin embargo, tras revisar exhaustivamente la literatura médica disponible, se ha hallado que, a día de hoy, no existen medicamentos que sean más efectivos que el placebo en el tratamiento del FOD. En estudios, la Viagra ha demostrado aportar beneficios sexuales en las mujeres, pero la FDA (la Administración de Medicamentos y Alimentos de los Estados Unidos) solo la ha aprobado para su uso en hombres.

No obstante, dicho comité identificó otra clase de tratamientos efectivos. Entre ellos, se incluye la terapia cognitiva-conductual, en la que un terapeuta ayuda a cambiar los procesos de pensamiento asociados con el sexo, a reducir la ansiedad y a mejorar la comunicación con su pareja.

También pueden enseñar a las pacientes a apreciar los placeres sensoriales, y a usar los ejercicios de Kegel. También se les puede mandar ejercicios conductuales para realizar en casa, como la masturbación dirigida, para mejorar la sensación de comodidad al mirarse y tocarse. Los ejercicios de Kegel fortalecen el suelo pélvico y aumentan el flujo de sangre que circula hasta los genitales, lo cual mejora la satisfacción sexual y la función orgásmica.[442]

Existen factores fisiológicos y psicosociales que pueden contribuir al FOD, como, por ejemplo, los antecedentes de abuso sexual, la ansiedad, la depresión, el sentimiento de rechazo durante el coito y la mala comunicación con la pareja.

Y ese es el problema para las mujeres. A veces, le damos demasiadas vueltas al tema del orgasmo y, en muchas ocasiones, lo único que necesitamos es que nuestra pareja muestre ganas y esté dispuesta a ayudarnos a resolver nuestra combinación particular.

Así que no le sorprende a nadie que la masturbación sea una técnica que se utiliza con eficacia en muchos estudios. Es muy sencillo: las mujeres que se masturban conocen su cuerpo lo bastante bien como para enseñarle a su pareja cómo complacerlas. Como es natural, las mujeres que no sienten placer con la masturbación tienen menos incentivos para hacerlo. Sin embargo, los estudios han revelado que la actividad sexual aumenta, a corto plazo, la testosterona, lo que puede afectar al deseo y a la satisfacción sexual.

En nuestra cultura, no celebramos ni fomentamos la masturbación femenina del mismo modo en que lo hacemos con los hombres —ni siquiera nos la esperamos ni la aceptamos—, por lo que son menos las mujeres que están en contacto con los puntos centrales de placer de sus cuerpos. Y esto conduce, a menudo, a vidas repletas de experiencias sexuales insatisfactorias.

Y así es normal que ni siquiera tengan esperanzas de llegar al orgasmo. Además, varios estudios han demostrado que la ansiedad es un gran obstáculo. A veces, son las propias preocupaciones por la dificultad para llegar al orgasmo las que provocan esa ansiedad, lo cual dificulta aún más el orgasmo, lo cual, a su vez, vuelve a aumentar la ansiedad.

Tuve una paciente cuyo novio siempre la hacía sentir como si fuera ella la que tuviera algún problema, porque él podía terminar cuando quisiera y a ella le costaba más. Y ese caso resume bastante bien el problema general.

La primera parte de este libro trata sobre cómo ayudar al cuerpo femenino a mejorar su respuesta sexual fisiológica a través de la nutrición. Las estrategias sobre las que he hablado pueden suponer una gran diferencia en la sensibilidad del clítoris y la capacidad de tener orgasmos. Pero estas estrategias no son generales; solo resultan eficaces si se tienen en cuenta las diferencias entre una mujer y otra. Y le corresponde a la pareja ayudar a la mujer a encontrar la solución.

El coño mimado

La experiencia sexual femenina es única: el orgasmo es un regalo que no siempre está garantizado. Tanto la mujer como la pareja deben ganárselo con esfuerzo, centrándose tanto en el placer propio como en el del otro.

También te convendría saber que, a la hora de recibir, muchas mujeres tienen sus propias preocupaciones. ¿Qué pasa si no te gusta su vagina? ¿Y si crees que huele mal? ¿Y si no te gusta el sabor? Además, añádele las inseguridades que puedan tener sobre su cuerpo y el hecho de mostrarse desnudas ante ti.

Esto es una verdad como un templo: es poco probable que una mujer llegue al clímax si se siente cohibida. Ahí es donde entras tú. Puedes hacer que se sienta como una muñeca rota, o puedes hacer que se sienta como una diosa, lo cual la tranquilizará, aumentará el placer y facilitará el orgasmo.

Aún existen personas que creen que es completamente aceptable recibir sexo oral y no corresponder. A veces lo es, pero otras tampoco está de más centrarse exclusivamente en las necesidades de tu pareja.

Pero, en general, como mínimo, debemos aspirar a dar lo mismo que recibimos. Chicos, tomad nota, que la reputación os precede. De verdad, no es igual de gratificante para ella hacerle una mamada a una pareja que no cumple su parte. Cuando solo pensamos en nuestras propias necesidades, terminamos con parejas que se sienten insatisfechas.

Un sistema de clasificación para el sexo oral

Estadísticamente, es imposible saber a cuántos chicos se les da bien practicar sexo oral. Lo cierto es que la capacidad de los hombres para practicarlo es muy variada.

Debido a esta ambigüedad, he diseñado mi propio sistema de clasificación para el sexo oral. Hay que tener en cuenta que mi experiencia se limita a los hombres, pero también hay que tener en cuenta que, normalmente, los hombres heterosexuales son los que más trabajo necesitan en esta área. Las mujeres lesbianas tienden a ser más hábiles a la hora de comer coños que los hombres, seguramente porque ellas mismas conocen las sensaciones que producen las diferentes técnicas.

Nota	Criterios	Porcentaje de hombres* que pertenecen a esta categoría
colspan-title	Rúbrica para los cunnilingus: Cómo sacar matrícula en los orales	
Matrícula de honor	La lengua produce placer constantemente en el punto adecuado y con la presión adecuada (para ella). Es capaz de hacer que llegue al orgasmo mejor que ella misma. Utiliza tanto la superficie plana de la lengua como la punta. Es hábil en el uso de técnicas complementarias, como la masturbación vaginal o anal y la estimulación de los pezones, dependiendo de las preferencias de la mujer. Se comunica y responde a las indicaciones. Los que obtienen esta puntuación muestran una dedicación excepcional al placer de su pareja y, por lo general, han dedicado un esfuerzo considerable a aprender una gran variedad de estrategias para complacerla.	Menos de un 5%
Notable	La estimulación con la lengua suele ser lo bastante buena como para producir, al menos, algo de placer. Usa técnicas complementarias, como la masturbación vaginal o anal o la estimulación de los pezones. Con algo de tiempo y paciencia, es posible llegar al orgasmo. Las personas que obtienen esta puntuación han de recordar que deben reinventarse con cada pareja nueva. Ser mejor que el 80 % de los tíos en la cama puede parecer algo positivo, pero con un poco de iniciativa podrían formar parte del grupo de hombres con matrícula de honor. Aunque a tu ex le gustara lo que le hacías, haz el favor de profundizar en lo que le guste a la nueva.	15%

Aprobado	A veces da en el clavo y da bastante gustito, pero a menudo le falla la puntería. No suele ejercer la presión necesaria para producir placer, y otras veces lo hace con tanta fuerza que resulta hasta demasiado estimulante. No suele utilizar técnicas complementarias, como la masturbación con los dedos. Es el tipo de persona al que un día le dio por buscar cómo va eso del sexo oral, tomó notas del porno o preguntándoles a amigos, y ahora se cree que es la caña.	35%
Suspenso	Alguna que otra vez le sale bien y produce placer. La mujer se da cuenta de las grietas que hay en el techo, porque le resultan más interesante que lo que está pasando entre sus piernas. Puede que hasta esté pensando qué tiene que comprar en el supermercado, mientras espera que sus gemidos sean convincentes. Al fin y al cabo, piensa que al menos es un buen tío por intentarlo, así que quiere que sepa que se lo agradece.	25%
0	Muy poca capacidad de dar placer. Puede que haya mencionado lo poco que le gustan las vaginas, o su sabor, su olor, etc. Suelen ser personas a las que directamente no les gusta practicarle sexo oral a su pareja, o ni siquiera le gusta el sexo en general, o que solo se preocupan por su propio placer.	20%

* Las mujeres que practican sexo oral a otras mujeres suelen ser mucho más hábiles que lo que indican estos porcentajes.

Las principales quejas que tienen las mujeres sobre las técnicas de su pareja son las siguientes:

- No emplear la presión adecuada. Si la pareja se queda corta, no da ningún placer; si se pasa, puede ser desagradable y estimular demasiado. Comunicación. Cuanto más aprendas sobre tu pareja, mejor podrás complacerla.
- Errar el tiro. La mayoría de los hombres siguen el siguiente patrón: si el clítoris fuese una diana, por cada tiro que aciertan, fallan otro. Es casi como golpear una y otra vez una piñata con los ojos vendados.

¿Te imaginas lo complicado que sería tener un orgasmo en estas condiciones? El siguiente tutorial te enseñará cómo estar siempre preparado.

El Sr. Comecoños

De vez en cuando, aparece algún comecoños fuera de serie. Es el tipo de chico con el que nos habría encantado que hubiera salido todo bien, para poder recibir esos cuidados tan especiales durante años y años.

Una vez salí con un chico al que, con cariño, llamo Sr. Comecoños. Por una razón muy simple: pertenecía a esa extraña raza que era capaz de hacerme llegar al orgasmo mejor que yo misma. Le encantaba hacerlo, eso estaba claro. Y gracias a esa combinación mágica de entusiasmo y habilidades, no es que fuera un poco mejor, es que era el puto amo.

Para que no pienses que no era más que un tipo con suerte, o que tiene algo que tú no tienes, veamos qué era lo que hacía el chico, por qué era así. Este tipo de «superestrellas» del sexo oral suelen tener algunas cosas en común.

Se preocupan lo bastante como para aprender

Como ya he mencionado antes, los hombres que destacan por el sexo oral no solo aprenden del porno. Ni tampoco de leer manuales en internet. Se preocupan y le preguntan a sus parejas lo que les gusta, pero no como si fuera una entrevista formal. También prestan atención a si sus parejas responden o no a los estímulos. Comprenden la anatomía femenina, pero prueban muchas técnicas diferentes, y entienden que no hay una técnica que le sirva a todo el mundo.

Si quieres hacer feliz a tu pareja, debes probar muchas cosas diferentes mientras te comunicas con ella para ver qué es lo que le gusta. La información que obtengas debe venir de varias fuentes. Pasado un tiempo, se te dará muy bien. Y, cuando te acuestes con alguna mujer por primera vez, querrá más.

A los tíos les encanta el *ioni**

A los hombres a los que de verdad se les da bien practicar sexo oral no solo

---

* *Ioni* es un símbolo de la diosa Shakti en el hinduismo, y representa los genitales femeninos les gustan los genitales femeninos, les *encantan*. Les excita su aspecto, su olor y su sabor.

Con un poco de suerte, tu pareja tendrá un poquito de consideración y se limpiará antes de pasar a la acción, pero, aun así, los genitales, tanto los masculinos como los femeninos, tienen un olor y un sabor biológicos naturales. Soy consciente de que puede ser lo que llamamos un gusto adquirido, un sabor al que te acostumbras con el tiempo. Pero a nadie le ha gustado nunca un gorgonzola o un buen vino añejo la primera vez que lo han probado. Se crean sentimientos positivos asociados a ese sabor y olor hasta que empiezan a gustarnos. Y tu pareja espera que te guste su sabor y su olor.

Salir con alguien a quien le encanta tu vagina es una experiencia de lo más excitante. Una amiga me dijo que a su novio, antes de que practicarle sexo oral, le gustaba pegarle mucho la cara a su *ioni*, dejar las luces encendidas y masturbarse. Le encantaba verlo, tocarlo y saborearlo. Le excitaba mucho.

Por otro lado, son muchas las mujeres que relatan experiencias con parejas a las que no les gustan sus genitales, y se nota, puesto que no bajan con mucha frecuencia a hacerles una visita para experimentarlos en vivo y en directo. Muestran aprensión al tocarlos y probarlos.

Y, como es normal, eso puede acabar con la excitación al momento. Aun así, muchas de estas parejas querían sentir que eran amantes competentes. Pero una pareja a la que no le gustan nuestros genitales puede hacernos sentir poco atractivos y valorados. Por eso, cualquier persona que quiera complacer a una mujer debería aprender a valorar su vagina.

Quienes alcanzan el estatus de dios del sexo oral también disfrutan cuando lo practican. Si te aburres, y te pones a contar los minutos, créeme, tu pareja lo sabrá. No podrá relajarse y disfrutar sabiendo que tú no lo estás disfrutando. Y, al contrario, es muy excitante tener entre las piernas a alguien a quien le encanta estar ahí.

Se ajustan a las preferencias de su pareja

No hagas que el sexo oral gire en torno a ti o tu ego. Es bastante contraproducente para el objetivo, que es adorar a tu pareja. El sexo oral consiste en compartir momentos de intimidad y apreciar el cuerpo del otro. Es un tiempo que regalas, y espero que lo disfrutes tanto como disfrutas de recibirlo.

No solo hay que *aceptar* o *soportar* las opiniones. Hay que estimular la conversación. Pregúntale a tu pareja «¿Te gusta más esto o lo otro?». Y si ella quiere compartir su punto de vista, anímala. Es posible que le haya costado decírtelo porque no quería herir tus sentimientos.

No dejes que el orgullo se interponga en el camino para convertirte en un comecoños experto. Si haces que se sienta incómoda para guiarte, no aprenderás igual de rápido a ser un buen amante. Además, una vez que aprendemos algo, tendemos a creernos unos sabelotodos. Recuerda que cada mujer es diferente a la mujer con la que estuviste antes, por lo que no sabes nada de ella. Te voy a dar un consejo: cuando no le guste algo, ni se te ocurra mencionarle que con otra mujer fue un exitazo.

Guía de una lesbiana para comer coños

Los hombres y las mujeres son diferentes, y mientras que algunos pueden correrse sin problemas, sea donde sea y como sea, las mujeres no. Cultivar el arte del cunnilingus requiere tiempo y paciencia. ¿Estás preparado? Si te lo propones, puedes convertirte en el amante que ninguna mujer logrará olvidar. Aquel que se preocupó por su placer tanto como para saborearlo y deleitarse con él.

Yo creía saber lo que era el buen sexo oral. Había chicos que lo hacían bien y otros que no. Un día, sin embargo, mi amiga lesbiana me dio una lección, y me quedé asombrada por lo que me dijo. «Pues claro —pensé—. ¿Quién puede ser más experto en el tema que alguien que tiene coño y además se los come?». Cuando me lo explicó paso por paso, describió cosas que nadie me había hecho nunca, y que no tardé en comunicarle a mi pareja.

Gracias a mi querida amiga, el sexo oral se convirtió en una experiencia completamente diferente que merecía la pena aprender.

Comecoños nivel avanzado

El siguiente tutorial se basa en la experiencia de los comecoños altamente cualificados de los que hemos hablado antes.

- Haz que se tumbe de espaldas. Para tu comodidad y la de ella, ponle una almohada debajo del culo, así no tendrás que torcer tanto el cuello. También es muy cómodo arrodillarse en el suelo mientras ella se acuesta en la cama, y mejor aún si coloca las piernas sobre tus hombros. Si os apetece hacer algo un poco diferente, también puedes hacer que se tumbe en la mesa de la cocina mientras tú te sientas en una silla frente a ella.

- Empieza despacio. La vagina no es solo el clítoris, así que no vayas directamente a por él. Dale un adelanto de lo que está por venir. Tócale y acaríciale el cuerpo, las piernas, los pechos. Métele mano por encima de la ropa interior. Cuando esté desnuda, tómate tu tiempo para disfrutar de las vistas. Frota la cara con suavidad contra su pubis o desliza los labios por la región inguinal, y, si quieres, juega un poco con la lengua. Ve despacio y dejad que vuestra excitación aumente de forma natural. La expectación hace que el sexo oral sea aún más excitante. A partir de ese momento ya puedes empezar con los labios externos e internos.

- Existen un par de formas de darle placer al clítoris. La primera es presionar la nariz contra el área que se encuentra justo por encima del clítoris, donde se juntan los labios mayores (tendrás que respirar por la boca para que esto funcione). Esto hará que el glande del clítoris salga hacia tu boca. Si tiene un poco de barriga, coloca una mano sobre ella y empuja hacia arriba. Esto hará que el clítoris se posicione justo en tu boca. Para la segunda técnica, en lugar de presionar la nariz sobre el clítoris, haz presión con los labios a su alrededor para estabilizarte y ayudarte a mantenerte sobre el objetivo, o usa el pulgar para presionar en el punto de unión de los labios mayores.

- Puesto que hemos retirado el exceso de piel y hemos revelado la parte más sensible del clítoris, no hace falta emplear movimientos largos con la lengua, sino que es mejor hacer movimientos pequeños en círculos, o hacia arriba y hacia abajo. En vez de utilizar la punta de la lengua, utiliza la parte plana y ancha para lograr el máximo contacto (aunque a veces la punta también mola). Este movimiento también hace que te canses menos para que puedas aguantar hasta que llegue al orgasmo. Empieza con suavidad y presta atención a la presión que más placer le dé.

- Comer coños es un trabajo que requiere el uso de la cara entera. Cuando se hace bien, la cara, la nariz y la barbilla acaban mojadas. Usa toda la cara para adentrarte en su vulva. Si lo único que está en contacto con la vulva es la lengua, aún te queda trabajo por hacer.

- Se supone que en este punto ella debería sentir un placer inmenso. Si no es el caso, ajústate a sus preferencias. Presta atención a la presión que ejerces porque la parte más sensible del clítoris estará expuesta. La presión es un asunto delicado. Si te quedas corto no sentirá ningún placer, y si te pasas harás que le tiemblen las piernas y puede que no sea agradable (aunque también puede que no le importe). Comunícate con tu pareja para saber cómo se siente.

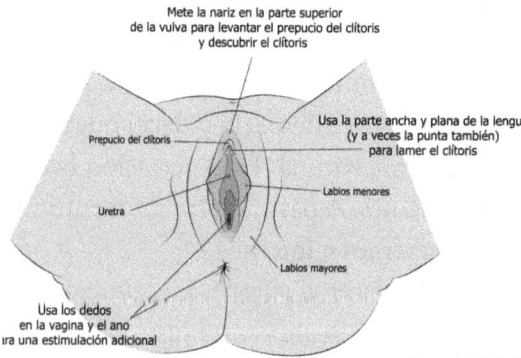

Mete la nariz en la parte superior de la vulva para levantar el prepucio del clítoris y descubrir el clítoris

Usa la parte ancha y plana de la lengu (y a veces la punta también) para lamer el clítoris

Prepucio del clítoris

Uretra

Labios menores

Labios mayores

Usa los dedos en la vagina y el ano ra una estimulación adicional

Anatomía de la vulva

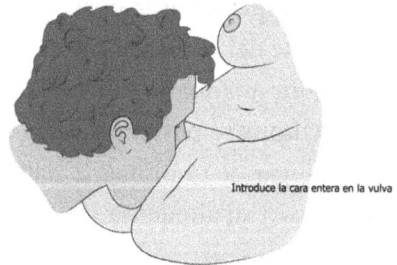

Incorpora la estimulación de otras partes del cuerpo, como la vagina, el ano o los pezones

Introduce la cara entera en la vulva

Para el sexo oral femenino debería utilizarse toda la cara

- Las mujeres suelen mover las caderas para llevarte hacia el lugar correcto. Presta atención. Déjala hacer.

- Estimula al mismo tiempo otras partes del cuerpo, como la vagina, el ano o los pezones.

- Si quieres ser un comecoños ideal, no puedes olvidarte del punto G (pero olvídate de los debates sobre su existencia). ¿Alguna vez has dicho «Ven aquí» con los dedos? Si lo haces dentro de la vagina, encontrarás el punto G. Con tu pareja tumbada de espaldas, introduce los dedos índice y corazón en la vagina hasta los nudillos, con las yemas de los dedos hacia arriba. Flexiona los dedos hacia arriba como si dijeras «ven aquí». Debería gustarle. Cuando llegas al punto G, accedes a la base interna del clítoris y a los nervios que hay en ella. El clítoris externo es solo la punta del iceberg, por así decirlo, y se extiende en el interior. También puedes intentar insertar los dedos a mayor profundidad mientras realizas el mismo movimiento.

- A la mayoría de las mujeres les gusta que les toquen los pezones, pero, como son muy sensibles, hay que hacerlo con precaución. Al igual que, si se hace con demasiada suavidad, no será muy placentero. Puedes girarlos con los dedos, tirar suavemente de ellos o chuparlos.

- Puede gustarle mucho que le metas un dedo en el ano durante el sexo oral, pero pregúntale primero, porque hay a quien no le gusta. Puedes empezar con el meñique, y siempre húmedo.

Unos cuantos consejos picantes:

- Recuerda que los genitales femeninos, sobre todo el clítoris, son muy sensibles. Empieza con cuidado. A ser posible, con más cuidado del que consideras apropiado. Muchas mujeres quieren que se lo chupen con fuerza. Si el clítoris recibe demasiada estimulación y se sobrecarga, tómate un descanso y pasa a lamer los bordes del clítoris en vez del centro. Hay otras mujeres que quieren que te quedes justo en el centro del clítoris todo el tiempo. Pregúntale qué siente.

- Hazle saber a tu pareja lo muchísimo que te pone comérselo. Así conseguirás que ella también se excite.

- Las repeticiones no son algo malo. Puede ser muy frustrante que, cuando una pareja encuentra (¡por fin!) el lugar correcto, se largue a otro a los treinta segundos. Si le gusta, quédate ahí.

- Cada mujer responde a unos estímulos diferentes. Una misma mujer puede responder a estímulos distintos en días diferentes. Explora y diviértete. Date permiso para crecer. Puede que al principio se te dé mal, pero la práctica hace al maestro.

- Puedes usar los labios para masajear el clítoris con un movimiento vertical, como si estuvieras chupando un pene. A algunas mujeres les gusta. A otras no. También puedes chupar los labios internos y el clítoris al mismo tiempo.

- La lengua: es común usar largos movimientos de latigazos para lamer el clítoris. Pero puede cansar bastante, y resulta difícil mantenerse en el punto indicado, es decir, la zona más placentera. Usar la punta de la lengua provoca una sensación muy diferente a usar la parte plana. Puedes emplear ambas, según lo que tu pareja prefiera. Si usas la técnica anterior para hacer que el clítoris sobresalga, puedes usar el centro plano de la lengua para permanecer en un radio muy pequeño, centrándote en el punto más sensible del clítoris para un placer óptimo.

- Golpecitos con la lengua: lamer el clítoris con la punta de la lengua es muy placentero. Prueba diferentes velocidades y presiones. Es fácil que te canses con esta técnica, así que ve cambiando y, por ejemplo, usa la parte plana de la lengua.

- Estas técnicas deberían ayudar a evitar que se te cansen demasiado la boca y la mandíbula. Pero si te pasa, siempre puedes cambiar y usar los dedos para estimular el clítoris. Muchas mujeres se alegran de correrse solo con las manos. Si practicas lo suficiente, serás capaz de conseguir el punto justo para darle un gran placer mientras el cuello y la boca descansan. Puedes emplear movimientos circulares o verticales con los dedos. También puedes introducir los dedos en la vagina para acceder al punto G mientras estimulas el clítoris con el pulgar. Prueba diferentes velocidades y presiones mientras te comunicas con ella para ver qué es lo que le gusta. El lubricante puede ser de gran ayuda.

El sexo oral es una buena forma de acercarnos más aún a nuestra pareja, de compartir momentos de intimidad. Con un poco de esfuerzo, puede ser muy placentero tanto para el que da como para el que recibe. Al reconocer que hay cosas que no sabemos y que necesitamos aprender, cultivamos el hermoso arte de la generosidad. Lo mejor de todo es que hace que tu pareja se sienta adorada por una persona muy importante: tú.

AGRADECIMIENTOS

Me gustaría agradecerle a mi familia su apoyo y su cariño, sin los que no podría haber escrito nada de esto. A cambio, recibían mi mirada perdida mientras estaba en las nubes, pensando en el libro. Lo siento mucho.

Emily, eres una soñadora empedernida, un genio en la cocina, y siempre puedo contar con tu apoyo. Gracias por soñar conmigo. Gracias por vuestro amor, Ellie, Harry, Jack, John, Sandy, mamá, Diane y Gary.

A mi hermana, Cori Hewett, gracias por ser una persona tan bella y tan bondadosa, y por tu sentido del humor tan atroz, inapropiado y obsceno. Gracias por hacerme sentir siempre normal.

Muchísimas gracias a mi editora, Tracy Moore, una persona excepcionalmente inteligente, ingeniosa y divertida. Me alegro mucho de haber sido persistente en mis intentos de acosarte, de haber tratado de localizarte con la poca información que tenía y de haberte convencido para asumir este proyecto. (¡Dos niñas pobres dándolo todo en el arte del sexo!). Has sido de gran ayuda a la hora de darle vida a este libro.

Gracias a Jeff Minerd, el «Sr. Comecoños», por tus enseñanzas prácticas. Y gracias a Chris Smith por tu tutorial de este arte y todos tus buenos consejos.

Gracias, Morgan Wittmer, la artista gráfica con tanto talento que ha diseñado la cubierta y las ilustraciones y que ha soportado pacientemente mi constante indecisión. Amie McCracken, gracias por darlo todo. Gracias, John Paine, por tu apoyo editorial. Gracias, Bruno Álvarez, por tu excelente traducción al español de este libro.

Y, por último, pero no por ello menos importante, muchísimas gracias a Bryan Isacks. Has compartido generosamente (y sin cobrarme) tus conocimientos sobre la medicina tradicional china conmigo, aunque siempre respondías a mis mensajes con un «¿Quién eres?».

SOBRE LA AUTORA

Christine DeLozier es una acupunturista licenciada y fitoterapeuta estadounidense con consulta privada, especializada en salud sexual. Reside en Nueva York, donde trata a hombres, a mujeres y a todas las identidades y orientaciones.

La acupuntura es magnífica para la función sexual, pero, para dominar los mecanismos fundamentales de unas buenas relaciones sexuales, la clave es la alimentación. Por ello, Christine trabaja con sus pacientes para desarrollar unos hábitos alimentarios que les ayuden a lograr sus objetivos sexuales.

Christine asistió a la Universidad de Rochester, donde estudió Biología y Psicología. Como madre joven y soltera, trabajó como camarera mientras estudiaba a tiempo completo. Se incorporó a un programa que forma a los estudiantes para dedicarse a la investigación científica, pero al final decidió dejar la investigación de lado. Esa experiencia, sin embargo, la llevó a apreciar el método científico, que se emplea a lo largo de este libro. Los consejos presentados en él se basan en una revisión exhaustiva de las investigaciones epidemiológicas y clínicas sobre la nutrición y la función sexual.

Además, Christine posee másteres en Acupuntura, Medicina Tradicional China y Terapia. Durante sus años de educación, estudió terapia alimentaria china y obtuvo un certificado como terapeuta holística nutricional.

En sus primeros años de trabajo, trató a un gran número de hombres con problemas de erección con acupuntura, los cuales experimentaron mejoras significativas en su satisfacción sexual. Tras ver lo mucho que significaba para ellos este cambio en sus vidas, se especializó en salud sexual y amplió su consulta y la hizo accesible para todo aquel que la necesitara. Quería ir más allá, quería ayudar a sus pacientes a conectar con sus parejas y animar sus relaciones. Desde entonces, ha tratado a adultos de todas las orientaciones que desean mantener unas relaciones sexuales satisfactorias.

La filosofía de Christine, siempre obsesionada con la dieta, la nutrición y la salud natural, parte de un enfoque, respaldado por pruebas científicas, que se basa en el efecto fisiológico de los alimentos en el cuerpo, a la vez que honra la sabiduría de la medicina tradicional china. Trata a cada paciente de forma holística e individual, y pretende utilizar el conjunto tan único de habilidades que posee para ayudar a los demás con bondad y cariño.

Referencias por capítulo

El equilibrio hormonal y el sexo

1   Ren Y, Yang X, Zhang Y, Wang Y, Li X. (2016). Effects and mechanisms of acupuncture and moxibustion on reproductive endocrine function in male rats with partial androgen deficiency. Acupunct Med. 2016;34(2):136-143.

2   Fu H, Sun J, Tan Y, et al. (2018). Effects of acupuncture on the levels of serum estradiol and pituitary estrogen receptor beta in a rat model of induced super ovulation. *Life Sci.* 2018;197:109-113.

3   Motofei, I.G. and Rowland, D.L. (2005), Neurophysiology of the ejaculatory process: developing perspectives. *BJU International*, 96: 1333-1338.

4   Bassil, N., Alkaade, S., & Morley, J. E. (2009). The benefits and risks of testosterone replacement therapy: a review. *Therapeutics and clinical risk management*, 5(3), 427–448.

5   Cappelletti, M., & Wallen, K. (2016). Increasing women's sexual desire: The comparative effectiveness of estrogens and androgens. *Hormones and behavior*, 78, 178–193.

6   Roney JR., Simmons ZL. (2013). Hormonal predictors of sexual motivation in natural menstrual cycles. *Hormones and Behavior.* Volume 63, Issue 4, April 2013, Pages 636-645.

Comer para equilibrar las hormonas

7   Witt DM., Young LJ., Crews D. (1994). Progesterone and Sexual Behavior in Males. *Psychoneuroendocrinology*, Vol. 19, Nos. 5-7, pp. 553-56.

8   Galdiero, M., Pivonello, R., Grasso, L.F.S. et al.(2012). Growth hormone, prolactin, and sexuality. *J Endocrinol Invest* 35, 782–794.

9   Paick, J.-S., Yang, J.H., Kim, S.W. and Ku, J.H. (2006), The role of prolactin levels in the sexual activity of married men with erectile dysfunction. *BJU International*, 98: 1269-1273. 2006.06507.x

10 Krysiak, R., Drosdzol-Cop, A., Skrzypulec-Plinta, V., & Okopien, B. (2016). Sexual function and depressive symptoms in young women with elevated macroprolactin content: a pilot study. *Endocrine*, 53(1), 291–298.

11 Araujo, A. B., & Wittert, G. A. (2011). Endocrinology of the aging male. Best practice & research. *Clinical endocrinology & metabolism*, 25(2), 303–319.

12   Field AE1, Colditz GA, Willett WC, Longcope C, McKinlay JB.The relation of smoking, age, relative weight, and dietary intake to serum adrenal steroids, sex hormones, and sex hormone-binding globulin in middle-aged men. *J Clin Endocrinol Metab.* 1994 Nov;79(5):1310-6.

13   Paick, J.-S., Yang, J.H., Kim, S.W. and Ku, J.H. (2006), The role of prolactin levels in the sexual activity of married men with erectile dysfunction. *BJU International*, 98: 1269-1273.

14   Anwar, Z., Sinha, V., Mitra, S., Mishra, A. K., Ansari, M. H., Bharti, A., Kumar, V., & Nigam, A. K. (2017). Erectile Dysfunction: An Underestimated Presentation in Patients with Diabetes Mellitus. *Indian journal of psychological medicine*, 39(5), 600–604.

15   Franco-Pérez, J., Manjarrez-Marmolejo, J., Ballesteros-Zebadúa, P., Neri-Santos, A., Montes, S., Suarez-Rivera, N., Hernández-Cerón, M., & Pérez-Koldenkova, V. (2018). Chronic Consumption of Fructose Induces Behavioral Alterations by Increasing Orexin and Dopamine Levels in the Rat Brain. *Nutrients*, 10(11), 1722.

16   Vasconcelos, A. R., Cabral-Costa, J. V., Mazucanti, C. H., Scavone, C., & Kawamoto, E. M. (2016). The Role of Steroid Hormones in the Modulation of Neuroinflammation by Dietary Interventions. *Frontiers in endocrinology*, 7, 9.

17   Lee, S. Y., Chung, W. H., Lee, M. Y., Kim, S. C., Kim, H. W., & Myung, S. C. (2011). Leptin enhances nitric oxide-dependent relaxation of the clitoral corpus cavernosum. *Korean journal of urology*, 52(2), 136–141.

18   Faulkner, L. D., Dowling, A. R., Stuart, R. C., Nillni, E. A., & Hill, J. W. (2015). Reduced melanocortin production causes sexual dysfunction in male mice with POMC neuronal insulin and leptin insensitivity. *Endocrinology*, 156(4), 1372–1385.

19   Franco-Pérez, J., Manjarrez-Marmolejo, J., Ballesteros-Zebadúa, P., Neri-Santos, A., Montes, S., Suarez-Rivera, N., Hernández-Cerón, M., & Pérez-Koldenkova, V. (2018). Chronic Consumption of Fructose Induces Behavioral Alterations by Increasing Orexin and Dopamine Levels in the Rat Brain. *Nutrients*, 10(11), 1722.

20   Schliep, K. C., Schisterman, E. F., Mumford, S. L., Pollack, A. Z., Perkins, N. J., Ye, A., Zhang, C. J., Stanford, J. B., Porucznik, C. A., Hammoud, A. O., & Wactawski-Wende, J. (2013). Energy-containing beverages: reproductive hormones and ovarian function in the BioCycle Study. *The American journal of clinical nutrition*, 97(3), 621–630.

21   Hatch, E. E., Wesselink, A. K., Hahn, K. A., Michiel, J. J., Mikkelsen, E. M., Sorensen, H. T., Rothman, K. J., & Wise, L. A. (2018). Intake of Sugar-sweetened Beverages and Fecundability in a North American Preconception Cohort. *Epidemiology* (Cambridge, Mass.), 29(3), 369–378.

22   Chen, L., Xie, Y. M., Pei, J. H., Kuang, J., Chen, H. M., Chen, Z., Li, Z. W., Fu, X. Y., Wang, L., Lai, S. Q., Zhang, S. T., Chen, Z. J., & Lin, J. X. (2018). Sugar-sweetened beverage intake and serum testosterone levels in adult males 20-39 years old in the United States. *Reproductive biology and endocrinology : RB&E*, 16(1), 61. https://doi.org/10.1186/s12958-018-0378-2

23   Aslankoc R, Ozmen O. (2019). The effects of high-fructose corn syrup consumption on testis physiopathology-The ameliorative role of melatonin. *Andrologia*. 2019;51(8):e13327.

24   Erlanson-Albertsson, C., & Albertsson, P. Å. (2015). The Use of Green Leaf Membranes to Promote Appetite Control, Suppress Hedonic Hunger and Loose Body Weight. *Plant foods for human nutrition* (Dordrecht, Netherlands), 70(3), 281–290.

25   Williams E.,Cabana F., Nekaris KAI. (2015). Improving Diet and Activity of Insectivorous Primates in Captivity: Naturalizing the Diet of Northern Ceylon Gray Slender Loris, Loris lydekkerianus nordicus. *Zoo Biology* 9999 : 1–10.

26   Milton, Katharine. (2006). Diet and Primate Evolution. *Scientific America, (June, 2006, 16, 3s) 22-29.*

27   Hamilton, W., & Busse, C. (1978). Primate Carnivory and Its Significance to Human Diets. *BioScience,* 28(12), 761-766.

28   Wayne SJ1, Neuhouser ML, Ulrich CM, Koprowski C, Baumgartner KB, Baumgartner RN, McTiernan A, Bernstein L, Ballard-Barbash R. (2008). Dietary fiber is associated with serum sex hormones and insulin-related peptides in postmenopausal breast cancer survivors.*Breast Cancer Res Treat.* Nov;112(1):149-58. Epub 2007 Dec 5.

29   Ghatei MA1, Ratcliffe B, Bloom SR, Goodlad RA.Fermentable dietary fibre, intestinal microflora and plasma hormones in the rat. *Clin Sci* (Lond). 1997 Aug;93(2):109-12.

30   Goldin BR., Adlercreutz H., Gorbach SL. (1982). Estrogen Excretion Patterns and Plasma Levels in Vegetarian and Omnivorous Women. *N Engl J Med* 1982; 307:1542-1547

31   Cutler, D. A., Pride, S. M., & Cheung, A. P. (2019). Low intakes of dietary fiber and magnesium are associated with insulin resistance and hyperandrogenism in polycystic ovary syndrome: A cohort study. *Food science & nutrition,* 7(4), 1426–1437. doi:10.1002/fsn3.977

32   Zhong Y., Arumugam V., et al. (2015). Soluble dietary fiber (Fibersol-2) decreased hunger and increased satiety hormones in humans when ingested with a meal. *Nutrition Research.* Vol. 35, Issue 5. May 2015. P. 393-400.

33   Palacios, C., & Gonzalez, L. (2014). Is vitamin D deficiency a major global public health problem? *The Journal of steroid biochemistry and molecular biology,* 144 Pt A, 138–145.

34   Mann, M. C., Hollenberg, M. D., Hanley, D. A., & Ahmed, S. B. (2015). Vitamin D, the autonomic nervous system, and cardiovascular risk. Physiological reports, 3(4), e12349.

35   Sorenson, M., & Grant, W. B. (2012). Does vitamin D deficiency contribute to erectile dysfunction?. *Dermato-endocrinology,* 4(2), 128–136.

36   Zittermann A. (2013). Magnesium deficit overlooked cause of low vitamin D status? *BMC Med.* 2013;11229.

37   Cardwell, G., Bornman, J. F., James, A. P., & Black, L. J. (2018). A Review of Mushrooms as a Potential Source of Dietary Vitamin D. *Nutrients,* 10(10), 1498.

38   Navarro, S. L., Schwarz, Y., Song, X., Wang, C. Y., Chen, C., Trudo, S. P., Kristal, A. R., Kratz, M., Eaton, D. L., & Lampe, J. W. (2014). Cruciferous vegetables have variable effects on biomarkers of systemic inflammation in a randomized controlled trial in healthy young adults. *The Journal of nutrition,* 144(11), 1850–1857.

39   Hwang, C., Sethi, S., Heilbrun, L. K., Gupta, N. S., Chitale, D. A., Sakr, W. A., Menon, M., Peabody, J. O., Smith, D. W., Sarkar, F. H., & Heath, E. I. (2016). Anti-androgenic activity of absorption-enhanced 3, 3'-diindolylmethane in prostatectomy patients. *American journal of translational research,* 8(1), 166–176.

40   Lee, C. H., Jeong, S. J., Yun, S. M., Kim, J. H., Lee, H. J., Ahn, K. S., Won, S. H., Kim, H. S., Lee, H. J., Ahn, K. S., Zhu, S., Chen, C. Y., & Kim, S. H. (2010). Down-regulation of phosphoglucomutase 3 mediates sulforaphane-induced cell death in LNCaP prostate cancer cells. *Proteome science,* 8, 67.

41   Bernard G. Cipolla, Eric Mandron, Jean Marc Lefort, Yves Coadou, Emmanuel Della Negra, Luc Corbel, Ronan Le Scodan, Abdel Rahmene Azzouzi and Nicolas Mottet. (2015). Effect of Sulforaphane in Men with Biochemical Recurrence after Radical Prostatectomy. *Cancer Prev Res* August 1 2015 (8) (8) 712-719

42   Ma, T., Zhu, D., Chen, D., Zhang, Q., Dong, H., Wu, W., Lu, H., & Wu, G. (2018). Sulforaphane, a Natural Isothiocyanate Compound, Improves Cardiac Function and Remodeling by Inhibiting Oxidative Stress and Inflammation in a Rabbit Model of Chronic Heart Failure. *Medical science monitor : international medical journal of experimental and clinical research,* 24, 1473–1483.

43   Beklemisheva AA1, Feng J, Yeh YA, Wang LG, Chiao JW. (2007). Modulating testosterone stimulated prostate growth by phenethyl isothiocyanate via Sp1 and androgen receptor down-regulation. *Prostate*. 2007 Jun 1;67(8):863-70.

44   Huo, L., Su, Y., Xu, G., Zhai, L., & Zhao, J. (2019). Sulforaphane Protects the Male Reproductive System of Mice from Obesity-Induced Damage: Involvement of Oxidative Stress and Autophagy. *International journal of environmental research and public health*, 16(19), 3759.

45   Quirante-Moya S., García-Ibañez P., Quirante-Moya F., Villaño D., Moreno DA.(2020). Review: The Role of Brassica Bioactives on Human Health: Are We Studying It the Right Way? *Molecules*. March 2020.

46   Calderón-Ospina, C. A., & Nava-Mesa, M. O. (2020). B Vitamins in the nervous system: Current knowledge of the biochemical modes of action and synergies of thiamine, pyridoxine, and cobalamin. *CNS neuroscience & therapeutics*, 26(1), 5–13.

47   Ishibashi S, Yokota T, Shiojiri T, Matunaga T, Tanaka H, Nishina K, Hirota H, Inaba A, Yamada M, Kanda T, Mizusawa H. (2003). Reversible acute axonal polyneuropathy associated with Wernicke-Korsakoff syndrome: impaired physiological nerve conduction due to thiamine deficiency? *J Neurol Neurosurg Psychiatry*. 74:674–676

48   H.L. Hernández-Montiel, C.M. Vásquez López, J.G. González-Loyola. (2014). Chronic administration of thiamine pyrophosphate decreases age-related histological atrophic testicular changes and improves sexual behavior in male Wistar rats. *Histol Histopathol*. 2014 Jun;29(6):785-95. doi: 10.14670/HH-29.785. Epub 2013 Dec 20

49   Suwannasom, N., Kao, I., Pruß, A., Georgieva, R., & Bäumler, H. (2020). Riboflavin: The Health Benefits of a Forgotten Natural Vitamin. *International journal of molecular sciences*, 21(3), 950.

50   M. W. Esch, R. A. Easter, J. M. Bahr. (1981). Effect of Riboflavin Deficiency on Estrous Cyclicity in Pigs. *Biology of Reproduction*, Volume 25, Issue 3, 1 October 1981, Pages 659–665

51   Shomali T, Taherianfard M, Dalvand M, Namazi F. (2018). Effect of pharmacological doses of niacin on testicular structure and function in normal and diabetic rats. *Andrologia*. 2018 Dec;50(10):e13142. doi:10.1111/and.13142. Epub 2018 Sep 6.

52   Galescu, O. A., Crocker, M. K., Altschul, A. M., Marwitz, S. E., Brady, S. M., & Yanovski, J. A. (2018). A pilot study of the effects of niacin administration on free fatty acid and growth hormone concentrations in children with obesity. *Pediatric obesity*, 13(1), 30–37. https://doi.org/10.1111/ijpo.12184

53   Ng CF, Lee CP, Ho AL, Lee VW. (2011). Effect of niacin on erectile function in men suffering erectile dysfunction and dyslipidemia. J *Sex Med*. 2011 Oct;8(10):2883-93.

54   Yamamoto T., Jaroenporn S., Pan L., et al. (2009). Effects of pantothenic acid on testicular function in male rats. *J Vet Med Sci*. 2009 Nov;71(11):1427-32.

55   Jolivalt CG, Mizisin LM, Nelson A, Cunha JM, Ramos KM, Bonke D, Calcutt NA.(2009). B vitamins alleviate indices of neuropathic pain in diabetic rats. *Eur J Pharmacol*. 2009 Jun 10;612(1-3):41-7.

56   Symes EK, Bender DA, Bowden JF, Coulson WF. (1984). Increased target tissue uptake of, and sensitivity to, testosterone in the vitamin B6 deficient rat. *J Steroid Biochem*. 1984 May;20(5):1089-93.

57   Sansone M, Sansone A, Romano M, Seraceno S, Di Luigi L, Romanelli F. (2018). Folate: a possible role in erectile dysfunction? *Aging Male*. 2018 Jun;21(2):116-120.

58   Yan, W. J., Yu, N., Yin, T. L., Zou, Y. J., & Yang, J. (2014). A new potential risk factor in patients with erectile dysfunction and premature ejaculation: folate deficiency. *Asian journal of andrology*, 16(6), 902–906.

59   Mottaghi T, Khorvash F, Maracy M, Bellissimo N & Askari G. (2019). Effect of folic acid supplementation on nerve conduction velocity in diabetic polyneuropathy patients. *Neurological Research,* 41:4, 364-368, DOI: 10.1080/01616412.2019.1565180

60   Leishear, K., Boudreau, R. M., Studenski, S. A., Ferrucci, L., Rosano, C., de Rekeneire, N., Houston, D. K., Kritchevsky, S. B., Schwartz, A. V., Vinik, A. I., Hogervorst, E., Yaffe, K., Harris, T. B., Newman, A. B., Strotmeyer, E. S., & Health, Aging and Body Composition Study (2012). Relationship between vitamin B12 and sensory and motor peripheral nerve function in older adults. *Journal of the American Geriatrics Society,* 60(6), 1057–1063.

61   Kim K, Mills JL, Michels KA, et al. (2020). Dietary Intakes of Vitamin B-2 (Riboflavin), Vitamin B-6, and Vitamin B-12 and Ovarian Cycle Function among Premenopausal Women. *J Acad Nutr Diet.* 2020 May;120(5):885-892.

62   Obersby D, Chappell DC, Dunnett A, Tsiami AA. (2013). Plasma total homocysteine status of vegetarians compared with omnivores: a systematic review and meta-analysis. *Br J Nutr.* 2013 Mar 14;109(5):785-94.

63   Leishear, K., Boudreau, R. M., Studenski, S. A., Ferrucci, L., Rosano, C., de Rekeneire, N., Houston, D. K., Kritchevsky, S. B., Schwartz, A. V., Vinik, A. I., Hogervorst, E., Yaffe, K., Harris, T. B., Newman, A. B., Strotmeyer, E. S., & Health, Aging and Body Composition Study (2012). Relationship between vitamin B12 and sensory and motor peripheral nerve function in older adults. *Journal of the American Geriatrics Society,* 60(6), 1057–1063.

64   Fujii A1, Matsumoto H, Yamamoto H.(1996). Effect of vitamin B complex on neurotransmission and neurite outgrowth. *Gen Pharmacol.* 1996 Sep;27(6):995-1000.

65   Banihani S. A. (2017). Vitamin B12 and Semen Quality. *Biomolecules,* 7(2), 42.

66   Green, R., Allen, L., Bjørke-Monsen, A. et al. (2017). Vitamin B12 deficiency. *Nat Rev Dis Primers* 3, 17040

67   Mattson, M. P., Longo, V. D., & Harvie, M. (2017). Impact of intermittent fasting on health and disease processes. *Ageing research reviews,* 39, 46–58.

68   Anton, S. D., Moehl, K., Donahoo, W. T., Marosi, K., Lee, S. A., Mainous, A. G., 3rd, Leeuwenburgh, C., & Mattson, M. P. (2018). Flipping the Metabolic Switch: Understanding and Applying the Health Benefits of Fasting. *Obesity* (Silver Spring, Md.), 26(2), 254–268.

69   Golbidi, Saeid & Daiber, Andreas & Korac, Bato & Li, Huige & Essop, M Faadiel & Laher, Ismail. (2017). Health Benefits of Fasting and Caloric Restriction. *Current Diabetes Reports.* 17. 10.1007/s11892-017-0951-7.

70   Nair, P. M., & Khawale, P. G. (2016). Role of therapeutic fasting in women's health: An overview. *Journal of mid-life health,* 7(2), 61–64

El sistema nervioso y el sexo

71   Longo, V. D., & Mattson, M. P. (2014). Fasting: molecular mechanisms and clinical applications. *Cell metabolism,* 19(2), 181–192.

72   Nair, P. M., & Khawale, P. G. (2016). Role of therapeutic fasting in women's health: An overview. *Journal of mid-life health,* 7(2), 61–64.

73   Mattison JA1, Lane MA, Roth GS, Ingram DK.Calorie restriction in rhesus monkeys. *Exp Gerontol.* 2003 Jan-Feb;38(1-2):35-46.

74   Martin, B., Pearson, M., Kebejian, L., Golden, E., Keselman, A., Bender, M., Carlson, O., Egan, J., Ladenheim, B., Cadet, J. L., Becker, K. G., Wood, W., Duffy, K., Vinayakumar, P., Maudsley, S., & Mattson, M. P. (2007). Sex-dependent metabolic, neuroendocrine, and cognitive responses to dietary energy restriction and excess. *Endocrinology,* 148(9), 4318–4333.

75   Martin, C. K., Bhapkar, M., Pittas, A. G., Pieper, C. F., Das, S. K., Williamson, D. A., Scott, T., Redman, L. M., Stein, R., Gilhooly, C. H., Stewart, T., Robinson, L., Roberts, S. B., & Comprehensive Assessment of Long-term Effects of Reducing Intake of Energy (CALERIE) Phase 2 Study Group (2016). Effect of Calorie Restriction on Mood, Quality of Life, Sleep, and Sexual Function in Healthy Nonobese Adults: The CALERIE 2 Randomized Clinical Trial. *JAMA internal medicine,* 176(6), 743–752.

76   Martin, B., Pearson, M., Brenneman, R., Golden, E., Wood, W., Prabhu, V., Becker, K. G., Mattson, M. P., & Maudsley, S. (2009). Gonadal transcriptome alterations in response to dietary energy intake: sensing the reproductive environment. *PloS one,* 4(1), e4146.

77   Ho, K. Y., Veldhuis, J. D., Johnson, M. L., Furlanetto, R., Evans, W. S., Alberti, K. G., & Thorner, M. O. (1988). Fasting enhances growth hormone secretion and amplifies the complex rhythms of growth hormone secretion in man. *The Journal of clinical investigation,* 81(4), 968–975.

78   Patterson, R. E., Laughlin, G. A., LaCroix, A. Z., Hartman, S. J., Natarajan, L., Senger, C. M., Martínez, M. E., Villaseñor, A., Sears, D. D., Marinac, C. R., & Gallo, L. C. (2015). Intermittent Fasting and Human Metabolic Health. *Journal of the Academy of Nutrition and Dietetics,* 115(8), 1203–1212.

79   Roth GS1, Handy AM, Mattison JA, Tilmont EM, Ingram DK, Lane MA.(2002). Effects of dietary caloric restriction and aging on thyroid hormones of rhesus monkeys. *Horm Metab Res.* 2002 Jul;34(7):378-82.

80   Cangemi, R., Friedmann, A. J., Holloszy, J. O., & Fontana, L. (2010). Long-term effects of calorie restriction on serum sex-hormone concentrations in men. *Aging cell,* 9(2), 236–242.

81   Alexander MS, Marson L. (2018).The neurologic control of arousal and orgasm with specific attention to spinal cord lesions: Integrating preclinical and clinical sciences. *Autonomic Neuroscience: Basic and Clinical.* Volume 209, 90 - 99

82   Sipski, M.L. (2002). Central Nervous System Based Neurogenic Female Sexual Dysfunction: Current Status and Future Trends. *Arch Sex Behav* 31: 421

83   Azadzoi, KM, Siroky, MB. (2010). Neurologic Factors in Female Sexual Function and Dysfunction. *Korean J Urol.* Jul; 51(7): 443–449

84   Valles-Antuña, C., Fernandez-Gomez, J. and Fernandez-Gonzalez, F. (2011), Peripheral neuropathy: an underdiagnosed cause of erectile dysfunction. *BJU International.* 108: 1855-1859

85   Garcia de Gurtubay Galligo I, Morales Blanquez G, Navajas Carasa D et al. (1999). Neurophysiologic Techniques in the Diagnosis of Erectile Dysfunction: Study of 105 Cases. *Arch Esplanade's Urol.* Apr;52(3):262-8

Las setas, los nervios y el sexo

86   Cortelazzi D1, Marconi A, Guazzi M, et al (2013). Sexual dysfunction in pre-menopausal diabetic women: clinical, metabolic, psychological, cardiovascular, and neurophysiologic correlates. *Acta Diabetol.* Dec;50(6):911-7

87   Yafi F. A., Jenkins L., Albersen M.,et al. (2016). Erectile dysfunction. *Nature reviews. Disease primers,* 2, 16003

88   Li, H., Jiang, H., & Liu, J. (2017). Traditional Chinese medical therapy for erectile dysfunction. *Translational andrology and urology.* 6(2), 192–198

89   Palve, S. S., & Palve, S. B. (2018). Impact of Aging on Nerve Conduction Velocities and Late Responses in Healthy Individuals. *Journal of neurosciences in rural practice.* 9(1), 112–116

90   Lauretani, F., Bandinelli, S., Bartali, B., et al (2007). Omega-6 and omega-3 fatty acids predict accelerated decline of peripheral nerve function in older persons. *European journal of neurology.* 14(7), 801–808

91   Mrakic-Sposta, S., Vezzoli, A., Maderna, L., et al. (2018). R(+)-Thioctic Acid Effects on Oxidative Stress and Peripheral Neuropathy in Type II Diabetic Patients: Preliminary Results by Electron Paramagnetic Resonance and Electroneurography. *Oxidative medicine and cellular longevity.* 1767265

92   Jabeen A., Khan UA., Ayub M., Hameed MA.(2011). Effects of simvastatin and alpha-tocopherol on disturbed nerve conduction in obese Sprague Dawley rats. *J Ayub Med Coll Abbottabad.* Jul-Sep;23(3):18-22

93   Asadi, N., Bahmani, M., Kheradmand, A., & Rafieian-Kopaei, M. (2017). The Impact of Oxidative Stress on Testicular Function and the Role of Antioxidants in Improving it: A Review. Journal of clinical and diagnostic research : JCDR, 11(5), IE01–IE05

94   Erdman J, Balentine D, Arab L, Beecher G, Dwyer J, Folts J, Harnly J, Hollman P, Keen C, Mazza et al. (2005). Flavonoids and Heart Health: Proceedings of the ILSI North America Flavonoids Workshop, May 31–June 1, 2005, Washington, DC. *Journal of Nutrition.* Volume 137, Issue 3. March 2007. Bondonna C, Yang X, Croft KD, Considine MJ, Ward NC, Rich L, Puddy IB, Swinny E, Mubarak A, Hodgson JM. (2012). Flavonoid-rich apples and nitrate-rich spinach augment nitric oxide status and improve endothelial function in healthy men and women: a randomized controlled trial. *Free Radical Biology and Medicine.* Volume 52, Issue 1, 1 January, Pages 95-102 Lewicka M, Henrykowska G, Zawadzka M, Rutkowski M, Pacholski K, Buczyński A. (2017). Impact of electromagnetic radiation emitted by monitors on changes in the cellular membrane structure and protective antioxidant effect of vitamin A - In vitro study. *Int J Occup Med Environ Health.* 2017 Jul 14;30(5):695-703 Pérez-Cano FJ, Castell M. (2016). Flavonoids, Inflammation and Immune System. *Nutrients.* 8(10):659 · October 2016

95   Islam MW., Tariq M., Ageel AM., al-Said MS., al-Yhya AM. (1991). Effect of Salvia haematodes on sexual behaviour of male rats. J *Ethnopharmacol.* May-Jun;33(1-2):67-72

96   Chen, CY., Li, H., Yuan, YN., et al.(2013). Antioxidant activity and components of a traditional Chinese medicine formula consisting of Crataegus pinnatifida and Salvia miltiorrhiza. *BMC complementary and alternative medicine.*13, 99

97   Bondonna C, Yang X, Croft KD, Considine MJ, Ward NC, Rich L, Puddy IB, Swinny E, Mubarak A, Hodgson JM. (2012). Flavonoid-rich apples and nitrate-rich spinach augment nitric oxide status and improve endothelial function in healthy men and women: a randomized controlled trial. Free Radical Biology and Medicine. Volume 52, Issue 1, 1 January, Pages 95-102

98   Lindequist, U., Niedermeyer, T. H., & Jülich, W. D. (2005). The pharmacological potential of mushrooms. *Evidence-based complementary and alternative medicine: eCAM,* 2(3), 285–299.

99   de Groot, P. F., Frissen, M. N., de Clercq, N. C., & Nieuwdorp, M. (2017). Fecal microbiota transplantation in metabolic syndrome: History, present and future. *Gut microbes,* 8(3), 253–267.

100   Dominguez-Bello, M. G., De Jesus-Laboy, K. M., Shen, N.et al (2016). Partial restoration of the microbiota of cesarean-born infants via vaginal microbial transfer. *Nature medicine.* 22(3), 250–253.

101   Neu, J., Rushing, J. (2011). Cesarean versus vaginal delivery: long-term infant outcomes and the hygiene hypothesis. *Clinics in perinatology.* 38(2), 321–331.

102   Murphy EF, Cotter PD, Healy S, Marques TM, O'Sullivan O, Fouhy F, Clarke SF, O'Toole PW, Quigley EM, Stanton C, Ross PR, O'Doherty RM, Shanahan F. (2010). Composition and energy harvesting capacity of the gut microbiota: relationship to diet, obesity and time in mouse models. *Gut.* 2010, 59 (12): 1635-1642.

103   Nelson AM, Walk ST, Taube S, Taniuchi M, Houpt ER, Wobus CE, Young VB. (2012). Disruption of the human gut microbiota following Norovirus infection. *PLoS One.* 2012, 7 (10): e48224-

104   Perez-Cobas AE, Gosalbes MJ, Friedrichs A, Knecht H, Artacho A, Eismann K, Otto W, Rojo D, Bargiela R, Von Bergen M, von Bergen M, Neulinger SC, Daumer C, Heinsen FA, Latorre A, Barbas C, Seifert J, Dos Santos VM, Ott SJ, Ferrer M, Moya A. (2012). Gut microbiota disturbance during antibiotic therapy: a multi-omic approach. Gut. 2012

105   Petriz, B.A., Castro, A.P., Almeida, J.A. et al. (2014). Exercise induction of gut microbiota modifications in obese, non-obese and hypertensive rats. *BMC Genomics* 15, 511

106   Santacruz A, Marcos A, Warnberg J, Marti A, Martin-Matillas M, Campoy C, Moreno LA, Veiga O, Redondo-Figuero C, Garagorri JM, Azcona C, Delgado M, Garcia-Fuentes M, Collado MC, Sanz Y. (2009). Interplay between weight loss and gut microbiota composition in overweight adolescents. *Obesity* (Silver Spring). 2009, 17 (10): 1906-1915.

107   Sharon G., Sampson T. R., Geschwind, D. H., & Mazmanian, S. K. (2016). The Central Nervous System and the Gut Microbiome. *Cell.* 167(4), 915–932.

108   Tirandaz H, Bagher M, Borhan M, Raoofi S, Ebrahim H. (2018). Microbiota Potential for the Treatment of Sexual Dysfunction. *Medical Hypotheses.* 115. 46-49.

109   Pallav K., Dowd S.E., Villafuerte J., et al. (2014). Effects of polysaccharopeptide from Trametes versicolor and amoxicillin on the gut microbiome of healthy volunteers. *Gut Microbes.* 5:458–467.

110   Jayachandran, M., Xiao, J., & Xu, B. (2017). A Critical Review on Health Promoting Benefits of Edible Mushrooms through Gut Microbiota. *International journal of molecular sciences.* 18(9), 1934.

111   Yu, S., Weaver, V., Martin, K., & Cantorna, M. T. (2009). The effects of whole mushrooms during inflammation. *BMC immunology.* 10, 12.

112   Varshney, J., Ooi, J. H., Jayarao, B. M., Albert, I., Fisher, J., Smith, R. L., Patterson, A. D., & Cantorna, M. T. (2013). White button mushrooms increase microbial diversity and accelerate the resolution of Citrobacter rodentium infection in mice. *The Journal of nutrition.* 143(4), 526–532.

113   Trovato Salinaro, A., Pennisi, M., Di Paola, R.et al. (2018). Neuroinflammation and neurohormesis in the pathogenesis of Alzheimer's disease and Alzheimer-linked pathologies: modulation by nutritional mushrooms. *Immunity & ageing : I & A,* 15, 8.

114   Samberkar S., Gandhi S., Sivasangkary N., et al. (2016). Lion's Mane, Hericium erinaceus and Tiger Milk, Lignosus rhinocerotis (Higher Basidiomycetes) Medicinal Mushrooms Stimulate Neurite Outgrowth in Dissociated Cells of Brain, Spinal Cord, and Retina: An In Vitro Study. *International Journal of Medicinal Mushrooms.* 17. 10.1615

115   Kah Hui, Wong & Ng, Chai-Chee & Kanagasabapathy, Gowri & Yow, Yoon-Yen & Sabaratnam, Vikineswary. (2017). An Overview of Culinary and Medicinal Mushrooms in Neurodegeneration and Neurotrauma Research. *International Journal of Medicinal Mushrooms.* 19. 191-202. 10.1615/

116   Okolo, K. O., Siminialayi, I. M., & Orisakwe, O. E. (2016). Protective Effects of Pleurotus tuber-regium on Carbon- Tetrachloride Induced Testicular Injury in Sprague Dawley Rats. *Frontiers in pharmacology.* 7, 480.

117   Valverde, M. E., Hernández-Pérez, T., & Paredes-López, O. (2015). Edible mushrooms: improving human health and promoting quality life. *International journal of microbiology.* 2015, 376387

118   Chang, C. J., Lin, C. S., Lu, C. C., et al (2015). Ganoderma lucidum reduces obesity in mice by modulating the composition of the gut microbiota. *Nature communications.* 6, 7489.

119   APA Chang, C. J., Lin, C. S., Lu, C. et al. (2015). Ganoderma lucidum reduces obesity in mice by modulating the composition of the gut microbiota. *Nature communications.* 6, 7489.

El aparato circulatorio y el sexo

120   Chen, J., Jin, X., Zhang, L., & Yang, L. (2013). A study on the antioxidant effect of Coriolus versicolor polysaccharide in rat brain tissues. *African journal of traditional, complementary, and alternative medicines.*10(6), 481–484.

121   Ferreiro, E., Pita, I. R., Mota, S. I.,et al. (2018). Coriolus versicolor biomass increases dendritic arborization of newly-generated neurons in mouse hippocampal dentate gyrus. *Oncotarget.* 9(68), 32929–32942.

122   Ho, C. S., Tung, Y. T., Kung, et al. (2017). Effect of Coriolus versicolor Mycelia Extract on Exercise Performance and Physical Fatigue in Mice. *International journal of medical sciences.* 14(11), 1110–1117.

123   Palacios, S., Losa, F., Dexeus, D., & Cortés, J. (2017). Beneficial effects of a Coriolus versicolor-based vaginal gel on cervical epithelization, vaginal microbiota and vaginal health: a pilot study in asymptomatic women. *BMC women's health.* 17(1), 21.

124   Wong, K. H., Naidu, M., David, P., et al. (2011). Peripheral Nerve Regeneration Following Crush Injury to Rat Peroneal Nerve by Aqueous Extract of Medicinal Mushroom Hericium erinaceus (Bull.: Fr) Pers. (Aphyllophoromycetideae). *Evidence-based complementary and alternative medicine:* eCAM, 2011, 580752.

125   Nagai, K., Chiba, A., Nishino, T., Kubota, T., & Kawagishi, H. (2006). Dilinoleoyl-phosphatidylethanolamine from Hericium erinaceum protects against ER stress-dependent Neuro2a cell death via protein kinase C pathway. *Journal of Nutritional Biochemistry.*17(8), 525–530.

126   Sabaratnam, V., Kah-Hui, W., Naidu, M., & Rosie David, P. (2013). Neuronal health - can culinary and medicinal mushrooms help?. *Journal of traditional and complementary medicine,* 3(1), 62–68.

127   Jiraungkoorskul, K., & Jiraungkoorskul, W. (2016). Review of Naturopathy of Medical Mushroom, Ophiocordyceps Sinensis, in Sexual Dysfunction. *Pharmacognosy reviews,* 10(19), 1–5.

128   Dotan N1, Wasser SP, Mahajna J. (2011). The culinary-medicinal mushroom Coprinus comatus as a natural antiandrogenic modulator. *Integr Cancer Ther.* 2011 Jun;10(2):148-59.

129   Dotan N1, Wasser SP, Mahajna J. (2011). The culinary-medicinal mushroom Coprinus comatus as a natural antiandrogenic modulator. *Integr Cancer Ther.* 2011 Jun;10(2):148-59.

130   Rossi, P., Buonocore, D., Altobelli, E., et al. (2014). Improving Training Condition Assessment in Endurance Cyclists: Effects of Ganoderma lucidum and Ophiocordyceps sinensis Dietary Supplementation. *Evidence-based complementary and alternative medicine* : eCAM, 2014, 979613.

131   Yoo Kyoung Park Hyang Burm Lee Eun-Jae Jeon Hack Sung Jung Myung-Hee Kang (2008). Chaga mushroom extract inhibits oxidative DNA damage in human lymphocytes as assessed by comet assay. *Biofactors.*21(1-4):109-12.

132   Liu AH, Bondonno CP, Croft KD, Puddey IB, Woodman RJ, Rich L, Ward NC, Vita JA, Hodgson JM. (2013). Effects of a nitrate-rich meal on arterial stiffness and blood pressure in healthy volunteers. *Nitric Oxide* Volume 35, 30 November 2013, Pages 123-130

133   Esselstyn C. B. (2017). A plant-based diet and coronary artery disease: a mandate for effective therapy. *Journal of geriatric cardiology*: JGC, 14(5), 317–320. doi:10.11909/j.issn.1671-5411.2017.05.004

134   Azadzoi, K. M., & Siroky, M. B. (2010). Neurologic factors in female sexual function and dysfunction. *Korean journal of urology*, 51(7), 443–449. doi:10.4111/kju.2010.51.7.443

135   Levin, R. J. (1980). The physiology of sexual function in women. *Clinics in Obstetrics and Gynecology*, 7(2), 213

136   Munarriz R1, Kim SW, Kim NN, Traish A, Goldstein I. (2003). A review of the physiology and pharmacology of peripheral (vaginal and clitoral) female genital arousal in the animal model. *J Urol*. 2003 Aug;170(2 Pt 2):S40-4; discussion S44-5

137   Berman JR1, Berman LA, Toler SM, Gill J, Haughie S; Sildenafil Study Group. (2003). Safety and efficacy of sildenafil citrate for the treatment of female sexual arousal disorder: a double-blind, placebo controlled study. *J Urol*. 2003 Dec;170(6 Pt 1):2333-8

138   Herlihy, L. K., Walsh, D. M., Burke, E., Crowley, V., & Mahmud, A. (2013). Postprandial effect of dietary fat quantity and quality on arterial stiffness and wave reflection: a randomised controlled trial. *Nutrition journal*, 12, 93

139   Lithander, F. E., Herlihy, L. K., Walsh, D. M., Burke, E., Crowley, V., & Mahmud, A. (2013). Postprandial effect of dietary fat quantity and quality on arterial stiffness and wave reflection: a randomised controlled trial. *Nutrition journal*, 12, 93 Nicholls SJ1, Lundman P, Harmer JA, Cutri B, Griffiths KA, Rye KA, Barter PJ, Celermajer DS.(2006). Consumption of saturated fat impairs the anti-inflammatory properties of high-density lipoproteins and endothelial function. *J Am Coll Cardiol*. Aug 15;48(4):715-20

140   Esposito K1, Ciotola M, Maiorino MI, Giugliano F, Autorino R, De Sio M, Cozzolino D, Saccomanno F, Giugliano D.(2009). Hyperlipidemia and sexual function in premenopausal women. *J Sex Med*. 2009 Jun;6(6):1696-1703

141   Chakraborty, T. R., Donthireddy, L., Adhikary, D., & Chakraborty, S. (2016). Long-Term High Fat Diet Has a Profound Effect on Body Weight, Hormone Levels, and Estrous Cycle in Mice. *Medical science monitor : international medical journal of experimental and clinical research*, 22, 1601–1608

142   Huang YC, Ho DR, Lin JH, Huang KT, Chen CS, Shi CS. Dietary Modification Is Associated with Normalization of Penile Hemodynamics in Rats Fed a High-Fat Diet. *J Sex Med*. 2019 Jun;16(6):791-802

143   Randrup E, Baum N, Feibus A. (2015) Erectile dysfunction and cardiovascular disease, *Postgraduate Medicine*, 127:2, 166-172

144   Hannan, J. L., Cheung, G. L., Blaser, M. C., Pang, J. J., Pang, S. C., Webb, R. C., & Adams, M. A. (2012). Characterization of the vasculature supplying the genital tissues in female rats. *The journal of sexual medicine*, 9(1), 136–147

145   Diaconu CC, Manea M, Marcu DR, Socea B, Spinu AD, Bratu OG. The erectile dysfunction as a marker of cardiovascular disease: a review. *Acta Cardiol*. 2019 Apr 6:1-7

146   Meldrum DR, Gambone JC, Morris MA, Meldrum DA, Esposito K, Ignarro LJ.The link between erectile and cardiovascular health: the canary in the coal mine. *Am J Cardiol*. 2011 Aug 15; 108(4):599-606. Epub 2011 May 31

147   Inman, B. A., Sauver, J. L., Jacobson, D. J., McGree, M. E., Nehra, A., Lieber, M. M., … Jacobsen, S. J. (2009). A population-based, longitudinal study of erectile dysfunction and future coronary artery disease. *Mayo Clinic proceedings*, 84(2), 108–113

148 APA Vasconcelos, A. R., Cabral-Costa, J. V., Mazucanti, C. H., Scavone, C., & Kawamoto, E. M. (2016). The Role of Steroid Hormones in the Modulation of Neuroinflammation by Dietary Interventions. *Frontiers in endocrinology*, 7, 9

149 Maseroli E, Fanni E, Cipriani S, Scavello I, Pampaloni F, Battaglia C, Fambrini M, Mannucci E, Jannini EA, Maggi M, Vignozzi L. (2016). Cardiometabolic Risk and Female Sexuality: Focus on Clitoral Vascular Resistance. *J Sex Med.* 2016 Nov;13(11):1651-1661

150 Rosato E, Gigante A, Barbano B, et al (2013). Clitoral blood flow in systemic sclerosis women: correlation with disease clinical variables and female sexual dysfunction. *Rheumatology* Volume 52, Issue 12. 2238-2242

151 Ornish D, Scherwitz LW, Billings JH, et al. Intensive Lifestyle Changes for Reversal of Coronary Heart Disease. *JAMA.* 1998;280(23):2001–2007

152 Esselstyn CB Jr1, Ellis SG, Medendorp SV, Crowe (1995). A strategy to arrest and reverse coronary artery disease: a 5-year longitudinal study of a single physician's practice. *TD.J Fam Pract.* Dec;41(6):560-8

153 Dimina L, Mariotti F. (2019). Review: The Postprandial Appearance of Features of Cardiometabolic Risk: Acute Induction and Prevention by Nutrients and Other Dietary Substances. *Nutrients. 11(9), 1963*

Minerales

154 Liu, A. G., Ford, N. A., Hu, F. B., Zelman, K. M., Mozaffarian, D., & Kris-Etherton, P. M. (2017). A healthy approach to dietary fats: understanding the science and taking action to reduce consumer confusion. *Nutrition journal*, 16(1), 53

155 Mumford, S. L., Chavarro, J. E., Zhang, C., Perkins, N. J., Sjaarda, L. A., Pollack, A. Z., Schliep, K. C., Michels, K. A., Zarek, S. M., Plowden, T. C., Radin, R. G., Messer, L. C., Frankel, R. A., & Wactawski-Wende, J. (2016). Dietary fat intake and reproductive hormone concentrations and ovulation in regularly menstruating women. *The American journal of clinical nutrition*, 103(3), 868–877

156 Young G1, Conquer J. (2005). Omega-3 fatty acids and neuropsychiatric disorders. *Reprod Nutr Dev.* Jan-Feb;45(1):1-28

157 Graf, H., Malejko, K., Metzger, C. D., Walter, M., Grön, G., & Abler, B. (2019). Serotonergic, Dopaminergic, and Noradrenergic Modulation of Erotic Stimulus Processing in the Male Human Brain. *Journal of clinical medicine*, 8(3), 363

158 Ross, B. M., Seguin, J., & Sieswerda, L. E. (2007). Omega-3 fatty acids as treatments for mental illness: which disorder and which fatty acid?. *Lipids in health and disease*, 6, 21

159 McNamara, R. K., Able, J., Jandacek, R., Rider, T., & Tso, P. (2009). Gender differences in rat erythrocyte and brain docosahexaenoic acid composition: role of ovarian hormones and dietary omega-3 fatty acid composition. 34(4), 532–539. https://doi.org/10.1016/j.psyneuen.2008.10.013

160 Barros, M. P., Poppe, S. C., & Bondan, E. F. (2014). Neuroprotective properties of the marine carotenoid astaxanthin and omega-3 fatty acids, and perspectives for the natural combination of both in krill oil. *Nutrients*, 6(3), 1293–1317

161 Delattre AM, Kiss A, Szawka RE, et al. (2010). Evaluation of chronic omega-3 fatty acids supplementation on behavioral and neurochemical alterations in 6-hydroxydopamine-lesion model of Parkinson's disease. *Neurosci Res.* Mar;66(3):256-64

162 Ko GD., Nowacki NB., Arseneau L., Eitel M., Hum A. (2010). Omega-3 fatty acids for neuropathic pain: case series. *Clin J Pain.* Feb;26(2):168-72

163 Stockard J.E., Saste M.D., Benford V.J., et al. (2000). Effect of Docosahexaenoic Acid Content of Maternal Diet on Auditory Brainstem Conduction Times in Rat Pups. *Dev Neurosci.* 22:494–499

164 Lauretani, F., Bandinelli, S., Bartali, B., Cherubini, A., Iorio, A. D., Blè, A., ... Ferrucci, L. (2007). Omega-6 and omega-3 fatty acids predict accelerated decline of peripheral nerve function in older persons. *European journal of neurology,* 14(7), 801–808

165 Floody OR. (2014). Role of acetylcholine in control of sexual behavior of male and female mammals,*Pharmacology Biochemistry and Behavior.*Vol. 120,p. 50-56

166 Patten GS, Abeywardena MY, McMurchie EJ, Jahangiri A. (2002). Dietary Fish Oil Increases Acetylcholine- and Eicosanoid-Induced Contractility of Isolated Rat Ileum, *The Journal of Nutrition.* Volume 132, Issue 9, 2506–2513

167 Nehra, D., Le, H. D., Fallon, E. M., Carlson, et al. (2012). Prolonging the female reproductive lifespan and improving egg quality with dietary omega-3 fatty acids. *Aging cell,* 11(6), 1046–1054

168 Mumford, S. L., Chavarro, J. E., Zhang, C., Perkins, N. J., Sjaarda, L. A., Pollack, A. Z., Schliep, K. C., Michels, K. A., Zarek, S. M., Plowden, T. C., Radin, R. G., Messer, L. C., Frankel, R. A., & Wactawski-Wende, J. (2016). Dietary fat intake and reproductive hormone concentrations and ovulation in regularly menstruating women. *The American journal of clinical nutrition,* 103(3), 868–877

169 Liao, C. H., Wu, Y. N., Chen, B. H., Lin, Y. H., Ho, H. O., & Chiang, H. S. (2016). Neuroprotective effect of docosahexaenoic acid nanoemulsion on erectile function in a rat model of bilateral cavernous nerve injury. *Scientific reports,* 6, 33040

170 MInguez-Alarcón, L., Chavarro, J. E., Mendiola, J., Roca, M., Tanrikut, C., Vioque, J., Jørgensen, N., & Torres-Cantero, A. M. (2017). Fatty acid intake in relation to reproductive hormones and testicular volume among young healthy men. *Asian journal of andrology,* 19(2), 184–190

171 Kondo K, Morino K, Nishio Y et al. (2014). A fish-based diet intervention improves endothelial function in postmenopausal women with type 2 diabetes mellitus: A randomized crossover trial. *Metabolism - Clinical and Experimental,* Volume 63, Issue 7, 930 – 940
Van den Elsen, L. W., Spijkers, L. J., Van den Akker, R. F., Van Winssen, A. M., Balvers, M., Wijesinghe, D. S., ... Peters, S. L. (2014). Dietary fish oil improves endothelial function and lowers blood pressure via suppression of sphingolipid-mediated contractions in spontaneously hypertensive rats. *Journal of hypertension,* 32(5), 1050–1058
Zhang, J., Wang, C., Li, L., Man, Q., Meng, L., Song, P., . . . Du, Z. (2012). Dietary inclusion of salmon, herring and pompano as oily fish reduces CVD risk markers in dyslipidaemic middle-aged and elderly Chinese women. *British Journal of Nutrition,* 108(8), 1455-1465

172 Murawski M, Bydłoń G, Sawicka-Kapusta K, Wierzchoś E, Zakrzewska M, Włodarczyk S, Molik E, Zieba D (2006).The effect of long term exposure to copper on physiological condition and reproduction of sheep.*Reprod Biol.* 2006; 6 Suppl 1():201-6.

173 Kim, K., Wactawski-Wende, J., Michels, K. A., Schliep, K. C., Plowden, T. C., Chaljub, E. N., & Mumford, S. L. (2018). Dietary minerals, reproductive hormone levels and sporadic anovulation: associations in healthy women with regular menstrual cycles. *The British journal of nutrition,* 120(1), 81–89.

174 Ruder EH, Hartman TJ, Goldman MB. (2009). Impact of oxidative stress on female fertility. *Curr Opin Obstet Gynecol.* 2009;21(3):219-222.

175 Cogswell ME1, Zhang Z, Carriquiry AL, Gunn JP, Kuklina EV, Saydah SH, Yang Q, Moshfegh AJ.(2012). Sodium and potassium intakes among US adults: NHANES 2003-2008. *Am J Clin Nutr.* 2012 Sep;96(3):647-57.

176   Oberleithner, H., Riethmüller, C., Schillers, H., Macgregor, G.A., Wardener, H.E., & Hausberg, M. (2007). Plasma sodium stiffens vascular endothelium and reduces nitric oxide release. Proceedings of the National Academy of Sciences of the United States of America, 104 41, 16281-6.

177   Frassetto, Lynda & Morris, R. & Sellmeyer, D & Todd, K & Sebastian, Anthony. (2001). Diet, evolution and aging--the pathophysiologic effects of the post-agricultural inversion of the potassium-to-sodium and base-to-chloride ratios in the human diet. *European journal of nutrition*. 40. 200-13.

178   Demigné C, Sabboh H, Rémésy C, Meneton P, (2004). Protective Effects of High Dietary Potassium: Nutritional and Metabolic Aspects. *The Journal of Nutrition*. Volume 134, Issue 11, November 2004, p. 2903–2906.

179   Oberleithner H, Callies C, Kusche-Vihrog K, et al (2009). Potassium softens vascular endothelium and increases nitric oxide release. *PNAS* December 21.

180   Kovesdy CP, Appel LJ, Grams ME, Gutekunst L, McCullough PA, Palmer, BF, Pitt B, Sica DA, Townsend RR. (2017). Potassium Homeostasis in Health and Disease: A Scientific Workshop Cosponsored by the National Kidney Foundation and the American Society of Hypertension. *Am J Kidney Dis. Special Report*. Elsevier Inc. Sun Y, Byon CH, Yang Y, Bradley WE, Dell'Italia LJ, Sanders PW, Agarwal A, Wu H, Chen Y,. (2017). Dietary potassium regulates vascular calcification and arterial stiffness. *JCI Insight*. 2017 Oct 5;2(19)

181   Lanfranco D'Elia, Gianvincenzo Barba, Francesco P. Cappuccio, Pasquale Strazzullo. (2011. Potassium Intake, Stroke, and Cardiovascular Disease. *J Am Coll Cardiol*. Mar, 57 (10) 1210-1219

182   Blanch N, Clifton PM, Petersen KS, Willoughby SR, Keogh JB. (2014). Effect of high potassium diet on endothelial function. *Nutrition, Metabolism & Cardiovascular Diseases*. 24, 983-989.

183   Blanch N, Clifton PM, Keogh JB. (2014). Postprandial effects of potassium supplementation on vascular function and blood pressure: a randomized cross-over study. *Nutrition, Metabolism & Cardiovascular Diseases*. 24, 148-154.

184   Jensen M.B., Lawaetz J.G., Andersson AM. (2016). Vitamin D deficiency and low ionized calcium are linked with semen quality and sex steroid levels in infertile men. *Human Reproduction*, Vol 31, Issue 8, Aug. p. 1875–1885.

185   Dullo, P., & Vedi, N. (2008). Changes in serum calcium, magnesium and inorganic phosphorus levels during different phases of the menstrual cycle. *Journal of human reproductive sciences*, 1(2), 77–80.

186   Kim, K., Wactawski-Wende, J., Michels, K. A., Schliep, K. C., Plowden, T. C., Chaljub, E. N., & Mumford, S. L. (2018). Dietary minerals, reproductive hormone levels and sporadic anovulation: associations in healthy women with regular menstrual cycles. *The British journal of nutrition*, 120(1), 81–89. https://doi.org/10.1017/S0007114518000818

187   Kello D.M.V., Dekanić D., Kostial K. (1979) Influence of Sex and Dietary Calcium on Intestinal Cadmium Absorption in Rats, *Archives of Environmental Health: An International Journal*, 34:1, 30-33.

188   Vitale, S. G., Caruso, S., Rapisarda, A., Cianci, S., & Cianci, A. (2018). Isoflavones, calcium, vitamin D and inulin improve quality of life, sexual function, body composition and metabolic parameters in menopausal women: result from a prospective, randomized, placebo-controlled, parallel-group study. Przeglad menopauzalny = *Menopause review*, 17(1), 32–38.

189   Bolland, M. J., Grey, A., Avenell, A., Gamble, G. D., & Reid, I. R. (2011). Calcium supplements with or without vitamin D and risk of cardiovascular events: reanalysis of the

Women's Health Initiative limited access dataset and meta-analysis. *BMJ* (Clinical research ed.), 342, d2040.

190   Volpe S. L. (2013). Magnesium in disease prevention and overall health. *Advances in nutrition* (Bethesda, Md.), 4(3), 378S–83S.

191   Gröber, U., Schmidt, J., & Kisters, K. (2015). Magnesium in Prevention and Therapy. *Nutrients*, 7(9), 8199–8226.

192   Ma J1, Folsom AR, Melnick SL, Eckfeldt JH, Sharrett AR, Nabulsi AA, Hutchinson RG, Metcalf PA. (1995). Associations of serum and dietary magnesium with cardiovascular disease, hypertension, diabetes, insulin, and carotid arterial wall thickness: the ARIC study. Atherosclerosis Risk in Communities Study. *J Clin Epidemiol*. Jul;48(7):927-40.

193   Cahill, F., Shahidi, M., Shea, J., Wadden, D., Gulliver, W., Randell, E., ... Sun, G. (2013). High dietary magnesium intake is associated with low insulin resistance in the Newfoundland population. *PloS one*, 8(3), e58278. doi:10.1371/journal.pone.0058278.

194   Moctezuma-Velázquez C1, Gómez-Sámano MÁ2, Cajas-Sánchez MB3, Reyes-Molina DL3, Galindo-Guzmán M1, Meza-Arana CE1, Cuevas-Ramos D2, Gómez-Pérez FJ2, Gulias-Herrero A1.(2017). High Dietary Magnesium Intake is Significantly and Independently Associated with Higher Insulin Sensitivity in a Mexican-Mestizo Population: A Brief Cross-Sectional Report. *Rev Invest Clin*. 2017 Jan-Feb;69(1):40-46.

195   Cahill F1, Shahidi M, Shea J, Wadden D, Gulliver W, Randell E, Vasdev S, Sun G. (2013). High dietary magnesium intake is associated with low insulin resistance in the Newfoundland population. *PLoS One*. 2013;8(3):e58278. doi: 10.1371/journal.pone.0058278. Kumar P, Bhargava S, Agarwal PK, Garg A, Khosla A. (2019). Association of serum magnesium with type 2 diabetes mellitus and diabetic retinopathy. *J Family Med Prim Care*. 2019 May;8(5):1671-1677.

196   Kirkland, A. E., Sarlo, G. L., & Holton, K. F. (2018). The Role of Magnesium in Neurological Disorders. *Nutrients*, 10(6), 730.

197   Maggio, M., De Vita, F., Lauretani, F., Nouvenne, A., Meschi, T., Ticinesi, A., Dominguez, L. J., Barbagallo, M., Dall'aglio, E., & Ceda, G. P. (2014). The Interplay between Magnesium and Testosterone in Modulating Physical Function in Men. *International journal of endocrinology*, 2014, 525249.

198   Chandra AK, Sengupta P, Goswami H, Sarkar M. (2013). Effects of dietary magnesium on testicular histology, steroidogenesis, spermatogenesis and oxidative stress markers in adult rats. *Indian J Exp Biol*.Jan;51(1):37-47.

199   Milton K. (1999). Nutritional characteristics of wild primate foods: do the diets of our closest living relatives have lessons for us? *Nutrition*. 1999 Jun;15(6):488-98.

200   Ronette R. Briefel, Karil Bialostosky, Jocelyn Kennedy-Stephenson, Margaret A. McDowell, R. Bethene Ervin, Jacqueline D. Wright, Zinc Intake of the U.S. Population: Findings from the Third National Health and Nutrition Examination Survey, 1988–1994, *The Journal of Nutrition*, Volume 130, Issue 5, May 2000, Pages 1367S–1373.

201   Prasad, A.S., Mantzoros, C.S., Beck, F.W., Hess, J.W., & Brewer, G.J. (1996). Zinc status and serum testosterone levels of healthy adults. *Nutrition*, 12 5, 344-8.

202   Prasad A. S. (2014). Zinc is an Antioxidant and Anti-Inflammatory Agent: Its Role in Human Health. *Frontiers in nutrition*, 1, 14.

203   Chu, A., Foster, M., & Samman, S. (2016). Zinc Status and Risk of Cardiovascular Diseases and Type 2 Diabetes Mellitus-A Systematic Review of Prospective Cohort Studies. *Nutrients*, 8(11), 707.

204   Chasapis CT, Loutsidou AC, Spiliopoulou CA, Stefanidou ME. (2012). Zinc and human health: an update. *Arch Toxicol*. 2012 Apr; 86(4):521-34.

205   Little PJ, Bhattacharya R, Moreyra AE, Korichneva IL. (2010). Zinc and cardiovascular disease. *Nutrition*. 2010 Nov-Dec; 26(11-12):1050-7.

206   Jarosz, M., Olbert, M., Wyszogrodzka, G., Młyniec, K., & Librowski, T. (2017). Antioxidant and anti-inflammatory effects of zinc. Zinc-dependent NF-⊠B signaling. *Inflammopharmacology*, 25(1), 11–24.

El pasado y el presente de la medicina tradicional china

207   Omu, A. E., Al-Azemi, M. K., Al-Maghrebi, M., Mathew, C. T., Omu, F. E., Kehinde, E. O., Anim, J. T., Oriowo, M. A., & Memon, A. (2015). Molecular basis for the effects of zinc deficiency on spermatogenesis: An experimental study in the Sprague-dawley rat model. *Indian journal of urology* : IJU : journal of the Urological Society of India, 31(1), 57–64.

208   Dissanayake, D., Wijesinghe, P. S., Ratnasooriya, W. D., & Wimalasena, S. (2009). Effects of zinc supplementation on sexual behavior of male rats. *Journal of human reproductive sciences*, 2(2), 57–61.

209   Kim, K., Wactawski-Wende, J., Michels, K. A., Schliep, K. C., Plowden, T. C., Chaljub, E. N., & Mumford, S. L. (2018). Dietary minerals, reproductive hormone levels and sporadic anovulation: associations in healthy women with regular menstrual cycles. *The British journal of nutrition*, 120(1), 81–89.

210   Kurdoglu Z, Kurdoglu M, Demir H, Sahin HG. (2012). Serum trace elements and heavy metals in polycystic ovary syndrome. *Hum Exp Toxicol.* 2012;31(5):452-456.

211   Plasma selenium and plasma and erythrocyte glutathione peroxidase activity increase with estrogen during the menstrual cycle. Ha EJ, Smith AM *J Am Coll Nutr.* 2003 Feb; 22(1):43-51.

La dietética tradicional china

212   Pizzorno L. (2015). Nothing Boring About Boron. Integrative medicine (Encinitas, Calif.), 14(4), 35–48.

213   Studies on the bioavailability of zinc in humans: effects of heme and nonheme iron on the absorption of zinc.(1981).Solomons NW, Jacob RA. *Am J Clin Nutr.* 1981 Apr; 34(4):475-82.

Vivir y respirar sexo

214   Li, T. Y., Brennan, A. M., Wedick, N. M., Mantzoros, C., Rifai, N., & Hu, F. B. (2009). Regular consumption of nuts is associated with a lower risk of cardiovascular disease in women with type 2 diabetes. *The Journal of nutrition*, 139(7), 1333–1338.

215   Aune, D., Keum, N., Giovannucci, E., Fadnes, L. T., Boffetta, P., Greenwood, D. C., Tonstad, S., Vatten, L. J., Riboli, E., & Norat, T. (2016). Nut consumption and risk of cardiovascular disease, total cancer, all-cause and cause-specific mortality: a systematic review and dose-response meta-analysis of prospective studies. *BMC medicine*, 14(1), 207.

216   Coates, A., Hill, A. & Tan, S. (2018). Nuts and Cardiovascular Disease Prevention. *Curr Atheroscler Rep* 20, 48 (2018)

217   Salas-Huetos, A., Muralidharan, J., Galiè, S.,et al. (2019). Effect of Nut Consumption on Erectile and Sexual Function in Healthy Males: A Secondary Outcome Analysis of the FERTINUTS Randomized Controlled Trial. *Nutrients*, 11(6), 1372.

218   Aldemir, M., Okulu, E., Neşelioğlu, S. et al. (2011). Pistachio diet improves erectile function parameters and serum lipid profiles in patients with erectile dysfunction. *Int J Impot Res* 23, 32–38 (2011).

219   Negrişanu G, Roşu M, Bolte B, Lefter D, Dabelea D. (1999). Effects of 3-month treatment with the antioxidant alpha-lipoic acid in diabetic peripheral neuropathy. *Rom J Intern Med.* Jul-Sep;37(3):297-306.

220   Ros E. (2009). Nuts and novel biomarkers of cardiovascular disease, *The American Journal of Clinical Nutrition,* Volume 89, Issue 5. Pages 1649S–1656S.

221   Cortés B, Núñez I, Cofán M, et al (2006). Acute Effects of High-Fat Meals Enriched With Walnuts or Olive Oil on Postprandial Endothelial Function. *Journal of the American College of Cardiology.* Volume 48, Issue 8, Pages 1666-1671

222   McDonagh STJ1, Wylie LJ1, Thompson C1, Vanhatalo A1, Jones AM1. (2019). Potential benefits of dietary nitrate ingestion in healthy and clinical populations: A brief review. *Eur J Sport Sci.* Feb;19(1):15-29. Murphy M, Eliot K, Heuertz R, Weiss E. (2012). Whole Beetroot Consumption Acutely Improves Running Performance. *Journal of the American Academy of Nutrition and Dietetics.* 112(4):548-52 · April.

223   Liu AH1, Bondonno CP, Croft KD, Puddey IB, Woodman RJ, Rich L, Ward NC, Vita JA, Hodgson JM. (2013). Effects of a nitrate-rich meal on arterial stiffness and blood pressure in healthy volunteers. *Nitric Oxide* Volume 35, 30 November 2013, Pages 123-130.

224   Hord NG, Tang Y, Bryan NS. (2009). Food sources of nitrates and nitrites: the physiologic context for potential health benefits. *The American Journal of Clinical Nutrition.* Volume 90, Issue 1, July 2009, Pages 1–10.

225   Van Gulik R. (1961). Sexual Life in Ancient China: A Preliminary Survey of Chinese Sex and Society from ca. 1500 B. C. till 1644 A. D. Sterling Publishing. New York.

La exposición a metales pesados

226   Goldin PR. (2001). *The Culture of Sex in Ancient China.* University of Hawaii Press. Honolulu.

227   Radford L. (n.d.) *What Sex Was Like in Pre-Modern China.* Retrieved from: https://www.ranker.com/list/in-ancient-china/lyra-radford

228   Maciocia G. *Sexual Life in Chinese Medicine.* Giovanni Maciocia. Retrieved 7/10/20 from https://giovanni-maciocia.com/sexual-life-in-chinese-medicine/

229   Wiseman N., Ellis A. (1996). *Fundamentals of Chinese Medicine.* Paradigm Publications. Brookline, Massachusetts.

230   Kastner J. (2009). *Chinese Nutrition Therapy Dietetics in Traditional Chinese Medicine (TCM).* Thieme, New York.

231   Maoshing N., McNease C. (2009). *The Tao of Nutrition.* Tao of Wellness Press. Los Angeles.

232   Kastner J. (2009). *Chinese Nutrition Therapy Dietetics in Traditional Chinese Medicine (TCM).* Thieme, New York.

233   Lamina, S., Agbanusi, E., & Nwacha, R. C. (2011). Effects of aerobic exercise in the management of erectile dysfunction: a meta analysis study on randomized controlled trials. *Ethiopian journal of health, sciences* 21(3), 195–201

234   Jiannine L. M. (2018). An investigation of the relationship between physical fitness, self-concept, and sexual functioning. *Journal of education and health promotion,* 7, 57

235   White JR, Case DA, McWhirter D, Mattison AM. (1990). Enhanced sexual behavior in exercising men. *Arch Sex Behav.* 1990;19(3):193-209

236   Hsiao W, Shrewsberry AB, Moses KA, et al. (2012). Exercise is associated with better erec-

tile function in men under 40 as evaluated by the International Index of Erectile Function. *J Sex Med.* 2012;9(2):524-530

237   Gerbild, H., Larsen, C. M., Graugaard, C., & Areskoug Josefsson, K. (2018). Physical Activity to Improve Erectile Function: A Systematic Review of Intervention Studies. *Sexual medicine,* 6(2), 75–89

238   Fergus KB, Gaither TW, Baradaran N, Glidden DV, Cohen AJ, Breyer BN. (2019). Exercise Improves Self-Reported Sexual Function Among Physically Active Adults. *J Sex Med.* 2019;16(8):1236-1245

239   Meston CM, Gorzalka BB. (1996). The effects of immediate, delayed, and residual sympathetic activation on sexual arousal in women. *Behav Res Ther.* 1996 Feb; 34(2):143-8

240   Petriz, B.A., Castro, A.P., Almeida, J.A. et al. (2014). Exercise induction of gut microbiota modifications in obese, non-obese and hypertensive rats. *BMC Genomics* 15, 511

241   Golbidi, Saeid & Daiber, Andreas & Korac, Bato & Li, Huige & Essop, M Faadiel & Laher, Ismail. (2017). Health Benefits of Fasting and Caloric Restriction. *Current Diabetes Reports.* 17. 10.1007/s11892-017-0951-7

242   Silverstein RG, Brown AC, Roth HD, Britton WB. (2011). Effects of mindfulness training on body awareness to sexual stimuli: implications for female sexual dysfunction. *Psychosom Med.* 2011 Nov-Dec; 73(9):817-25

243   Alsubiheen A, Petrofsky J, Daher N, Lohman E, Balbas E, Lee H. (2017). Tai Chi with mental imagery theory improves soleus H-reflex and nerve conduction velocity in patients with type 2 diabetes. *Complement Ther Med.* 2017;31:59-64

244   Gupta R, Verma M, Gupta R, Gupta S, Anand KS. (2010). Yoga in female sexual functions. Dhikav V, Karmarkar G, *J Sex Med.* 2010 Feb; 7(2 Pt 2):964-70

245   Kim JJ., Kim YS., Kumar V. (2019).Heavy metal toxicity: An update of chelating therapeutic strategies. *J Trace Elem Med Biol.* 2019 Jul;54:226-231

246   Pawankar R, Canonica GW, Holgate ST, Lockey RF, editors. *WAO White book on Allergy* 2011–2012 [Internet]. Milwaukee, WI (US): World Allergy Organization, 2013:228

247   Rana SV. (2014). Perspectives in endocrine toxicity of heavy metals--a review. *Biol Trace Elem Res.* 2014 Jul;160(1):1-14

248   Otto Hänninen, Anne B. Knol, Matti Jantunen, Tek-Ang Lim, André Conrad, Marianne Rappolder, Paolo Carrer, Anna-Clara Fanetti, Rokho Kim, Jurgen Buekers, Rudi Torfs, Ivano Iavarone, Thomas Classen, Claudia Hornberg, Odile C.L. Mekel, and the EBoDE Working Group.(2014).Environmental Burden of Disease in Europe: Assessing Nine Risk Factors in Six Countries. *Environmental Health Perspectives.* 122:5

249   Dotse, CK. (2010). "Assessing Commercial Organic and Conventionally Grown Vegetables by Monitoring Selected Heavy Metals Found in Them." (2010). *Electronic Theses and Dissertations.* Paper 1715. https://dc.etsu.edu/etd/1715

250   Flanagan PR, Chamberlain MJ, Valberg LS. (1982). The relationship between iron and lead absorption in humans. *Am J Clin Nutr.* 1982 Nov;36(5):823-9

251   Jackson, L. W., Howards, P. P., Wactawski-Wende, J., & Schisterman, E. F. (2011). The association between cadmium, lead and mercury blood levels and reproductive hormones among healthy, premenopausal women. *Human reproduction* (Oxford, England), 26(10), 2887–2895

252   Betts K. S. (2010). Do metals meddle with puberty in girls? Lead, cadmium, and altered hormone levels. *Environmental health perspectives,* 118(12), a542

253   Pollack, A. Z., Schisterman, E. F., Goldman, L. R., Mumford, S. L., Albert, P. S., Jones, R. L., & Wactawski-Wende, J. (2011). Cadmium, lead, and mercury in relation to reproductive hormones and anovulation in premenopausal women. *Environmental health perspectives,* 119(8), 1156–1161

254   Ng TB, Liu WK.(1990).Toxic effect of heavy metals on cells isolated from the rat adrenal and testis. *In Vitro Cell Dev Biol.* 1990 Jan;26(1):24-8

255   Wiebe JP, Barr KJ, Buckingham KD Effect of prenatal and neonatal exposure to lead on gonadotropin receptors and steroidogenesis in rat ovaries. *J Toxicol Environ Health.* 1988;24(4):461-76 Nampoothiri LP, Gupta S (2006). Simultaneous effect of lead and cadmium on granulosa cells: a cellular model for ovarian toxicity. *Reprod Toxicol.* 2006 Feb; 21(2):179-85

256   Junaid M, Chowdhuri DK, Narayan R, Shanker R, Saxena DK. (1997). Lead-induced changes in ovarian follicular development and maturation in mice *J Toxicol Environ Health.* 1997 Jan; 50(1):31-40

257   Brama M, Gnessi L, Basciani S, Cerulli N, Politi L, Spera G, Mariani S, Cherubini S, Scotto d'Abusco A, Scandurra R, Migliaccio S. (2007). Cadmium induces mitogenic signaling in breast cancer cell by an ERalpha-dependent mechanism. *Mol Cell Endocrinol.* 2007 Jan 29; 264(1-2):102-8

258   Martin MB, Reiter R, Pham T, Avellanet YR, Camara J, Lahm M, Pentecost E, Pratap K, Gilmore BA, Divekar S, Dagata RS, Bull JL, Stoica A. (2002). Estrogen-like activity of metals in MCF-7 breast cancer cells. *Endocrinology.* 2003 Jun; 144(6):2425-36

259   Jackson LW, Zullo MD, Goldberg JM. (2008). The association between heavy metals, endometriosis and uterine myomas among premenopausal women: *National Health and Nutrition Examination Survey* 1999-2002. *Hum Reprod.* 2008 Mar; 23(3):679-87

260   Chang SH, Cheng BH, Lee SL, Chuang HY, Yang CY, Sung FC, Wu TN. (2006). Low blood lead concentration in association with infertility in women. *Environ Res.* 2006 Jul; 101(3):380-6

261   Jackson, L. W., Howards, P. P., Wactawski-Wende, J., & Schisterman, E. F. (2011). The association between cadmium, lead and mercury blood levels and reproductive hormones among healthy, premenopausal women. *Human reproduction* (Oxford, England), 26(10), 2887–2895

262   Soliman, A., De Sanctis, V., & Elalaily, R. (2014). Nutrition and pubertal development. *Indian journal of endocrinology and metabolism,* 18(Suppl 1), S39–S47

263   Staff, N. P., & Windebank, A. J. (2014). Peripheral neuropathy due to vitamin deficiency, toxins, and medications. *Continuum* (Minneapolis, Minn.), 20(5 Peripheral Nervous System Disorders), 1293–1306

264   Hallanger IG1, Jørgensen EH, Fuglei E, Ahlstrøm Ø, Muir DC, Jenssen BM.(2012). Dietary contaminant exposure affects plasma testosterone, but not thyroid hormones, vitamin A, and vitamin E, in male juvenile arctic foxes (Vulpes lagopus). *J Toxicol Environ Health A.* 2012;75(21):1298-313

265   Grennan AK. (2011). Metallothioneins, a Diverse Protein Family. *Plant Physiology* Apr 2011, 155 (4) 1750-1751

266   Ruttkay-Nedecky, B., Nejdl, L., Gumulec, J., Zitka, O., Masarik, M., Eckschlager, T., Stiborova, M., Adam, V., & Kizek, R. (2013). The role of metallothionein in oxidative stress. *International journal of molecular sciences,* 14(3), 6044–6066

267   Suresh Kumar K, Dahms HU, Won EJ, Lee JS, Shin KH. (2015). Microalgae - A promising tool for heavy metal remediation. *Ecotoxicol Environ Saf.* 2015 Mar;113:329-52

268   Adams, J., Howsmon, D. P., Kruger, U., Geis, E., Gehn, E., Fimbres, V., Pollard, E., Mitchell, J., Ingram, J., Hellmers, R., Quig, D., & Hahn, J. (2017). Significant Association of Urinary Toxic Metals and Autism-Related Symptoms-A Nonlinear Statistical Analysis with Cross Validation. *PloS one,* 12(1)

269   Walker SJ., Segal J, Aschner M. (2006) Cultured lymphocytes from autistic children and non-autistic siblings up-regulate heat shock protein RNA in response to thimerosal challenge, *NeuroToxicology,* Volume 27, Issue 5, 2006,Pages 685-692

Los campos electromagnéticos

270   Flora SJS., Mittal M., Mehta A. (2008). Heavy metal induced oxidative stress & its possible reversal by chelation therapy. *Indian J Med Res* 128, October 2008, pp 501-523

271   Sears M. E. (2013). Chelation: harnessing and enhancing heavy metal detoxification--a review. *The Scientific World Journal*, 2013, 219840. https://doi.org/10.1155/2013/219840

272   Greger M, (2017). Best Foods for Lead Poisoning: Chlorella, Cilantro, Tomatoes, Moringa? M.D. *FACLM* May 31st, 2017 Volume 36 https://nutritionfacts.org/video/best-foods-for-lead-poisoning-chlorella-cilantro-tomatoes-moringa/

273   Sears M. E. (2013). Chelation: harnessing and enhancing heavy metal detoxification--a review. *The Scientific World Journal*, 2013, 219840. https://doi.org/10.1155/2013/219840

274   Berglund, M., Akesson, A., Nermell, B., & Vahter, M. (1994). Intestinal absorption of dietary cadmium in women depends on body iron stores and fiber intake. *Environmental health perspectives*, 102(12), 1058–1066

275   Zhai, Q., Narbad, A., & Chen, W. (2015). Dietary strategies for the treatment of cadmium and lead toxicity. *Nutrients*, 7(1), 552–571

276   Abdalla FH1, Bellé LP, De Bona KS, Bitencourt PE, Pigatto AS, Moretto MB. (2009). Allium sativum L. extract prevents methyl mercury-induced cytotoxicity in peripheral blood leukocytes (LS).*Food Chem Toxicol.* 2010 Jan;48(1):417-21. doi: 10.1016/j.fct.2009.10.033. Epub 2009 Oct 29

277   Zhai, Q., Narbad, A., & Chen, W. (2015). Dietary strategies for the treatment of cadmium and lead toxicity. *Nutrients*, 7(1), 552–571

278   Uchikawa T, Kumamoto Y, Maruyama I, Kumamoto S, Ando Y, Yasutake A.Enhanced elimination of tissue methylmercury in Parachlorella beijerinckii-fed mice. *J Toxicol Sci.* 2011 Jan;36(1):121-6

279   Nwokocha CR1, Nwokocha MI, Aneto I, Obi J, Udekweleze DC, Olatunde B, Owu DU, Iwuala MO. (2012). Comparative analysis on the effect of Lycopersicon esculentum (tomato) in reducing cadmium, mercury and lead accumulation in liver. *Food Chem Toxicol.* 2012 Jun;50(6):2070-3

280   James HM, Hilburn ME, Blair JA.Effects of meals and meal times on uptake of lead from the gastrointestinal tract in humans. *Hum Toxicol.* 1985 Jul;4(4):401-7

281   Senapati SK1, Dey S, Dwivedi SK, Swarup D. (2001). Effect of garlic (Allium sativum L.) extract on tissue lead level in rats.J Ethnopharmacol. 2001 Aug;76(3):229-32

282   Kianoush S1, Balali-Mood M, Mousavi SR, Moradi V, Sadeghi M, Dadpour B, Rajabi O, Shakeri MT. (2012). Comparison of therapeutic effects of garlic and d-Penicillamine in patients with chronic occupational lead poisoning. *Basic Clin Pharmacol Toxicol.* 2012 May;110(5):476-81. doi: 10.1111/j.1742-7843.2011.00841.x. Epub 2011 Dec 29

283   Mustafa HN. (2015). Potential Alleviation of Chlorella Vulgaris and Zingiber officinale on Lead-Induced Testicular Toxicity: an Ultrastructural Study. *Folia Biol* (Krakow). 2015;63(4):269-78

284   Sharma V1, Kansal L, Sharma A. (2010).Prophylactic efficacy of Coriandrum sativum (Coriander) on testis of lead-exposed mice. *Biol Trace Elem Res.* 2010 Sep;136(3):337-54

285   Sharma V1, Kansal L, Sharma A. (2010).Prophylactic efficacy of Coriandrum sativum (Coriander) on testis of lead-exposed mice. *Biol Trace Elem Res.* 2010 Sep;136(3):337-54

286   Lakshmi BV, Sudhakar M, Aparna M. (2013). Protective potential of Black grapes against lead induced oxidative stress in rats. *Environ Toxicol Pharmacol.* 2013 May;35(3):361-8

287   García-Niño WR1, Pedraza-Chaverrí J2. (2014). Protective effect of curcumin against heavy metals-induced liver damage.Food *Chem Toxicol.* 2014 Jul; 69:182-201. doi: 10.1016/j.fct.2014.04.016. Epub 2014 Apr 18

288   Biswas J1, Sinha D, Mukherjee S, Roy S, Siddiqi M, Roy M. (2010). Curcumin protects DNA damage in a chronically arsenic-exposed population of West Bengal. *Hum Exp Toxicol.* 2010 Jun; 29(6):513-24. doi: 10.1177/0960327109359020. Epub 2010 Jan 7

289   Sears M. E. (2013). Chelation: harnessing and enhancing heavy metal detoxification--a review. *The Scientific World Journal,* 2013, 219840

290   Lai H, Singh NP. (2004). Magnetic-field-induced DNA strand breaks in brain cells of the rat. *Environ Health Perspect.* 2004 May; 112(6):687-94.

291   Havas Magda. (1976). Biological effects of electromagnetic radiation. *Engineering and Technology History.* (1976).

292   London SJ, Thomas DC, Bowman JD, Sobel E, Cheng TC, Peters JM. (1991). Exposure to residential electric and magnetic fields and risk of childhood leukemia. *Am J Epidemiol.* 1991 Nov 1; 134(9):923-37.

293   Sobel E, Dunn M, Davanipour Z, Qian Z, Chui HC. (1996). Elevated risk of Alzheimer's disease among workers with likely electromagnetic field exposure. *Neurology.* 1996;47(6):1477-1481.

294   Saili L, Hanini A, Smirani C, Azzouz I, Azzouz A, Sakly M, Abdelmelek H, Bouslama Z. (2015). Effects of acute exposure to WIFI signals (2.45GHz) on heart variability and blood pressure in Albinos rabbit. *Environ Toxicol Pharmacol.* 2015 Sep; 40(2):600-5.

295   A. Agarwal, F. Deepinder, R.K. Sharma, G. Ranga, J. Li. (2008). Effect of cell phone usage on semen analysis in men attending infertility clinic: an observational study. *Fertil Steril,* 89 (2008), pp. 124-128

296   Hardell L, & Carlberg M, Gee D. (2015). Mobile phone use and brain tumour risk: early warnings, early actions? In *Late lessons from early warnings: science, precaution, innovation. European Environment Agency* 509-529.

297   Sistani S, Fatemi I, Shafeie SA, Kaeidi A, Azin M, Shamsizadeh A. (2019).The effect of Wi-Fi electromagnetic waves on neuronal response properties in rat barrel cortex. *Somatosens Mot Res.* 2019;36(4):292-297.

298   Panagopoulos DJ, Johansson O, Carlo GL. (2015). Polarization: A Key Difference between Man-made and Natural Electromagnetic Fields, in regard to Biological Activity. *Sci Rep.* 2015 Oct 12; 5():14914.

299   Morgan LL, Miller AB, Sasco A, Davis DL. (2015). Mobile phone radiation causes brain tumors and should be classified as a probable human carcinogen (2A) (review). *Int J Oncol.* 2015;46(5):1865-1871.

300   Hardell L, & Carlberg M, Gee D. (2015). Mobile phone use and brain tumour risk: early warnings, early actions? In Late lessons from early warnings: science, precaution, innovation. *European Environment Agency* p. 515.

301   Leszczynski D, Joenväärä S, Reivinen J, Kuokka R. (2002). Non-thermal activation of the hsp27/p38MAPK stress pathway by mobile phone radiation in human endothelial cells: molecular mechanism for cancer- and blood-brain barrier-related effects. *Differentiation.* 2002;70(2-3):120-129.

302   Volkow ND, Tomasi D, Wang GJ, et al. (2011). Effects of cell phone radiofrequency signal exposure on brain glucose metabolism. *JAMA.* 2011;305(8):808-813.

303   Obajuluwa, A. O., Akinyemi, A. J., Afolabi, O. B., Adekoya, K., Sanya, J. O., & Ishola, A. O. (2017). Exposure to radio-frequency electromagnetic waves alters acetylcholinesterase gene expression, exploratory and motor coordination-linked behaviour in male rats. *Toxicology reports,* 4, 530–534.

304   Vesselinova L. (2015). Body mass index as a risk prediction and prevention factor for professional mixed low-intensity EMF burden. *Electromagn Biol Med.* 2015;34(3):238-243.

305   Asghari, A., Khaki, A. A., Rajabzadeh, A., & Khaki, A. (2016). A review on Electromag-

netic fields (EMFs) and the reproductive system. *Electronic physician,* 8(7), 2655–2662.

306   Singh, R., Nath, R., Mathur, A. K., & Sharma, R. S. (2018). Effect of radiofrequency radiation on reproductive health. *The Indian journal of medical research,* 148(Suppl), S92–S99. https://doi.org/10.4103/ijmr.IJMR_1056_18

307   Gye MC, Park CJ. (2012). Effect of electromagnetic field exposure on the reproductive system. *Clin Exp Reprod Med.* 2012 Mar; 39(1):1-9.

308   I. Fejes, Z. Závaczki, J. Szöllosi, S. Koloszár, J. Daru, L. Kovács, et al.(2005). Is there a relationship between cell phone use and semen quality? *Arch Androl,* 51 (2005), pp. 385-393

309   Yildirim ME., Kaynar M., Huseyin B. et al. (2015). What is harmful for male fertility: Cell phone or the wireless internet? *The Kaohsiung Journal of Medical Sciences.* Volume 31, Issue 9, September 2015, Pages 480-484

310   Kim YW, Kim HS, Lee JS, Kim YJ, Lee SK, Seo JN, Jung KC, Kim N, Gimm YM. (2009). Effects of 60 Hz 14 microT magnetic field on the apoptosis of testicular germ cell in mice. *Bioelectromagnetics.* 2009 Jan; 30(1):66-72.

311   A. Agarwal, F. Deepinder, R.K. Sharma, G. Ranga, J. Li. (2008). Effect of cell phone usage on semen analysis in men attending infertility clinic: an observational study. *Fertil Steril,* 89 (2008), pp. 124-128

312   Iorio R, Scrimaglio R, Rantucci E, Delle Monache S, Di Gaetano A, Finetti N, Francavilla F, Santucci R, Tettamanti E, Colonna R. (2007). A preliminary study of oscillating electromagnetic field effects on human spermatozoon motility. *Bioelectromagnetics.* 2007 Jan; 28(1):72-5.

313   Shokri S, Soltani A, Kazemi M, Sardari D, Mofrad FB. (2015). Effects of Wi-Fi (2.45 GHz) Exposure on Apoptosis, Sperm Parameters and Testicular Histomorphometry in Rats: A Time Course Study. *Cell J.* 2015 Summer; 17(2):322-31.

314   Houston BJ, Nixon B, King BV, De Iuliis GN, Aitken RJ. (2016). The effects of radiofrequency electromagnetic radiation on sperm function. *Reproduction.* 2016;152(6):R263-R276.

315   Asghari, A., Khaki, A. A., Rajabzadeh, A., & Khaki, A. (2016). A review on Electromagnetic fields (EMFs) and the reproductive system. *Electronic physician,* 8(7), 2655–2662.

316   Burchard JF, Nguyen DH, Block E. (1998). Progesterone concentrations during estrous cycle of dairy cows exposed to electric and magnetic fields. *Bioelectromagnetics.* 1998; 19(7):438-43.

317   Roshangar L, Hamdi BA, Khaki AA, Rad JS. (2014). Effect of low-frequency electromagnetic field exposure on oocyte differentiation and follicular development. Soleimani-Rad S. *Adv Biomed Res.* 2014; 3():76.

318   Nelson JF, Karelus K, Bergman MD, Felicio LS. (1995). Neuroendocrine involvement in aging: evidence from studies of reproductive aging and caloric restriction. *Neurobiol Aging.* 1995 Sep-Oct; 16(5):837-43; discussion 855-6.

319   Saygin M, Ozmen O, Erol O, Ellidag HY, Ilhan I, Aslankoc R. (2018). The impact of electromagnetic radiation (2.45 GHz, Wi-Fi) on the female reproductive system: The role of vitamin C. *Toxicol Ind Health.* 2018;34(9):620-630.

El sexo a través de los ojos de tu pareja

320   Jung KA, Ahn HS, Lee YS, Gye MC. (2007). Effect of a 20 kHz sawtooth magnetic field exposure on the estrous cycle in mice. *J Microbiol Biotechnol.* 2007 Mar; 17(3):398-402.

321   Khaki A, Ranjbar M, Rahimi F, Ghahramanian A. (2011). The effects of electromagnetic field (EMFs) on ovary in rat. *Ultrasound in obstetrics and gynecology.* 2011;38:269.

Afrodisíacos: Los estimulantes de los dioses

322   Cecconi S, Gualtieri G, Di Bartolomeo A, Troiani G, Cifone MG, Canipari R. (2000). Evaluation of the effects of extremely low frequency electromagnetic fields on mammalian follicle development. *Hum Reprod.* 2000 Nov; 15(11):2319-25.

323   Asghari, A., Khaki, A. A., Rajabzadeh, A., & Khaki, A. (2016). A review on Electromagnetic fields (EMFs) and the reproductive system. *Electronic physician,* 8(7), 2655–2662.

324   Cao YN, Zhang Y, Liu Y. (2006). Effects of exposure to extremely low frequency electromagnetic fields on reproduction of female mice and development of offsprings]. *Zhonghua Lao Dong Wei Sheng Zhi Ye Bing Za Zhi.* 2006 Aug; 24(8):468-70.

325   Süleyman Daşdagˇ, M. Zülküf Akdagˇ, Orhan Ayyıldız, Ömer C. Demirtaş, Murat Yayla & Cemil Sert (2000). DO CELLULAR PHONES ALTER BLOOD PARAMETERS AND BIRTH WEIGHT OF RATS?, Electro- and *Magnetobiology,* 19:1, 107-113.

326   Borhani N, Rajaei F, Salehi Z, Javadi A. (2011). Analysis of DNA fragmentation in mouse embryos exposed to an extremely low-frequency electromagnetic field. *Electromagn Biol Med.* 2011;30(4):246-252.

327   Goldhaber MK, Polen MR, Hiatt RA. (1988). The risk of miscarriage and birth defects among women who use visual display terminals during pregnancy. *Am J Ind Med.* 1988; 13(6):695-706.

328   Gye MC, Park CJ. (2012). Effect of electromagnetic field exposure on the reproductive system.*Clin Exp Reprod Med.* 2012 Mar; 39(1):1-9.

329   Belyaev I ., Dean A., Eger H., Hubmann G. (2016). EUROPAEM EMF Guideline 2016 for the prevention, diagnosis and treatment of EMF-related health problems and illnesses. *Reviews on environmental health.* 31. 10.1515/reveh-2016-0011.

330   Volkov A.G., Markin V.S. (2015) Active and Passive Electrical Signaling in Plants. In: Lüttge U., Beyschlag W. (eds) Progress in Botany. *Progress in Botany (Genetics - Physiology - Systematics - Ecology),* vol 76. Springer, Cham.

331   Corsini E., Acosta V., Baddour N., et al. (2011). Search for plant biomagnetism with a sensitive atomic magnetometer. *Journal of Applied Physics* 109:7.

332   Oral B, Guney M, Ozguner F, Karahan N, Mungan T, Comlekci S, Cesur G. (2006). Endometrial apoptosis induced by a 900-MHz mobile phone: preventive effects of vitamins E and C. *Adv Ther.* 2006 Nov-Dec; 23(6):957-73.

333   Devrim E, Ergüder IB, Kılıçoğlu B, Yaykaşlı E, Cetin R, Durak I. (2008). Effects of Electromagnetic Radiation Use on Oxidant/Antioxidant Status and DNA Turn-over Enzyme Activities in Erythrocytes and Heart, Kidney, Liver, and Ovary Tissues From Rats: Possible Protective Role of Vitamin C. *Toxicol Mech Methods.* 2008;18(9):679-683.

334   Saygin M, Ozmen O, Erol O, Ellidag HY, Ilhan I, Aslankoc R. (2018). The impact of electromagnetic radiation (2.45 GHz, Wi-Fi) on the female reproductive system: The role of vitamin C. *Toxicol Ind Health.* 2018;34(9):620-630.

335   Bakhshaeshi M, Khaki A, Fathiazad F, Khaki AA, Ghadamkheir E. (2012). Anti-oxidative role of quercetin derived from Allium cepa on aldehyde oxidase (OX-LDL) and hepatocytes apoptosis in streptozotocin-induced diabetic rat. *Asian Pac J Trop Biomed.* 2012 Jul; 2(7):528-31.

336   Hemadi M, Saki G, Rajabzadeh A, Khodadadi A, Sarkaki A. (2013). The effects of honey and vitamin E administration on apoptosis in testes of rat exposed to noise stress. *J Hum Reprod Sci.* 2013 Jan; 6(1):54-8

337   Lewicka, Małgorzata & Zawadzka, Magdalena & Henrykowska, Gabriela & Rutkowski, Maciej & Pacholski, Krzysztof & Buczyński, Andrzej. (2017). Antioxidant response of vitamin A during the exposure of blood platelets to electromagnetic radiation generated by LCD monitors – in vitro study. *European Journal of Biological Research.* 10.5281/zenodo.321600

338   Asghari, A., Khaki, A. A., Rajabzadeh, A., & Khaki, A. (2016). A review on Electromagnetic fields (EMFs) and the reproductive system. *Electronic physician.* 8(7), 2655–2662.

339   Bridges, Ana & Bergner, Raymond & Hesson-McInnis, Matthew. (2003). Romantic Partners Use of Pornography: Its Significance for Women. *Journal of sex & marital therapy.* 29. 1-14.

340   Chida Y, Steptoe A. (2009). The association of anger and hostility with future coronary heart disease: a meta-analytic review of prospective evidence. *J Am Coll Cardiol.* 2009;53(11):936-946. 8.

341   Gulland S. (2014, March) "Spanish Fly"—a deadly Viagra of the past. Sandra Gulland http://www.sandragulland.com/spanish-fly-a-deadly-viagra-of-the-past/

342   Quartz India. Ishq. (2017). The ancient Indian aphrodisiacs from the Kamasutra lurking in your cupboard. Online: https://qz.com/india/994082/the-ancient-indian-aphrodisiacs-from-the-kamasutra-lurking-in-your-cupboard/

343   Garlic. An Herb Society of America Guide. Retrieved online: https://www.herbsociety.org/file_download/inline/f751abad-cc5c-414f-89a5-b9e6b012ea70

344   al-Bekairi AM1, Shah AH, Qureshi S. (1990). Fffect of Allium sativum on epididymal spermatozoa, estradiol-treated mice and general toxicity. *J Ethnopharmacol.* May;29(2):117-25

345   Adebayo, A. A., Oboh, G., & Ademosun, A. O. (2019). Almond-supplemented diet improves sexual

346   Qureshi S, Shah A.H., M., Ageel T. and A.M. (1989). Studies on Herbal Aphrodisiacs Used in Arab System of Medicine. *The American Journal of Chinese Medicine.* Vol. 17, No. 01n02, pp. 57-63

347   Hosseinzadeh H, Ziaee T, Sadeghi A. (2008). The effect of saffron, Crocus sativus stigma, extract and its constituents, safranal and crocin on sexual behaviors in normal male rats. *Phytomedicine.* 2008 Jun; 15(6-7):491-5

348   Madan CL, Kapur BM, Gupta US. (1996). Crocus sativus saffron herb and sexual effects. Saffron. *Econ Bot.* 20:377

349   Kashani L, Raisi F, Saroukhani S, et al. (2012). Saffron for treatment of fluoxetine-induced sexual dysfunction in women: Randomized double-blind placebo-controlled study. *Hum Psychopharmacol Clin Exp.* 2012;28(1):54-60

350   Khazdair, M. R., Boskabady, M. H., Hosseini, M., Rezaee, R., & M Tsatsakis, A. (2015). The effects of Crocus sativus (saffron) and its constituents on nervous system: A review. Avicenna journal of phytomedicine, 5(5), 376–391

351   Mollazadeh, H., Emami, S. A., & Hosseinzadeh, H. (2015). Razi's Al-Hawi and saffron (Crocus sativus): a review. Iranian journal of basic medical sciences, 18(12), 1153–1166

352   Majid, M., Ijaz, F., Baig, M. W., Nasir, B., Khan, M. R., & Haq, I. U. (2019). Scientific Validation of Ethnomedicinal Use of Ipomoea batatas L. Lam. as Aphrodisiac and Gonadoprotective Agent against Bisphenol A Induced Testicular Toxicity in Male Sprague Dawley Rats. *BioMed research international,* 2019, 8939854

353   Banihani S. A. (2019). Testosterone in Males as Enhanced by Onion (Allium Cepa L.). *Biomolecules.* 9(2), 75

354   Tang, X., Olatunji, O. J., Zhou, Y., & Hou, X. (2017). In vitro and in vivo aphrodisiac properties of the seed extract from Allium tuberosum on corpus cavernosum smooth muscle relaxation and sexual behavior parameters in male Wistar rats. BMC complementary and alternative medicine, 17(1), 510

355   Lee, J. S., Kim, S. G., Kim, H. K., Baek, S. Y., & Kim, C. M. (2012). Acute effects of capsaicin on proopioimelanocortin mRNA levels in the arcuate nucleus of Sprague-Dawley rats. Psychiatry investigation, 9(2), 187–190

356   T. Ilhan & H. Erdost (2013) Effects of capsaicin on testis ghrelin expression in mice, Biotechnic & Histochemistry, 88:1, 10-18

357   McCarty, M. F., DiNicolantonio, J. J., & O'Keefe, J. H. (2015). Capsaicin may have important potential for promoting vascular and metabolic health. Open heart, 2(1), e000262

358   Parker G1, Parker I, Brotchie H. Mood state effects of chocolate. *J Affect Disord.* 2006 Jun; 92(2-3):149-59. Epub 2006 Mar 20

359   Tajuddin, Ahmad, S., Latif, A., & Qasmi, I. A. (2003). Aphrodisiac activity of 50% ethanolic extracts of Myristica fragrans Houtt. (nutmeg) and Syzygium aromaticum (L) Merr. & Perry. (clove) in male mice: a comparative study. *BMC complementary and alternative medicine*, 3, 6

360   Raghav Kumar Mishra, Shio Kumar Singh. ((2008). Safety assessment of Syzygium aromaticum flower bud (clove) extract with respect to testicular function in mice. *Food and Chemical Toxicology.* Volume 46, Issue 10, 2008, Pages 3333-3338

361   Abdu S. B. (2018). Ameliorative Influence of Ajwa Dates on Ochratoxin A-Induced Testis Toxicity. Journal of microscopy and ultrastructure, 6(3), 134–138. doi:10.4103/JMAU. JMAU_14_18

362   Michael HN1, Salib JY, Eskander EF. (2013). Bioactivity of diosmetin glycosides isolated from the epicarp of date fruits, Phoenix dactylifera, on the biochemical profile of alloxan diabetic male rats. *Phytother Res.* May;27(5):699-704

363   Saryono, Saryono & Dwi, Mekar & Rahmawati, Eni. (2018). EFFECTS OF DATES FRUIT (PHOENIX DACTYLIFERA L.) IN THE FEMALE REPRODUCTIVE PROCESS. *Current Trends in Nutraceuticals.* 03

364   The Herb Society of America's Essential Guide to Dill. Online: https://www.herbsociety. org/file_download/inline/0191822e-0527-4cac-afb6-99d2caab6b78

365   Iamsaard, S., Prabsattroo, T., Sukhorum, W., Muchimapura, S., Srisaard, P., Uabundit, N., Thukhammee, W., & Wattanathorn, J. (2013). Anethum graveolens Linn. (dill) extract enhances the mounting frequency and level of testicular tyrosine protein phosphorylation in rats. *Journal of Zhejiang University. Science. B*, 14(3), 247–252

366   Gil MI, Tomás-Barberán FA, Hess-Pierce B, Holcroft DM, Kader AA. (2000). Antioxidant activity of pomegranate juice and its relationship with phenolic composition and processing. *J Agric Food Chem.* 2000 Oct;48(10):4581-9

367   Onal, E., Yilmaz, D., Kaya, E. et al.(2016).Pomegranate juice causes a partial improvement through lowering oxidative stress for erectile dysfunction in streptozotocin-diabetic rat. Int J Impot Res 28, 234–240 (2016)

368   Wang, D., Özen, C., Abu-Reidah, I. M., Chigurupati, S., Patra, J. K., Horbanczuk, J. O., Jóźwik, A., Tzvetkov, N. T., Uhrin, P., & Atanasov, A. G. (2018). Vasculoprotective Effects of Pomegranate (Punica granatum L.). Frontiers in pharmacology, 9, 544

369   Ammar, A.E., Esmat, A., Hassona, M.D., Tadros, M.G., Abdel-Naim, A.B. and Guns, E.S.T. (2015), The effect of pomegranate fruit extract on testosterone-induced BPH in rats. Prostate, 75: 679-692

370   Al-Olayan, E. M., El-Khadragy, M. F., Metwally, D. M., & Abdel Moneim, A. E. (2014).

Protective effects of pomegranate (Punica granatum) juice on testes against carbon tetrachloride intoxication in rats. BMC complementary and alternative medicine, 14, 164

371   Zhang, Q., Radisavljevic, Z.M., Siroky, M.B. and Azadzoi, K.M. (2011), Dietary antioxidants improve arteriogenic erectile dysfunction. International Journal of Andrology, 34: 225-235

372   Mahboubi M. (2019). Foeniculum vulgare as Valuable Plant in Management of Women's Health. *J Menopausal Med.* 2019 Apr;25(1):1-14

373   Abedi, P., Najafian, M., Yaralizadeh, M., & Namjoyan, F. (2018). Effect of fennel vaginal cream on sexual function in postmenopausal women: A double blind randomized controlled trial. *Journal of medicine and life,* 11(1), 24–28

374   Khadivzadeh, T., Najafi, M. N., Kargarfard, L., Ghazanfarpour, M., Dizavandi, F. R., & Khorsand, I. (2018). Effect of Fennel on the Health Status of Menopausal Women: A Systematic and Meta-analysis. *Journal of menopausal medicine,* 24(1), 67–74

375   Asghari, A., Khaki, A. A., Rajabzadeh, A., & Khaki, A. (2016). A review on Electromagnetic fields (EMFs) and the reproductive system. *Electronic physician.* 8(7), 2655–2662

376   The Herb Society of America Quick Facts on Fennel. Retrieved online: https://www.herb-society.org/file_download/inline/520b142e-66f4-45dc-b151-59283956b21e

377   Qureshi S, Shah A.H., M., Ageel T. and A.M. (1989). Studies on Herbal Aphrodisiacs Used in Arab System of Medicine. *The American Journal of Chinese Medicine.* Vol. 17, No. 01n02, pp. 57-63

378   Khodaie, L., & Sadeghpoor, O. (2015). Ginger from ancient times to the new outlook. Jundishapur journal of natural pharmaceutical products, 10(1), e18402

379   Lampiao F, Krom D, du Plessis SS. (2008). The in vitro effects of Mondia whitei on human sperm motility parameters. Phytother Res. Sep; 22(9);1272-3

380   Hellen A. Oketch-Rabah (2012) Mondia whitei, a Medicinal Plant from Africa with Aphrodisiac and Antidepressant Properties: A Review, Journal of Dietary Supplements, 9:4, 272-284

381   Oludele, O., Idris, B., Benard, O., Pius, U., & Olufunso, O. (2018). Mondia whitei, an African Spice Inhibits Mitochondrial Permeability Transition in Rat Liver. Preventive nutrition and food science, 23(3), 206–213

382   Chaturapanich G, Chaiyakul S, Verawatnapakul V, Pholpramool C. (2008). Effects of Kaempferia parviflora extracts on reproductive parameters and spermatic blood flow in male rats. *Reproduction.* 2008 Oct; 136(4):515-22

383   Saokaew, S., Wilairat, P., Raktanyakan, P., Dilokthornsakul, P., Dhippayom, T., Kongkaew, C., Sruamsiri, R., Chuthaputti, A., & Chaiyakunapruk, N. (2017). Clinical Effects of Krachaidum (Kaempferia parviflora): A Systematic Review. Journal of evidence-based complementary & alternative medicine, 22(3), 413–428

384   Toda, K., Hitoe, S., Takeda, S., & Shimoda, H. (2016). Black ginger extract increases physical fitness performance and muscular endurance by improving inflammation and energy metabolism. *Heliyon,* 2(5), e00115

385   Tajuddin, Ahmad S, Latif A, Qasmi IA. (2003). Aphrodisiac activity of 50% ethanolic extracts of Myristica fragrans Houtt. (nutmeg) and Syzygium aromaticum (L) Merr. & Perry. (clove) in male mice: a comparative study.BMC Complement Altern Med. Oct 20; 3():6

386   Tajuddin, Ahmad S, Latif A, Qasmi IA. Aphrodisiac activity of 50% ethanolic extracts of Myristica fragrans Houtt. (nutmeg) and Syzygium aromaticum (L) Merr. & Perry. (clove) in male mice: a comparative study. BMC Complement Altern Med. 2003;3:6. Published 2003 Oct 20

387   Gupta G, Sharma RK, Dahiya R, et al. (2008). Aphrodisiac Activity of an Aqueous Extract

of Wood Ear Mushroom, Auricularia polytricha (Heterobasidiomycetes), in Male Rats. *Int J Med Mushrooms.* 2018;20(1):81–88

388   Zhang Z1, Su G2, Zhou F2, Lin L2, Liu X3, Zhao M4.(2019). Alcalase-hydrolyzed oyster (Crassostrea rivularis) meat enhances antioxidant and aphrodisiac activities in normal male mice.*Food Research International.* Volume 120, June 2019, Pages 178-187

389   Sutyarso, Kanedi, M., & Rosa, E. (2015). Effects of Black Pepper (Piper nigrum Linn.) Extract on Sexual Drive in Male Mice. Research Journal of Medicinal Plant, 9, 42-47

390   Rai A, Das S, Chamallamudi MR, et al. (2018). Evaluation of the aphrodisiac potential of a chemically characterized aqueous extract of Tamarindus indica pulp. *J Ethnopharmacol.* 2018;210:118–124

391   Homayuonfar, A., Aminsharifi, A., Salehi, A., Sahraian, A., Dehshari, S., & Bahrami, M. (2018). A Randomized Double-blind Placebo-controlled Trial to Assess the Effect of Tamarind seed in Premature Ejaculation. Advanced biomedical research, 7, 59

392   Singh, S., Nair, V., & Gupta, Y. K. (2012). Evaluation of the aphrodisiac activity of Tribulus terrestris Linn. in sexually sluggish male albino rats. Journal of pharmacology & pharmacotherapeutics, 3(1), 43–47

393   Singh S., Gupta YK. (2011). Aphrodisiac activity of Tribulus terrestris Linn. in experimental models in rats, *Journal of Men's Health.* Volume 8, Supplement 1, 2011,Pages S75-S77

394   Haghmorad, D., Mahmoudi, M. B., Haghighi, P., Alidadiani, P., Shahvazian, E., Tavasolian, P., Hosseini, M., & Mahmoudi, M. (2019). Improvement of fertility parameters with Tribulus Terrestris and Anacyclus Pyrethrum treatment in male rats. International braz j urol : official journal of the Brazilian Society of Urology, 45(5), 1043–1054

395   Gama, C. R., Lasmar, R., Gama, G. F., Abreu, C. S., Nunes, C. P., Geller, M., Oliveira, L., & Santos, A. (2014). Clinical Assessment of Tribulus terrestris Extract in the Treatment of Female Sexual Dysfunction. Clinical medicine insights. Women's health, 7, 45–50

396   Akhtari, E., Raisi, F., Keshavarz, M., Hosseini, H., Sohrabvand, F., Bioos, S., Kamalinejad, M., & Ghobadi, A. (2014). Tribulus terrestris for treatment of sexual dysfunction in women: randomized double-blind placebo - controlled study. Daru : journal of Faculty of Pharmacy, Tehran University of Medical Sciences, 22(1), 40

397   Liang P, Li H, Peng X, Xiao J, Liu J, Ye Z. (2004).Effects of astragalus membranaceus injection on sperm abnormality in Cd-induced rats. *Zhonghua Nan Ke Xue.* 2004 Jan; 10(1):42-5, 48

398   Hussain, S. A., Hameed, A., Nasir, F., Wu, Y., Suleria, H., & Song, Y. (2018). Evaluation of the Spermatogenic Activity of Polyherbal Formulation in Oligospermic Males. BioMed research international, 2018, 2070895

399   JianFeng, C., PengYing, Z., ChengWei, X., TaoTao, H., YunGui, B., & KaoShan, C. (2012). Effect of aqueous extract of Arctium lappa L. (burdock) roots on the sexual behavior of male rats. BMC complementary and alternative medicine, 12, 8

400   Nasimi Doost Azgomi, R., Zomorrodi, A., Nazemyieh, H., Fazljou, S., Sadeghi Bazargani, H., Nejatbakhsh, F., Moini Jazani, A., & Ahmadi AsrBadr, Y. (2018). Effects of Withania somnifera on Reproductive System: A Systematic Review of the Available Evidence. BioMed research international, 2018

401   Dongre, S., Langade, D., & Bhattacharyya, S. (2015). Efficacy and Safety of Ashwagandha (Withania somnifera) Root Extract in Improving Sexual Function in Women: A Pilot Study. BioMed research international, 2015, 284154

402   Sahin, K., Orhan, C., Akdemir, F., Tuzcu, M., Gencoglu, H., Sahin, N., Turk, G., Yilmaz, I., Ozercan, I. H., & Juturu, V. (2016). Comparative evaluation of the sexual functions and NF-κB and Nrf2 pathways of some aphrodisiac herbal extracts in male rats. BMC complementary and alternative medicine, 16(1), 318

403 Lopresti, A. L., Drummond, P. D., & Smith, S. J. (2019). A Randomized, Double-Blind, Placebo-Controlled, Crossover Study Examining the Hormonal and Vitality Effects of Ashwagandha (Withania somnifera) in Aging, Overweight Males. American journal of men's health, 13(2).

404 Ambiye, V. R., Langade, D., Dongre, S., Aptikar, P., Kulkarni, M., & Dongre, A. (2013). Clinical Evaluation of the Spermatogenic Activity of the Root Extract of Ashwagandha (Withania somnifera) in Oligospermic Males: A Pilot Study. Evidence-based complementary and alternative medicine : eCAM, 2013, 571420

405 MALVIYA N., JAIN S, GUPTA VB., VYAS S. (2011). RECENT STUDIES ON APHRODISIAC HERBS FOR THE MANAGEMENT OF MALE SEXUAL DYSFUNCTION. A REVIEW. Acta Poloniae Pharmaceutica Drug Research, Vol. 68 No. 1 pp. 3-8

406 Xiao HJ, Wang T, Chen J, et al. (2010). Chuanxiongzine relaxes isolated corpus cavernosum strips and raises intracavernous pressure in rabbits. Int J Impot Res 2010;22:120-6

407 Jiraungkoorskul, K., & Jiraungkoorskul, W. (2016). Review of Naturopathy of Medical Mushroom, Ophiocordyceps Sinensis, in Sexual Dysfunction. Pharmacognosy reviews, 10(19), 1–5

408 Dotan N1, Wasser SP, Mahajna J. (2011). The culinary-medicinal mushroom Coprinus comatus as a natural antiandrogenic modulator. Integr Cancer Ther. 2011 Jun;10(2):148-59

409 Dotan N1, Wasser SP, Mahajna J. (2011). The culinary-medicinal mushroom Coprinus comatus as a natural antiandrogenic modulator. Integr Cancer Ther. 2011 Jun;10(2):148-59

410 Rossi, P., Buonocore, D., Altobelli, E., et al. (2014). Improving Training Condition Assessment in Endurance Cyclists: Effects of Ganoderma lucidum and Ophiocordyceps sinensis Dietary Supplementation. Evidence-based complementary and alternative medicine : eCAM, 2014, 979613

411 Van Gulik, R.H. (1961). Sexual Life in Ancient China. A Preliminary Survey of Chinese Sex and Society from ca. 1500 B.C. till 1644 A.D. Brill

412 Kumar, S., Madaan, R., & Sharma, A. (2008). Pharmacological evaluation of Bioactive Principle of Turnera aphrodisiaca. Indian journal of pharmaceutical sciences, 70(6), 740–744

Bonus: consejos para satisfacer a tu pareja

413 Estrada-Reyes R., Ortiz-López P., Gutiérrez-Ortíz J., Martínez-Mota L.J. (2009). Turnera diffusa Wild (Turneraceae) recovers sexual behavior in sexually exhausted males. Ethnopharmacol. 2009 Jun 25;123(3):423-9

414 Reyes-Becerril M., Ginera P., Jorge Silva-Jara, Macias A.,Velazquez-Carriles C., Alcaraz-Meléndez L., Angulo C. (2020). Assessment of chemical, biological and immunological properties of "Damiana de California" Turnera diffusa Willd extracts in Longfin yellowtail (Seriola rivoliana) leukocytes, Fish & Shellfish. Immunology, Volume 100, 2020, Pages 418-426

415 Jianping Zhao, Asok K. Dasmahapatra, Shabana I. Khan, Ikhlas A. Khan, Anti-aromatase activity of the constituents from damiana (Turnera diffusa), Journal of Ethnopharmacology,Volume 120, Issue 3,2008,Pages 387-393

416 R. Estrada-Reyes, M. Carro-Juárez, L. Martínez-Mota. (2013). Pro-sexual effects of Turnera diffusa Wild (Turneraceae) in male rats involves the nitric oxide pathway. Journal of Ethnopharmacology. Volume 146, Issue 1,2013. Pages 164-172

417 Nair, R., Sellaturay, S., & Sriprasad, S. (2012). The history of ginseng in the management of erectile dysfunction in ancient China (3500-2600 BCE). Indian journal of urology : IJU : journal of the Urological Society of India, 28(1), 15–20. https://doi.org/10.4103/0970-1591.94946

418   Chen X. (1996). Review Cardiovascular protection by ginsenosides and their nitric oxide releasing action. *Clin Exp Pharmacol Physiol.* 1996 Aug; 23(8):728-32

419   Effects of yang-restoring herb medicines on the levels of plasma corticosterone, testosterone and triiodothyronine]. Kuang AK, Chen JL, Chen MD Zhong Xi Yi Jie He Za Zhi. 1989 Dec; 9(12):737-8, 710

420   Wu YN, Liao CH, Chen KC, et al. (2015). Effect of ginkgo biloba extract (EGb-761) on recovery of erectile dysfunction in bilateral cavernous nerve injury rat model. *Urology* 2015;85:1214.e7-15

421   Gonzales GF, Córdova A, Vega K, Chung A, Villena A, Góñez C, Castillo S. (2002). Effect of Lepidium meyenii (MACA) on sexual desire and its absent relationship with serum testosterone levels in adult healthy men. *Andrologia.* 2002 Dec; 34(6):367-72

422   Gonzales GF, Córdova A, Vega K, Chung A, Villena A, Góñez C. (2003). Effect of Lepidium meyenii (Maca), a root with aphrodisiac and fertility-enhancing properties, on serum reproductive hormone levels in adult healthy men. *J Endocrinol.* 2003 Jan; 176(1):163-8

423   Najaf Najafi M1, Ghazanfarpour M2. (2018). Effect of phytoestrogens on sexual function in menopausal women: a systematic review and meta-analysis. *Climacteric.* 2018 Oct;21(5):437-445

424   Sandroni P. (2001).Aphrodisiacs past and present: a historical review. *Clin Auton Res.* 2001 Oct;11(5):303-7

425   West E, Krychman M. (2015). Natural Aphrodisiacs-A Review of Selected Sexual Enhancers. *Sex Med Rev.* 2015;3(4):279–288

426   Li H, He WY, Lin F, et al. (2014). Panax notoginseng saponins improve erectile function through attenuation of oxidative stress, restoration of Akt activity and protection of endothelial and smooth muscle cells in diabetic rats with erectile dysfunction. *Urol Int* 2014;93:92-9

427   MALVIYA N., JAIN S, GUPTA VB., VYAS S. (2011). RECENT STUDIES ON APHRODISIAC HERBS FOR THE MANAGEMENT OF MALE SEXUAL DYSFUNCTION - A REVIEW. *Acta Poloniae Pharmaceutica Drug Research,* Vol. 68 No. 1 pp. 3-8

428   He WJ, Fang TH, Ma X, et al. (2009). Echinacoside elicits endothelium-dependent relaxation in rat aortic rings via an NO-cGMP pathway. *Planta Med* 2009;75:1400-4.

429   West E, Krychman M. (2015). Natural Aphrodisiacs-A Review of Selected Sexual Enhancers. *Sex Med Rev.* 2015;3(4):279–288

430   Yang J, Wang Y, Bao Y, et al. (2008). The total flavones from Semen cuscutae reverse the reduction of testosterone level and the expression of androgen receptor gene in kidney-yang deficient mice. *J Ethnopharmacol* 2008;119:166-71

431   Park JY, Shin HK, Lee YJ, Choi YW, Bae SS, Kim CD. (2009). The mechanism of vasorelaxation induced by Schisandra chinensis extract in rat thoracic aorta. *J Ethnopharmacol.* 2009 Jan 12; 121(1):69-73

432   Adeniyi AA, Brindley GS, Pryor JP, Ralph DJ. (2007). Yohimbine in the treatment of orgasmic dysfunction. *Asian J Androl.* 2007 May; 9(3):403-7

433   West E, Krychman M. (2015). Natural Aphrodisiacs-A Review of Selected Sexual Enhancers. *Sex Med Rev.* 2015;3(4):279–288

434   MALVIYA N., JAIN S, GUPTA VB., VYAS S. (2011). RECENT STUDIES ON APHRODISIAC HERBS FOR THE MANAGEMENT OF MALE SEXUAL DYSFUNCTION. A REVIEW. Acta Poloniae Pharmaceutica Drug Research, Vol. 68 No. 1 pp. 3-8

435   Frederick, D.A., John, H.K.S., Garcia, J.R. et al. (2018). Differences in Orgasm Frequency Among Gay, Lesbian, Bisexual, and Heterosexual Men and Women in a U.S. National Sample. *Arch Sex Behav* 47, 273–288.

436   Rowland D., PhD,1 Sullivan SL., Hevesi K. (2018). Orgasmic Latency and Related Param-
       eters in Women During Partnered and Masturbatory Sex. *J Sex Med* 2018;15:1463e1471

437   Herbenick D, Fu TJ, Arter J, Sanders SA, Dodge B. (2018). Women's Experiences With
       Genital Touching, Sexual Pleasure, and Orgasm: Results From a U.S. Probability Sample
       of Women Ages 18 to 94. J Sex Marital Ther. 2018;44(2):201-212.

438   Pfaus, J. G., Quintana, G. R., Mac Cionnaith, C., & Parada, M. (2016). The whole versus
       the sum of some of the parts: toward resolving the apparent controversy of clitoral versus
       vaginal orgasms. *Socioaffective neuroscience & psychology*, 6, 32578.

439   Wallen, K., & Lloyd, E. A. (2011). Female sexual arousal: genital anatomy and orgasm in
       intercourse. Hormones and behavior, 59(5), 780–792.

440   Frederick DA, John HKS, Garcia JR, Lloyd EA. (2018). Differences in Orgasm Frequency
       Among Gay, Lesbian, Bisexual, and Heterosexual Men and Women in a U.S. National
       Sample. Arch Sex Behav. 2018;47(1):273-288.

441   Meston C., Hull E., Levin R., et al. (2004). Disorders of Orgasm in Women. *Journal of
       Sexual Medicine* 1743 6095

442   Golmakani, N., Zare, Z., Khadem, N., Shareh, H., & Shakeri, M. T. (2015). The effect of
       pelvic floor muscle exercises program on sexual self-efficacy in primiparous women after
       delivery. Iranian journal of nursing and midwifery research, 20(3), 347–353.

www.ingramcontent.com/pod-product-compliance
Lightning Source LLC
Chambersburg PA
CBHW051040030426

42336CB00015B/2972